Vol.3 No.2

総合診療力を **ググッ** と上げる！
感染症診療

編集 濱口杉大

実はこんなことに困っていた！
現場の悩みから生まれた納得のコツ

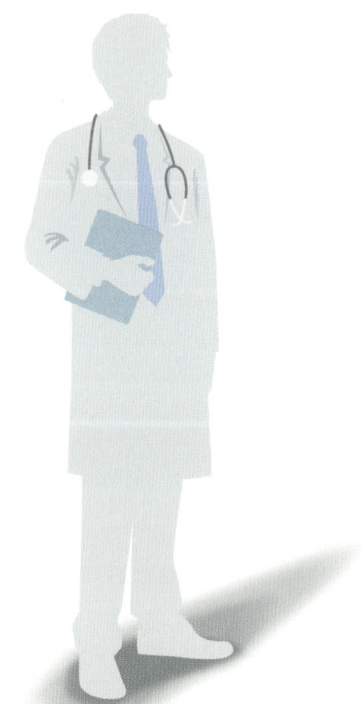

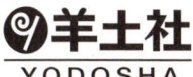

推薦のことば

　総合診療と感染症の接点の多さ，およびその理由に関してはここでは多くは語らない．誰もが疑わない名著である『ハリソン内科学』で，最もページを割いている分野は感染症であることからもこの特徴がよくわかるだろう．総合診療医の自分は，そんな感染症の魅力に取りつかれ感染症を専門的に勉強し，感染症専門医として現在は活動していることが多い．しかし，日々の臨床で感染症専門医としての判断と総合診療医としての判断とのジレンマと戦っている自分が明確にいる．それぞれの立場が，「その判断は本当に妥当なのか？」と厳しい突っ込みを入れてくるのだが，ときに悪魔のささやきのこともある．

◆ 総合診療医だからこそできる真の抗菌薬適正使用の実践

　現在，感染症診療は全世界で大きな難題にぶつかっている．MERS，鳥インフルエンザなど新興感染症も1つの側面だが，耐性菌拡大の問題が深刻だ．WHOが2014年に出した耐性菌の現状報告では，今やこの大きな勢いでは，よくある普通の感染症で命を落とす時代はそれほど遠くはない，と．また，耐性菌の現状に比べたらもはやAIDSなど脅威ではないという強烈なメッセージで伝えた．湯水のように使われてきた抗菌薬の不適正使用（不必要なスペクトラム・過剰使用）がこのような現状を引き起こしていることは明らかだ．そこで，感染症専門医がその先頭に立って適正使用を推進しなくてはいけないはずだが，それは理想と現実で，実際のところは感染症専門医が真に適正使用をできているか？は悩ましい．感染症専門医は多くはコンサルタントであり，コンサルタントとしてのジレンマと戦い，真に適正使用するべきはずが，むしろブロードな抗菌薬となってしまっていることが多い．コンサルタント故に，夜間など急変時に対応するのは各科医師となりやすい．そのため，より外せない抗菌薬選択となり，感染症専門医が診るとブロードになりやすい傾向がある．empiric therapyとはそういうものであるという言い方もあろうが，今，抗菌薬適正使用の側面からこのempiric therapyの考えが大きくパラダイムシフトされようとしている．重症度が高くなければ通常のempiric therapyよりnarrowに攻める方針が市中肺炎などで出てきており，耐性菌の現状からさらにこの考えは拡大すると考えられる．この重症度の判断はクリアカットには難しく，最終的にはnarrowに攻められるか判断する"主治医としての総合診療医の力"が求められる．本特集は，そのような総合診療医として"実際の臨床でどうするか？"をコツもまじえて解説しており，お勧めだ．

◆ 総合診療医だからおもしろい！

　総合診療医だからこそできることがこの感染症ではとても多いことに感染症専門医になって気がついた．そして何より，"総合診療科で診る感染症のおもしろさ"というものが明確にあり，捨てられない自分がいる．真の感染症医になりきれない自分に日々あきれかえるが，疾患

の幅・立ち位置(国際協力など)も総合診療医である方が広くそして楽しいいことも多い．

　さて，もう一度戻ろう．理想の感染症診療は，抗菌薬はempiric→definitiveと2度選ぶものでは実は決してない．沖縄県立中部病院で感染症科の部長をされていた喜舎場朝和 先生がおっしゃる通り，「めざすべき感染症診療とは，詳細な病歴聴取，身体所見，グラム染色所見などから重症度をしっかり見極め，培養結果でde-escalationする必要もないとなるようになること」であり，それこそが真の抗菌薬適正使用につながる．そして，それを日々実践できているのは実は総合診療医なのだ．総合診療医の先生に感染症診療のバトンを渡したい．

2016年1月

総合診療医・感染症医/感染症コンサルタント
一般社団法人 Sapporo Medical Academy　代表理事
岸田直樹

序

◆ 感染症専門医から総合診療医へのバトン

　日本の感染症診療とその教育はこの約20年間で飛躍的な変化を遂げたと感じております．
　この原動力となっている先生方の多くはもともと総合診療医であり，また現在でも感染症専門医でありながら総合診療医としてもご活躍されております．感染症診療はその横断的性質，疾患の頻度の高さ，疾患プレゼンテーションの他疾患との類似性の高さなどから，総合診療の重要な部分を占めています．一方で，かつて日本にはいわゆる総合感染症を専門に診療する医師が少なく，いわゆる臓器別専門医がそれぞれの臓器に生じた感染症を診療しておりましたが，感染症自体もともと頻度が高いために一般感染症の多くは総合診療医が対応することを余儀なくされていた歴史があります．しかし系統だった総合感染症診療は日本では学べる環境が少なかったため，総合診療医のなかで米国に臨床留学したり，欧米から招聘された医師の教育を受けたりする医師が出はじめ，総合感染症診療はそのような先輩医師たちからその教え子たちへと研修教育病院を中心に少しずつ広がってきました．そしてありがたいことにその日本の感染症診療をリードしてこられた先生方は直接的だけでなく間接的にも日本に感染症診療を広めようと多くの講演，セミナー，勉強会などを開催され，さらに執筆物，著書などを世の中に生み出してこられ私もその恩恵を受けて勉強してまいりました．
　感染症専門医の先輩先生方からバトンを受け取ったわれわれ総合診療医は，現在地域の診療所，市中病院，研修病院，大学病院，海外などでそれをもとに感染症診療を行っております．しかし現場ではなかなか教科書通り，教え通りにいかないことも多く，それぞれの総合診療の現場の状況に合わせた修飾や試行錯誤が必要となっております．そして多くはその場にいつも感染症専門医がいてくれるわけではなく，自らの判断を余儀なくされております．つまりそこには総合診療医がみる感染症というentityが存在し，感染症診療を身につけた総合診療医が悩み抜いた「落とし所」となっているはずです．そこで今回の特集は敢えて執筆者を「感染症専門医はもっていない」ないし「感染症科という看板の下で勤務していない」先生方，つまり感染症学が他の分野と比べて専門的に突出してはいない純粋な総合診療医の先生方に限定し，総合診療という切り口から感染症をどのようにとらえ，どのように診療をされているかを言語化していただくことによって，他の総合診療医，総合診療医をめざす若手医師，研修医たちの今後の一助を築くことをめざしました．

◆ 総合診療の生の現場からのレビュー集

　医師であれば誰でも同じではありますが特に総合診療医が得意とするのは，病歴と身体所見を基本として優れた臨床推論を用いて診療すること，患者さんの意向・患者さんのQOL・周囲

の状況などを十分に考慮しながら包括的にマネジメントをすること，多職種や専門科との連携をはかりチーム医療を行うこと，などがあげられます．

　そこで**第1章**では総合診療医が感染症患者をみるうえで重要な病歴聴取，身体診察，基本検査，基本画像検査におけるコツを取り上げました．感染症という切り口から現場で働く総合診療医はどのようなコツを用いてアプローチしているかを学びます．**第2章**は総合診療医としてどの程度まで感染症の知識を身につけておけばよいかを紹介してもらい，日常診療の参考にしていただければと考えます．**第3章**では総合診療で遭遇しやすい状況で生じる感染症診療をまさにその現場真っ只中の先生方にレビューしていただきました．高齢者の感染症や慢性患者の感染症など総合診療医であればきっと似たような状況を経験しているはずであり，明日からの診療に参考になると考えております．**第4章**であげる疾患は本来は専門医が診療すべき感染症カテゴリーですが，患者さんは総合診療医のもとを受診してしまうのが現実です．どの程度まで総合診療医がマネジメントするのか，専門医にコンサルテーションするまでに行うこと，コンサルテーションのタイミングなどが本章で学べます．**第5章**は5つの施設規模を設定し，その代表的な施設に勤務する先生方に「自分たちは感染症診療をこうしている」という執筆をお願いしました．ほとんどの総合診療医はこの5つのどれかに近い環境で働いているため自分たちの現場と比較したりすることで大きな参考となると信じております．最後の**第6章**では感染症という切り口から，研修医教育，国際医療協力，臨床研究という分野をレビューしていただきました．そのような分野に興味のある総合診療医の参考になるのではないかと考えます．

　最後にお忙しいなか執筆にご協力いただきました総合診療医の先生方，これまでわれわれに感染症診療を広めてくださった感染症専門医の先生方に深く感謝を申し上げます．今後の日本の感染症診療を総合診療医がリードしていけるようにがんばります！

2016年1月

江別市立病院　総合内科／北海道総合内科医教育研究センター
濱口杉大

Gノート 総合診療の 増刊 Vol.3 No.2

総合診療力をググッと上げる！
感染症診療

実はこんなことに困っていた！
現場の悩みから生まれた納得のコツ

contents

◆ 推薦のことば .... 岸田直樹
◆ 序 .... 濱口杉大
◆ 執筆者一覧 8 (160)

第1章　総合診療医が感染症を診断するうえで重要なコツ

1　感染症診療での病歴聴取のコツ .... 佐藤泰吾　10 (162)
2　感染症診療での身体所見のコツ .... 片岡　祐, 川島篤志　18 (170)
3　感染症診療での検査所見の活用のコツ .... 宮本翔平, 永井友基　27 (179)
4　感染症診療での画像検査の活用のコツ .... 矢部正浩　34 (186)

第2章　総合診療医が身につけておくべき感染症の知識

1　グラム染色 .... 岩田啓芳　42 (194)
2　抗菌薬 .... 向坊賢二, 川口篤也　50 (202)
3　培養結果や検査結果の解釈 .... 中川　麗　61 (213)
4　ワクチン .... 福井慶太郎　70 (222)
5　感染対策で気をつけている点 〜標準予防策と感染経路別予防策 .... 大野直義　83 (235)

第3章　総合診療でよくある悩ましい状況における感染症診療

1. 高齢者の感染症（病院編） ……………………………… 山梨啓友，前田隆浩　89 (241)
2. 高齢者の感染症（診療所編） ………………………………………… 川端大史　99 (251)
3. 慢性期入院患者の感染症診療
　～症状がはっきりしない発熱にどう対処する？ ………………………… 山内　純　107 (259)
4. 小児の感冒　～総合診療医・家庭医はこうみる ……………………… 山田康介　118 (270)
5. がんターミナル患者の感染症 ……………………………………… 東　光久　126 (278)
6. 入院できない患者，させられない患者 …………………………… 神廣憲記　135 (287)

第4章　特殊感染症の患者さんに出会ったら

1. ターニングポイントで考える結核診療 ………………………………… 稲熊良仁　141 (293)
2. HIV診療 ………………………………………………… 米本仁史，上田剛士　151 (303)
3. 免疫低下患者の感染症診療 …………………………… 都築誠一郎，植西憲達　160 (312)
4. 輸入感染症 …………………………………………………………… 濱口杉大　167 (319)

第5章　感染症科のない私たちの施設ではこうしています

1. 中小規模病院の総合診療科で行う感染症診療 ………………………… 中川紘明　176 (328)
2. 大病院の総合診療科で行う感染症診療 ………………………………… 石丸裕康　181 (333)
3. 診療所で行う感染症診療 ……………………………………………… 谷口洋貴　186 (338)
4. 訪問診療で行う感染症診療 …………………………………………… 堀　哲也　193 (345)
5. 療養病床で行う感染症診療 …………………………………………… 島崎貴治　197 (349)

第6章　総合診療医と感染症診療の発展

1. 感染症と研修医教育 …………………………………… 菅藤賢治，佐藤健太　204 (356)
2. 国際医療協力 ………………………………………………………… 浦木健彦　211 (363)
3. 臨床研究と感染症　～研究経験がなくてもできる！感染症研究のすすめ ……… 濱口杉大　218 (370)

◆ 索引 ……………………………………………………………………………… 227 (379)

執筆者一覧

■ 編集

濱口杉大	江別市立病院 総合内科 主任部長／北海道総合内科医教育研究センター長

■ 執筆 （掲載順）

佐藤泰吾	諏訪中央病院 総合診療科
片岡 祐	市立福知山市民病院 総合内科
川島篤志	市立福知山市民病院 総合内科／研究研修センター
宮本翔平	手稲渓仁会病院 総合内科
永井友基	手稲渓仁会病院 血液内科
矢部正浩	新潟市民病院 総合診療内科
岩田啓芳	江別市立病院 総合内科
向坊賢二	北海道勤医協 総合診療・家庭医療・医学教育センター／道東勤医協 釧路協立病院 総合内科
川口篤也	北海道勤医協 総合診療・家庭医療・医学教育センター／勤医協 中央病院 総合診療センター
中川 麗	札幌徳洲会病院 救急総合診療科（プライマリ科）
福井慶太郎	まどかファミリークリニック
大野直義	国立病院機構 長崎医療センター 総合診療科
山梨啓友	長崎大学大学院 医歯薬学総合研究科 離島・へき地医療学講座 離島医療研究所
前田隆浩	長崎大学大学院 医歯薬学総合研究科 離島・へき地医療学講座 離島医療研究所
川端大史	喜茂別町立クリニック
山内 純	町立南幌病院 内科
山田康介	北海道家庭医療学センター／更別村国民健康保険診療所
東 光久	福島県立医科大学 白河総合診療アカデミー
神廣憲記	淀さんせん会 金井病院 総合診療科
稲熊良仁	JA北海道厚生連 倶知安厚生病院 総合診療科
米本仁史	洛和会丸太町病院 救急・総合診療科
上田剛士	洛和会丸太町病院 救急・総合診療科
都築誠一郎	藤田保健衛生大学病院 救急総合内科
植西憲達	藤田保健衛生大学病院 救急総合内科
濱口杉大	江別市立病院 総合内科／北海道総合内科医教育研究センター
中川紘明	愛知医科大学病院 総合診療科
石丸裕康	天理よろづ相談所病院 総合内科／総合診療教育部／感染制御チーム
谷口洋貴	洛和会リハビリテーション病院（在宅医療センター）／大津ファミリークリニック
堀 哲也	北海道家庭医療学センター／国民健康保険 上川医療センター
島崎貴治	二日市共立病院
菅藤賢治	北海道勤医協 総合診療・家庭医療・医学教育センター／勤医協 中央病院 総合診療センター
佐藤健太	北海道勤医協 総合診療・家庭医療・医学教育センター／勤医協 札幌病院 内科
浦木健彦	帯広協会病院 眼科

Gノート　Vol.3　No.2（増刊）2016

総合診療力をググッと上げる！
感染症診療
実はこんなことに困っていた！
現場の悩みから生まれた納得のコツ

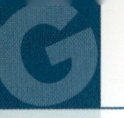

第1章 総合診療医が感染症を診断するうえで重要なコツ

1 感染症診療での病歴聴取のコツ

佐藤泰吾

> **Point**
> - 病歴聴取はそれ単独で存在するわけではない
> - 「時間軸」と「空間軸」を意識しながら病歴聴取を行う
> - 患者さんの語ったことではなく，語らなかったことに注意を漂わせる

Keyword 病歴聴取　時間軸　空間軸　患者背景

はじめに

　感染症診療に限ったことではありませんが，病歴聴取はとても大切です．しかし，病歴聴取はそれ単独で存在するわけではありません．「病歴聴取 → 身体診察 → 検査 → 診断」という流れのなかで，病歴聴取は意味をもちます．また決してはじめからすべての病歴を完璧に聴取する必要もありません．実際の臨床のなかでは，「病歴聴取 → 身体診察 → 病歴聴取 → 身体診察 → 病歴聴取 → 検査 → 病歴聴取 → 身体診察 → 検査 → 診断」のように病歴聴取と身体診察と検査は常にお互いを補完し合いながら診断へと至ります．場合によっては治療の過程まで含めて，診断の手がかりとなりえます．

　患者さんと出会ったときから，常に病歴聴取に立ち戻り，その都度必要な病歴聴取をする姿勢が求められていることを，はじめに確認したいものです．

症例

　20歳代女性が，両手指および両肘の関節痛を主訴として2011年春に内科外来を受診した．受診2日前まではいつも通りの健康状態だったが，受診前日から手指関節痛と手のむくみに気がついた．受診当日の朝には手のこわばりが現れ，手指関節痛，むくみが悪化した．受診時バイタルサインに問題はなく，両頬部に紅斑を認め，両側後頸部リンパ節を複数個触知した．また両側すべてのPIP関節に圧痛と腫脹を認め，両肘関節に圧痛を認めた．頬部と手部の様子を図1に示す．

　この患者さんに対し，どのようにして病歴聴取を進めていくとよいでしょうか．

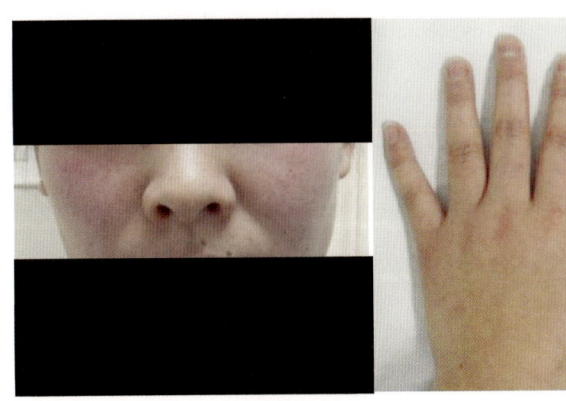
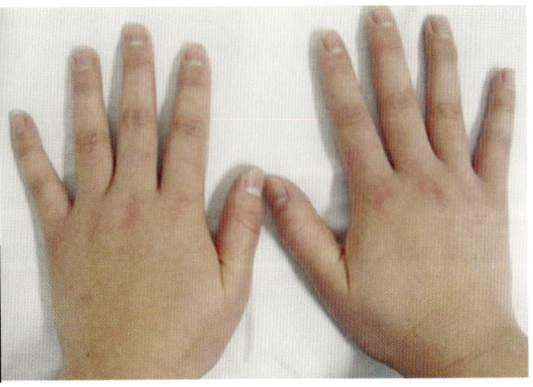

図1◆患者の頬部・手部写真

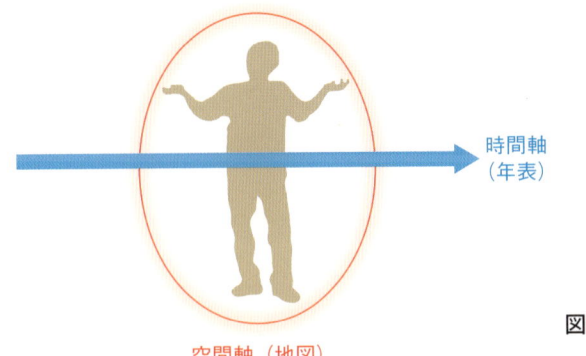

図2◆診断における2軸
（時間軸と空間軸）

1 グラフが描けたらしめたもの

　病歴聴取において，私が大切にしている言葉があります．それは「グラフが描けたらしめたもの」という，中井久夫先生の「最終講義」[1]に記されている言葉です．病歴聴取において1冊だけ推薦図書をあげることを求められるときに，私は「最終講義」をあげることにしています．中井久夫先生は精神科医ですが，そこで述べられていることは身体医学においても大切な内容です．

2 時間軸と空間軸

　「グラフが描けたらしめたもの」という言葉に学生時代以来ひきつけられ，15年以上医師として働いてきました．そのなかで自分なりに「グラフが描けたらしめたもの」という言葉を理解しようと努めてきました．現時点でそのことを自分の言葉で表現してみると，「時間軸と空間軸を広げながら診察（病歴聴取）をする」ということになります（図2）．
　病歴聴取で何よりも大切なことは，患者さんの語ることに耳を傾けることです．そのときに

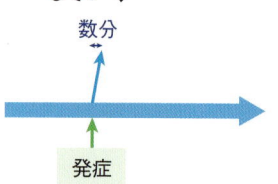
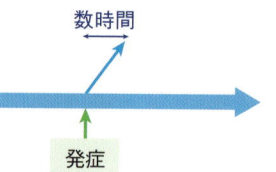
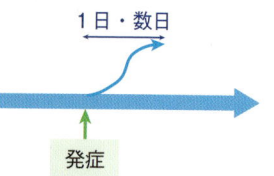

a) sudden onset：
　発症して数分で症状が進行していく

- sudden rupture：
  くも膜下出血，気胸など
- major circulatory arrest：
  心室細動，急性肺塞栓など

b) hyper-acute onset：
　発症して数時間で症状が進行していく

- luminal obstruction：
  心筋梗塞，腸閉塞，尿管結石などある管が「詰まる」とその先が壊死に陥ったり，その上流が拡張したりするために症状が出てくる．詰まったときに発症するが，症状はその後の変化によって起こることが多い．

c) acute onset：
　発症して1〜数日で症状が進行していく

- acute inflammatory disease：
  感染症，非感染症
  多くは細菌・ウイルス感染症．
  非感染では膵炎や虚血性腸炎など

図3 ◆ 発症形式の分類（急性の経過）
（文献2を参考に作成）

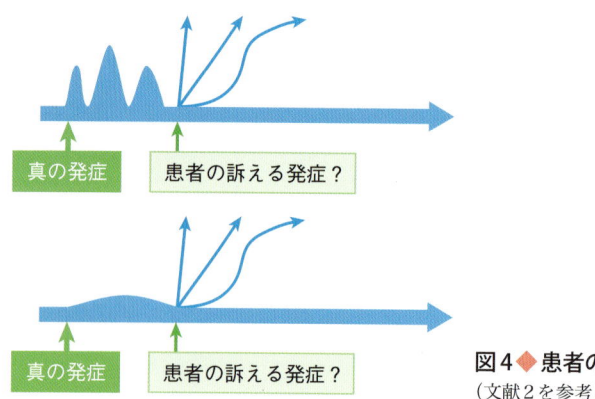

図4 ◆ 患者の訴える発症より前の病歴聴取
（文献2を参考に作成）

「時間軸と空間軸を広げながら病歴聴取をする」意識をもちましょう．そして**患者さんの語ったことではなく，語らなかったことに注意を漂わせる**ことで，時間軸と空間軸の空白に思いを馳せるのです．

　まずは発症からの経過を，時間の流れに沿って整理します．特に大切なことはその発症の形式に注目することです．発症経過を大きく分けると**図3**のように記すことができます[2]．感染症は炎症の経過を示すために，"acute onset" の発症形式をとることが多いです（**図3c**）．"acute onset" の発症が聴取されたときに，特に感染症を念頭におきます．しかし，大切なことは患者さんの述べる発症の形式を再検討することです．患者さんが述べる発症より前に，実は患者さん自身が自覚していない真の発症が隠れていることがあります．**図4**のような場合です．時間軸と空間軸の空白に思いを馳せるとは，患者さんの語ったことではなく，語らなかったことに注意を漂わせることで，真の発症を見極めるこのような病歴聴取の在り方です．

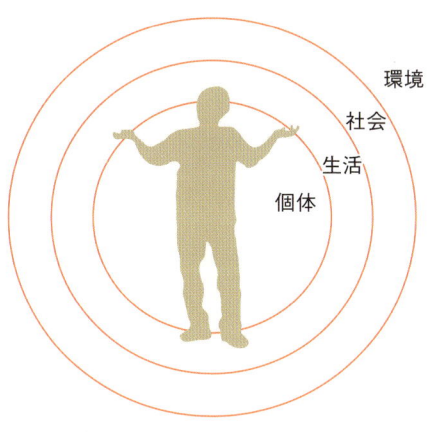

図5 ◆ 空間軸の広がり

表1 ◆ 感染症を筋道立てて診る方法

| ① 患者背景を理解する |
| ② どの臓器の問題かを詰める |
| ③ どの微生物が原因かを詰める |
| ④ 抗菌薬を選択する |
| ⑤ 適切な経過観察を行う |

（文献3を参考に作成）

空間軸は個体（解剖）からはじまります（図5）．病歴聴取をする過程で，まずは個体のどの臓器（もしくはシステム）に変調をきたしているのかを聴き取ることが求められます．次にその個体を包み込むように生活があります．生活を支えている社会があり，社会を取り巻く環境があります．そしてそれぞれの空間はそれぞれの時間軸をもっています．

患者さんの健康問題はある空間軸の広がりとそれぞれの空間軸がもつ時間軸に支えられていることを常に意識しましょう．

３ 患者背景を理解する

特に感染症診療を念頭においた病歴聴取を考えるとき，私自身は国立国際医療研究センターの大曲貴夫先生からくり返し教えていただいた「感染症を筋道立てて診る」[3]方法を大切にしています（表1）．このことをいい加減にして診断を行うとき，多くの場合痛い目にあいます．特にこのなかで，「① 患者背景を理解する」「② 感染臓器を把握する」ということを念頭におきながら病歴聴取を行っています．

なかでも**患者背景としての免疫状態を把握することが重要**であると考えています．患者さんの免疫状態によって，考えることの枠組みや広がり，そして治療に入るまでのスピードが違ってきます．免疫状態を考えるときには，好中球減少症，細胞性免疫障害，液性免疫障害，粘膜や皮膚などのバリアの障害を生じうる基礎疾患がないかどうかに注意を払います．それぞれの免疫状態によって，ある程度疾患を生じうる原因微生物が類推可能となり，緊急度も変わってきます．

4 具体的な病歴聴取

　診療において，ルーチンワークは大切です．病歴聴取においてもその原則は変わりません．現病歴，既往歴，ROS（review of system），内服歴，家族歴，生活歴を系統的に把握します．このことは患者さんがおかれている時間軸と空間軸を把握することにほかなりません．

> 提示した症例は「若年女性が急性多関節炎で受診し，顔面の紅斑と後頸部リンパ節腫脹を伴っている」と要約できます．

1）時間軸の把握

　病歴再聴取のなかで，まずすべきことは患者さんに生じている事象の時間軸を把握することです．この症例は"acute onset"であり，2日間の経過で増悪していることがわかります．そして，その発症以前に本当に今回の出来事に関連する事象はなかったかを確認します．

> 患者さんに「関節痛とむくみが出る前にささいなことでもいいので，変わったことはありませんでしたか」と聞くと，関節痛とむくみが出現する5日前ぐらいに微熱，頭痛，筋肉痛，水様性下痢を認めていたことが明らかになりました．

　こうなると1つの疾患が二峰性の経過で生じている可能性を検討しなければなりません．

2）ROSの聴取

　またROSも忘れないようにしましょう．学生時代や研修医時代にしっかりとROSを聴取する癖をつけている方も多いかと思います．ただし，ROSは羅列になってしまうと，質問する側もされる側もしんどいです．現実問題として外来診療においてはそれだけの時間を確保できません．問診票などで代用することもありますが，患者さんが上手に記載できないことも多いです．現病歴で把握されている時間軸と空間軸から特に大切と思われるROSに焦点を絞り聴取するのが効率的です．この患者さんは微熱，頭痛，筋肉痛，水様性下痢に引き続く急性の多関節炎で受診し，顔面の紅斑と後頸部リンパ節腫脹を呈しています．つまり多臓器に問題が生じており，問題となる特定の感染臓器の把握は難しいです．そのことがむしろこの患者さんの特徴となっています．このように問題の臓器（もしくはシステム）が把握しづらく，多臓器に問題が生じているときには細菌性疾患よりもウイルス性疾患を考える契機になります．ウイルス性多関節炎をきたす疾患（表2）を念頭におきながら，鑑別を進めていきます．同時にこの症例においては，全身性エリテマトーデス（SLE）など全身諸臓器を障害する膠原病を念頭におき，ROSや既往歴の確認をする必要があります．

3）既往歴と内服歴を聴取する

　既往歴や内服歴の確認は大切です．必要に応じて，以前の診療録を丹念に見直すことも必要です．このような作業で手を抜くと，患者背景を見落とすことにつながります．「常に心に結核と薬剤を」というフレーズを私は先輩医師から教えられ，今でも大切にしています．結核と薬

表2 ◆ 関節炎を生じるウイルス

関節炎を生じるウイルス	稀だが関節炎をきたすウイルス
● B型肝炎ウイルス（HBV） ● C型肝炎ウイルス（HCV） ● ヒト免疫不全ウイルス（HIV） ● パルボウイルス ● アルファウイルス ● ヒトT細胞性白血病ウイルスⅠ型（1 HTLV-Ⅰ）	● 風疹ウイルス ● EBウイルス ● コクサッキーウイルス

（文献4を参考に作成）

剤に足をすくわれることが多いです．多関節炎と発疹を呈する症例で，2〜3週間前に処方されていた抗菌薬による血清病様反応（serum sickness like reaction）であるようなことも経験します．遡った内服歴の確認も大切です．

> 症例では，口内炎，レイノー現象，日光過敏，精神神経症状，乾燥症状がないこと，またくり返す関節炎などを含め既往歴に問題がないことを確認しました．遡ってしばらくの期間，内服歴がないことも確認しました．

4）家族歴を聴取する

家族歴も大切です．open questionでの質問は常に大切ですが，症例の流れに沿って必要なことを聞き出す能力も必要となります．この症例では，ウイルス性多関節炎をきたす疾患を念頭におきながら鑑別を進めています．関節痛をきたすウイルス性疾患は多いですが，関節炎をきたすウイルス性疾患は限られます[4]．多関節炎をきたすウイルス名を念頭におくと，HTLV-Ⅰ（ヒトT細胞性白血病ウイルスⅠ型）を意識しながら家族歴を聴取する必要があることに気づきます．膠原病を鑑別にあげるときは家族の自己免疫疾患の既往も丁寧に聴取します．内分泌疾患や皮膚科への通院などを確認すると自己免疫疾患を聞き出す手がかりになります．

> 患者さんとその両親は長野県で生まれ育っています．家族にも特別な既往歴はなく，血縁家系にも膠原病や自己免疫疾患の既往はありませんでした．

5）生活歴を聴取する

生活歴の聴取は患者さんの空間軸を把握するためにとても大切な作業です．どのような嗜好（アルコールや喫煙）をもち，何の職業につき，趣味はどのようなことで，どのようなところに旅行に行くことがあるのか，またペットを含め動物に接触する機会はあるのか，そしてどのような相手と性交渉をどのように行っているのか，はじめからすべてを聴取する必要はありませんが，必要に応じて患者さんの生活を把握することは，患者さんの生活，患者さんの生きる社会，環境へと空間軸を広げていくことにつながります．ウイルス性急性多関節炎を念頭においているときに，海外渡航歴，性交渉歴，ワクチン接種歴などを聞き逃すことはできません．

患者さんは独身で一人暮らしをしており，小学校に教員として勤務しています．その小学校の担任クラスでこの時期に「リンゴ病」が流行しているという情報を聴取できました．特定のパートナーとの性交渉はありますが，コンドームを使用した性交渉のみで，妊娠の予定もないとのことでした．海外渡航歴はなく，風疹ワクチンを含め必要なワクチンはそれぞれの時期に接種していました．

6）空間軸を広げる

感染症診療において空間軸を患者さんの生きる社会，環境へ広げていくことはとても大切です．季節性や流行状況などは，どのようなsick contactを積極的に聴取すべきかを考えるうえで必要な情報です．国立感染症研究所がホームページで公開している感染症発生動向調査週報（IDWR）[5] は定期的に日本での感染症の流行状況を把握するうえで便利なツールです．

IDWRによると患者受診時（2011年春頃）[6] は例年に比較しても，伝染性紅斑（パルボウイルス感染症）の流行時期でした．

症例の経過・その後

パルボウイルス感染症の流行する時期に，典型的な二峰性の病歴で生じる皮疹とリンパ節腫脹を伴った急性多関節炎を認めており，パルボウイルス感染症による急性多関節炎を考えた[7]．改めて，溶血性貧血の既往はなく，妊娠予定などがないことを確認し，NSAIDsによる対症療法を行い症状は軽快した．後日，パルボウイルスIgM抗体が陽性であることが判明し，診断に至った．

❺ まとめ

感染症診療での病歴聴取の一部を症例に沿いながら述べました．各論としては不足する点も多いと思います．しかし患者背景を念頭におきながら，時間軸，空間軸を意識することが病歴聴取におけるコツであることを診療の前に確認いただけたら幸いです．

◆ 文 献

必読 1)「最終講義」(中井久夫/著), pp8-20, みすず書房, 1998
2) 濱口杉大:総合内科医の新しい臨床推論トレーニング「迷いやすい症例から学ぶ ジェネラリストの診断力」(宮田靖志, 濱口杉大/編著), pp36-43, 羊土社, 2011
3)「ホントのところがよくわかる感染症診療のベーシック・アプローチ」(大曲貴夫/著), pp18-19, 文光堂, 2007
4) Vassilopoulos D & Calabrese LH:Virally associated arthritis 2008: clinical, epidemiologic, and pathophysiologic considerations. Arthritis Res Ther, 10:215, 2008
5) 国立感染症研究所:感染症発生動向調査週報 (IDWR)
http://www.nih.go.jp/niid/ja/idwr.html
6) 国立感染症研究所:伝染性紅斑の流行状況
http://www.nih.go.jp/niid/ja/10/2096-weeklygraph/1650-07parvo.html
7) Young NS & Brown KE:Parvovirus B19. N Engl J Med, 350:586-597, 2004

Profile

佐藤泰吾　Taigo Sato
諏訪中央病院 総合診療科
2000年 信州大学医学部卒業．市立舞鶴市民病院で研修・勤務の後, 2004年より諏訪中央病院で勤務．

第1章 総合診療医が感染症を診断するうえで重要なコツ

2 感染症診療での身体所見のコツ

片岡 祐, 川島篤志

Point
- 身体所見は「鑑別を意識して」所見を「とりにいく」ことが大事
- 身体所見の限界を知ったうえで,身体所見という「道具」をうまく活用しましょう
- 身体所見を「共有」・「継続」する文化を

Keyword 身体所見　感度・特異度　咽頭炎　top to bottom

はじめに

　本書をお読みになっている皆さまには,病歴や身体所見の意義,発熱診療における「頭のてっぺんからつま先まで＝ top to bottom」の重要性,などは今さら言うに及ばないと思います.病気の診断をする際に,病歴・身体所見・検査が寄与する割合はそれぞれ70～80％・10％・10％[1～3]と言われており,身体所見はその簡便さ・低コスト・低侵襲性を考慮すると,必須の技術であることに疑いはありません.一方で"身体所見絶対主義"を唱える方もおられないと思います.身体所見の感度・特異度(言うなれば身体所見の限界)をふまえたうえで,鑑別疾患を考え**病歴や身体所見を「狙ってとりにいく」**姿勢が肝要と思われます.
　本稿では,前半は咽頭炎を例に身体所見のポイントを解説し,後半では意思疎通ができない高齢者を例に感染症の身体所見のポイントを実践的に解説します.

> **症例①**
> 　28歳,女性.生来健康.3日前からの発熱と咽頭痛を主訴に夜間の救急を3歳の娘とともに受診.
> 「熱が下がらないうえ,喉が痛くてしかたないんです」

　どんな疾患を想定し,身体所見を追加しますか？

表1 ◆ 咽頭痛の鑑別

killer sore throat	急性喉頭蓋炎	伝染性単核球症	EBウイルス
	扁桃周囲膿瘍		サイトメガロウイルス
	咽後膿瘍		HIV
	Ludwig angina		梅毒
	Lemierre症候群	感染以外のもの	咽喉頭逆流症（LPRD）
ウイルス性咽頭炎	–		咽頭違和感症
細菌性咽頭炎	溶連菌		悪性腫瘍
	淋菌		異物
	Chlamydophilia pneumonia		急性心筋梗塞
	Mycoplasma pneumonia		天疱瘡
	ジフテリア菌		亜急性甲状腺炎

LPRD：laryngopharyngeal reflux disease

1 外来・救急におけるバイタルサイン

どんな状況でもバイタルサインの確認は必須であることに異論はないと思われます．本症例も「呼吸数36回/分，SpO₂ 92％」の場合と，「呼吸数12回/分，SpO₂ 99％」では想定する疾患，その後の検査のスピードや対応場所がガラリと変わるはずです．前者のバイタルサインで重篤感があり流涎ダラダラ…のようなケースでは急性喉頭蓋炎などの緊急疾患（= killer sore throat，表1）も念頭におき対応をすることでしょう．いわゆる「かぜ」の診かたについてはよくまとまった書籍[4, 5]があるのでぜひご覧ください．

2 "咽頭炎" ＝細菌性？ ウイルス性？それとも…？

ここでは細菌性咽頭炎・伝染性単核球症・亜急性甲状腺炎に焦点を絞り解説します．

1）細菌性咽頭炎

a）溶連菌性咽頭炎

細菌性咽頭炎では溶連菌が有名ですが，*Fusobacterium necrophorum* の割合も多いと言われています[6]．細菌感染は「1つの臓器に1つの菌」，ウイルス感染は「多臓器に及ぶ」，というイメージをしながら診察します．かの有名なCentor criteriaでも「咳がない」という項目はまさにこのことを言い表しているでしょう．Centor criteriaの意義や迅速検査・培養の解釈，治療については他書[4]に譲りますが，Centor criteriaの1つの「圧痛を伴う前頸部リンパ節腫脹」については，私たちの施設では腫脹していなくとも圧痛があれば陽性とカウントしています．またcriteriaに入っていない項目も重要で，すなわち鼻汁の有無，咽頭痛の左右差は細菌性とウイルス性の鑑別の一助となり，また咽頭後壁の濾胞が認められたらウイルス疾患の可能性があがります[7]．

表2 ◆ Centor criteria ＋α

modified centor criteria	より細菌性を示唆するもの	よりウイルス性を示唆するもの
● 発熱＞38.0℃ ：＋1 ● 白苔を伴う扁桃の発赤 ：＋1 ● 咳がないか軽度 ：＋1 ● 圧痛を伴う前頸部 　リンパ節腫脹 ：＋1 ● 年齢＜15歳 ：＋1 ● 年齢≧45歳 ：－1	● 咽頭痛の左右差	● 鼻汁 ● 下痢 ● 後頸部リンパ節腫脹

溶連菌性咽頭炎である確率はmodified Centor criteria－10〜0点で1％，1点で10％，2点で17％，3点で35％，4点で51％[8]

　ところで，関節痛があればウイルス性でしょうか．文献的な記載は乏しいですが，溶連菌感染で関節痛を呈することはしばしば経験します．Centor criteriaに経験上，重要と思われる項目を加えた**"自分なりのCentor criteria"**があってもよいのではないでしょうか．表2に私たちの施設で使用している「Centor criteria＋α」を紹介します．

> **ここがpitfall**
> 細菌感染とウイルス感染の違いを意識して身体所見を確認する！

b）その他の細菌性咽頭炎

　咽頭炎の多くはウイルス性ですが，「下顎リンパ節の圧痛・腫脹」があれば細菌性を意識します．いかにも"細菌感染"の症状で，**特に左右差のある下顎リンパ節の圧痛**を認めたら，溶連菌ではなくとも細菌感染を意識するようにしています．ただし，細菌性咽頭炎は自然治癒することが多いと言われています．

2）伝染性単核球症

　伝染性単核球症は主にEBウイルスやサイトメガロウイルスが原因となるので，細菌性咽頭炎との違いはやはり「1つの臓器」か「全身」かを意識します．

a）リンパ節腫脹

　溶連菌性咽頭炎の場合は前頸部リンパ節，咽頭・扁桃炎の場合は下顎リンパ節の腫脹圧痛（特に片側）になるのに対して，伝染性単核球症の場合はウイルス感染を示唆する後頸部リンパ節腫脹が目立ちます．

b）咽頭所見

　溶連菌性咽頭炎の場合は夕焼け様の発赤・軟口蓋の点状出血などがあり，伝染性単核球症の場合は一枚の毛布を敷いたようなベタッとした白苔と言われています．しかし実際にはあまりよくわからないことも多いです．

c) 脾腫

脾腫の確認には脾臓の打診徴候（左前腋窩線上の低い位置を打診して，通常時は鼓音であるが，深吸気時に濁音となれば陽性）という方法がありますが，エコーで確認できる環境なら積極的にエコーを活用しましょう．

ちなみに，脾破裂については患者さんにどう説明されていますか？ 伝染性単核球症の患者さんは外傷を契機に脾破裂することもあり，コンタクトスポーツを避けるような指導はしますが，患者さんはそもそも激しい運動はかなり"しんどい"ので，コンタクトスポーツはしないはずです．また外傷がなくても脾破裂するとも言われており[9]，患者さんに「左のおなかが痛くなれば受診してください」と再診のタイミングをよく説明するしかないかと思います．

伝染性単核球症の確定診断のためには血液検査が必要ですが，採血のタイミングはどうされていますか？ 多くの（名前のつかない）ウイルス感染症であれば発熱は2，3日程度でしょう．"咽頭炎"の患者さんが発熱3日目だったら，5日目だったら，7日目だったら…いつのタイミングで伝染性単核球症を疑う血液検査をするか，明確な基準はありませんが自分なりのルールがあってもいいのではないかと思います．検査前確率と患者説明次第かもしれませんが，私は5日目以降だと血液検査の閾値が低くなることを意識して行っています．余談ですが，伝染性単核球症様の症状を呈するものに急性レトロウイルス症候群（acute retroviral syndrome）があります．地域によって出会う頻度が違いますが，予防の観点からも総合診療医としておさえておくべき疾患です．

3）亜急性甲状腺炎

亜急性甲状腺炎は頻度としては低いですが，疑わないと診断できない疾患です．脈圧上昇，洞性頻脈，移動する頸部痛，放散痛としての耳の下の痛み，甲状腺の圧痛（特に左右差あり），といった場合にこの疾患が想定されます．「かぜと言われ続けているが治らない」という経過も多く，この疾患を初診時に診断できたらかなりレベルは高いと思われます．このような頻度の低い疾患を診断するためには，「普段と違う」と感じられるかどうか，そのためには**よくある疾患をちゃんと診断できるか**，が前提にあると思われます．

> **症例①の経過・その後**
>
> 咽頭に限局した症状であり，Centor criteria 4点（年齢以外すべて該当）だった．3歳の娘も溶連菌感染と診断されていた．「娘さんと同じ溶連菌感染だと思います．娘さんも大変なところ，3日間も高熱がありながら，よくがんばられましたね」とお話した．

一般に小さいこどもがいる母親は受診すること自体が大変だったりするので，ねぎらいの言葉をかけたり，できるだけ診察時間を配慮するように心がけています．ましてERで「なんでこんな時間に来たんだ！」と思っても言わないようにしましょう．

3 高齢者の発熱 〜若年者との比較〜

> **症例②**
> 80歳，男性．高度の認知症があり近医通院中．5日前からショートステイ利用中だが，本日ガタガタ震えて高熱が出たと施設職員から家族に連絡が入り，普段同居している長男の奥さんが救急外来に連れてきた．ご本人は車いすに座ってニコニコしている．
> 家族：「施設から熱があるって電話もらって…」

　意思疎通のとれない施設入所中の高齢者で，付添いのご家族からも情報を得られない…，こんな状況を経験しない人はいないと思います．しかし病歴を得られなくても，身体所見は目の前にあるはずです．そんな身体所見について画期的な書籍[10]が出版されていますので詳細はそちらをご参照いただき，ここでは一般的な所見は省いて，当院で大事にしている各疾患のワンポイントアドバイスをご紹介します．

1) 髄膜炎

　髄膜炎の診断方法として，jolt accentuationが知られていますが，最近では，これは有用ではないかもしれないという報告もあります[11]．もちろん寝たきりに近い状態であればjolt accentuationは使えないばかりか，項部硬直も拘縮やparkinsonismで判断できないこともあります．いつ腰椎穿刺するかにかかっていますが，寝たきりの高齢者が「発熱＋意識障害」で受診した場合，全例腰椎穿刺の対象でしょうか．これは施設ごとに腰椎穿刺の閾値に差があると推測されます．

2) 鼻副鼻腔炎

　上顎の齲歯が原因の鼻副鼻腔炎もあり，特に訴えの乏しい高齢者の「不明熱」では口腔内の確認が必須です．

3) 唾液腺炎

　これも訴えの乏しい高齢者では不明熱となります．発熱診療のtop to bottomと言っても，ルーチンに唾液腺をチェックする人はそう多くないと思います．熱源がわからない患者さんで，片側の顎下腺腫脹がある場合，そこを押さえると口腔底の開口部（ワルトン管）からの排膿がみられることがあります．

4) 扁桃炎・扁桃周囲膿瘍

　扁桃炎と扁桃周囲膿瘍の違いはきちんと認識しておく必要があります．扁桃炎ならいくら扁桃が腫大していようが安心できますが，ドレナージが必要な扁桃周囲膿瘍ではそうはいきません．ちなみに咽頭を診るときの発声は「アー」と「エー」で咽頭の見えかたが違うこともあります．また，咽頭が見えにくい場合は，息を吸ってもらうと見えやすいこともあります．

5) 肺炎・膿胸

a) 呼吸数

　肺炎・膿胸は呼吸数が大切な所見になりますが，どのように呼吸数を測定していますか？「○○秒測って□倍する」「△回分の呼吸に要した時間から計算する」などがあります．患者さんの呼吸に合わせて自分も呼吸してみるのも頻呼吸かどうかをすぐに確認するのに有用です（福井大学・寺澤秀一先生よりご教示）．また使いやすいアプリ（BPMcounter® など）もあるので適宜活用しましょう．大事なのは**「呼吸数を測らないといけない！」と感じること，「これは絶対に頻呼吸がない！」と言い切れる自信をもつ**ことです．そのためには最初のうちに愚直に呼吸数を測定し，五感を養う必要があります．これは意思疎通のとれない高齢者で，重症だと感じとるきっかけになります．余談ですが「診療録に呼吸数の記載のない病院では初期研修するな」とも言われる通り，当院では呼吸数の記載を指導しています．

b) crackles

　cracklesについては，国家試験では「fine crackles＝間質性肺炎」「coarse crackles＝肺炎か肺水腫」と覚えたかと思います．cracklesの分類で，音の質（coarseかdryか）は意見が分かれやすいですが，音の時相（panかlateかearly-to-midか）は所見が比較的一致しやすく，有用なことが多いです．しかし認知症などで指示が入らないときは「深吸気を促せない＝late inspiratory cracklesはわからない」ということになります．また寝たきりの症例において，誤嚥性肺炎の好発部位である背部の聴診をきちんと評価できるでしょうか．もちろん最大限の努力はしますが，それでも聴診には限界があることは予測に難くないはずです．聴診に関するさまざまな書籍[12]も出版されていますのでご参照ください．

c) 齲歯

　齲歯は肺炎をはじめ，さまざまな疾患のリスクになりますが，このことは一般の方には浸透していません．齲歯は通常自然治癒しないことを含めて，患者さんに説明する必要があります．歯科受診にいたらない場合，**なぜ受診できないのかというところまで検討**するのも，総合診療医の仕事だと思います．

　また齲歯と合わせて**舌根沈下**もプロブレムにあげられます．いびきをかいていて，下顎が落ち，舌が裏返って口腔内が乾燥しているというような高齢者は病棟で多くみかけると思います．舌根沈下自体の改善は難しくとも，誤嚥の高リスクであること，顕性誤嚥と不顕性誤嚥の違いを説明し，今後も肺炎をくり返すことを念頭におくと advance care planning（ACP）を確認していくきっかけになるかもしれません．

6) 尿路感染症

　CVA※叩打痛は①指先で押す → ②指で軽くタップする → ③拳で軽く叩く → ④片方の手背の上から拳で叩く，と徐々に強くしますが，拳で叩く強さは「正常の人では痛みが出ない程度

※CVA：costovertebral angle（肋骨脊柱角）

でかつ知覚可能な力で叩く」とベイツ診察法に記載されています．私は回診のときにCVA叩打痛を確認していたら，「強すぎる」と医長に注意された思い出があります．しかし意思疎通のとれない高齢者のCVA叩打痛は正直わからないことも多いため注意が必要です．

また"なぜ"尿路感染症になったか検討するのも大事です．急性期の脳梗塞がきっかけで水分がとれず脱水になり，"二次的に"尿路感染症となっているかもしれません．

尿路感染症の患者さんが，膝（特に片側）を立てていたら要注意です．周囲に炎症が広がり腸腰筋膿瘍を形成している可能性があります．意思疎通のできない高齢者でも，その場合は腸腰筋姿位をとり，下肢を他動的にのばすと自然にまた膝を曲げる所見により確認できます．

7）胆道系感染症

胆道系感染症は尿路感染症と並んで悪寒戦慄をきたしやすい疾患です．当地域では診療所の先生方に，「悪寒戦慄があればすぐにERにご紹介ください」と医師会勉強会などを通じてくり返しお願いしており，その紹介例もみられています．

8）前立腺炎

直腸診で前立腺の圧痛を確認しますが，意思疎通ができるかどうかにかかわらず，わからないことも多く，画像評価に進むこともあります（感度63％）．

9）腹腔内感染・腹膜炎

腹腔内感染・腹膜炎において，高齢者では「出るはずの所見（板状硬や筋性防御など）」が出ないことも多く，診断に苦慮した経験は皆さんあるかと思います．ありきたりですが，くり返し所見を確認しながら経過を追うことが重要です．

10）皮膚軟部組織感染症・壊死性筋膜炎

痛みを訴えられない患者さんの発熱で，実は蜂窩織炎だったという経験はないでしょうか．**服や靴下を脱がさないとわからないので見落としやすいです**．また浮腫や白癬があれば蜂窩織炎のリスクになり，そちらへの介入も必要です．

壊死性筋膜炎は，発赤の程度に比して重篤・痛みが強すぎることが疑う契機になります．ごく早期の所見として**発赤していない**部位の圧痛も重要です．壊死性筋膜炎の診断・治療には多数の診療科との連携が必要です．皆さんの施設ではスムーズに対応できるシステムが構築されていますでしょうか．私たちの施設では壊死性筋膜炎を少しでも疑う場合，"空振り"でも構わないので，皮膚科医に迅速な試験切開を依頼し，皮膚科・形成外科・整形外科・内科のチームで24時間体制の対応ができるようにしています．

11）関節炎・脊椎炎

入院中の発熱では関節，特に膝関節の診察は必須です．なぜなら結晶誘発性関節炎の好発部位だからです．この疾患を知らないと，「肺炎で入院5日目，再度発熱し，痰培養をとり直したら緑膿菌が出てきて抗菌薬の変更をしたがよくならず，再度の痰培養からMRSAが…」という悲しい経過が起こります．

12）感染性心内膜炎

感染性心内膜炎と言えばosler結節，janeway発疹，爪下線上出血，眼瞼結膜の点状出血，roth斑と教科書に出てきていたことと思います．しかしこれらの感度が低いことは周知のことです．感染性心内膜炎を疑いながら経過観察する場合，これらに加えて心雑音の出現や関節炎の有無に注意します．一口に心雑音といっても，特にMRやARを意識して聴診します．ARが一番聴きやすいのは前傾座位ですが，高齢者の場合，この体位がとれないことも多いと思います．そういった身体所見の限界も認識しておく必要があります．

13）帯状疱疹

帯状疱疹を示唆する**ピリピリする痛み**，**服がすれると痛い**という訴えなどは要注意です．「湿布かぶれ」と言われ，湿布をはがしてみると帯状疱疹という例もあり，当院では「湿布サイン陽性」と言っています．また皮疹の出現が遅れるパターン，出ないパターンもあり，リスクや症状から慎重に判断します．

 ここが総合診療のpoint
身体所見は鑑別疾患を想定して，狙ってとりにいく！

④ 内科的所見

今回は感染症の身体所見の一部について述べましたが，臨床医として常識的な身体所見にも当然気を配る必要があります．すなわち心雑音，COPDを疑う所見，浮腫などのプロブレムを確実に拾い上げて適切に介入するのも肝要です．

症例②の経過

肺炎も尿路感染もなく，「フォーカス不明の発熱」として入院した．翌日回診すると，下腿に発赤腫脹があり蜂窩織炎と診断した．救急で担当した研修医に聞くと「痛みの訴えがなくて靴下を脱がせていませんでした」とのことだった．抗菌薬投与で症状は改善したが，爪白癬や浮腫もあり，再発の可能性が高いと思われた．また入院中にADL低下もみられ，家族や担当スタッフとACPについて検討した．

このようなフィードバック，あるいは"失敗"の共有をすることも大事で，当院では週1回の救急カンファレンスを中心に，積極的に振り返りをしています．特に上級医が自分の失敗を後輩と共有する姿勢も大切だと考えています．

5 まとめ

　感染症診療の身体所見について，当院で意識していることを中心に解説しました．身体所見にも限界はあり，頼りすぎないことも重要ですが，それは身体所見を否定することにはつながりません．要は身体所見という"道具"をどう使うか，使い手次第です．当院では身体所見の小テストを年3回くり返し行っており，みんなで切磋琢磨する文化を大事にしています．身体診察のスキルアップは一朝一夕では成らず，また1人では限界があります．文化を受け継いで育てていける仲間が大切だと感じています．

◆ 文　献

1) Hampton JR, et al：Relative contributions of history-taking, physical examination, and laboratory investigation to diagnosis and management of medical outpatients. Br Med J, 2：486-489, 1975
2) Fukui T：[Relative contribution of history-taking, physical examination, and stat laboratory test to diagnosis in chest pain patients]. Nihon Koshu Eisei Zasshi, 37：569-575, 1990
3) Peterson MC, et al：Contributions of the history, physical examination, and laboratory investigation in making medical diagnoses. West J Med, 156：163-165, 1992
　▶ 診断に寄与する割合について，病歴が7～8割，身体所見と検査は1割ずつと言われる根拠となる文献．病歴の大事さを学生・初期研修医に伝える際に引用されることが多いが，決して病歴絶対主義にならないように．
必読 4)「誰も教えてくれなかった『風邪』の診かた」（岸田直樹/著），医学書院，2012
必読 5)「かぜ診療マニュアル―かぜとかぜにみえる重症疾患の見わけ方」（山本舜悟/編著），日本医事新報社，2013
6) Centor RM：The clinical presentation of Fusobacterium-positive and streptococcal-positive pharyngitis in a university health clinic：a cross-sectional study. Ann Intern Med, 162：241-247, 2015
7) Miyamoto A & Watanabe S：Posterior Pharyngeal Wall Follicles as Early Diagnostic Marker for Seasonal and Novel Influenza. General Medicine, 12：51-60, 2011
　▶ http://www.ibaho.jp/news/hokeninewspaper_201301_igaku2.pdf でわかりやすく解説されています．
8) Ebell MH, et al：The rational clinical examination. Does this patient have strep throat？ JAMA, 284：2912-2918, 2000
9) Pfäffli M & Wyler D：Lethal atraumatic splenic rupture due to infectious mononucleosis. Arch Kriminol, 225：195-200, 2010
10)「高齢者診療で身体診察を強力な武器にするためのエビデンス」（上田剛士/編著），シーニュ，2014
11) Nakao JH, et al：Jolt accentuation of headache and other clinical signs：poor predictors of meningitis in adults. Am J Emerg Med, 32：24-28, 2014
　▶ Jolt accentuationの有用性に疑問を投げた論文．同様の報告はいくつかあり．
12)「聴いて見て考える 肺の聴診」（工藤翔二/監，工藤翔二，他/著），アトムス，2014

Profile

片岡　祐　Yu Kataoka
市立福知山市民病院 総合内科
福知山の地に住んではや4年目．すっかりなじんでいます．身体所見も含めて一緒に切磋琢磨する仲間を募集しています！

川島篤志　Atsushi Kawashima
市立福知山市民病院 総合内科 / 研究研修センター長
2008年秋から当院に赴任．地方都市における病院総合医の研鑽の場としてのロールモデルの1つといえる自負があります．分院との連携における家庭医療後期研修プログラムも順調に軌道にのっており，臨床研究でも少しずつ成果が見えてきました！ 当院に興味のある方は，blogを笑覧いただき，ぜひ見学に来てくださいね！ http://fukugim.blogspot.jp/

第1章 総合診療医が感染症を診断するうえで重要なコツ

3 感染症診療での検査所見の活用のコツ

宮本翔平，永井友基

Point
- 初療において PCT は CRP より有用ではあるものの，細菌感染症に対し感度・特異度ともに高くはない
- 細菌性髄膜炎の鑑別のために PCT，髄液乳酸値は有用かもしれない
- 椎体炎の治療反応確認のため CRP，ESR は有用かもしれない
- 急性上気道感染症において PCT は抗菌薬使用のマーカーとなるかもしれない

Keyword C反応性タンパク（CRP）　プロカルシトニン（PCT）　髄液乳酸値
赤血球沈降速度（ESR）

はじめに

　実際に普段感染症の診療をしていて「ある検査およびその結果」がどうしても診断やマネジメントに必須なものというと，かなり限られてくると思います．思いつくものとしては「髄膜炎を疑うときの腰椎穿刺」，「膿胸・肺炎随伴性胸水を疑うときの胸腔穿刺」，「特発性細菌性腹膜炎（SBP）を疑うときの腹水穿刺」，「尿路感染症を疑うときの尿検査」，「肝胆道系感染症を疑うときの肝胆道系酵素」といったものでしょうか．それらの検査はどのようなものを提出すべきか決まっていますし，その結果をどのように解釈すべきかもおおむね決まっています．一方，白血球や CRP，PCT の値などがマネジメントを変えることはほとんどありません．白血球値が低いと「状態がよくないな」と思いますが，高いときは白血病でない限り，「免疫力が高まっているな」と思うくらいです．

　また，当院では毎年 Lawrence Tierney 先生（カリフォルニア大学）をお招きして臨床推論とレクチャーをしています．その際に発表する症例のファシリテーションをいつも私が担当しているのですが，そこで必ず "CRP" の値を載せます．多くの症例は "CRP" は異常高値で赤字になっています．プレゼンテーションが進んでいき，検査結果のところにくると Tierney 先生は毎年嬉しそうに "CRP" の値をみて「CRP の値が L/D の一覧に載っているということは，今日も元気に検査室は検査をやっています！ という意味以外にはなんの意味もない」とお話されます．私自身は経験上，CRP は低くても問題ないと思いますが，予想外に異常に高いときは

「何か起こっているかもしれないな」という気づきを与えてくれることはあるように思います．ただし，もちろんCRPが高いからといって抗菌薬を使うことはありません．

そこで，本稿ではPCT，CRPのスクリーニングとしての有用性を検討し，また，特定の疾患において比較的特異度の高い検査所見を合わせて解説します．

> **症例**
>
> 糖尿病に対して内服加療を受けている80歳女性．リウマチ性多発性筋痛症に対して以前加療されていた．3日間続く発熱と本日からの意識障害および頭痛を主訴に高齢者マンションの職員に連れられて救急外来を受診した．
>
> 意識状態はJCS I -2程度，バイタルサインは体温38.5℃，血圧・脈拍・酸素飽和度・呼吸数は正常範囲内であった．身体所見では肺音・心音に異常はなく，髄膜刺激徴候は認めない．背部に叩打痛があるが，部位ははっきりしない．
>
> 当直医が採血をオーダーした結果，CRP 20 mg/dL，ESR 114 mm/時，PCT 0.5 μg/Lと高値であったため，細菌感染症と診断し総合内科医が呼ばれた．

Clinical question：発熱とマーカーだけで細菌感染症と診断できるのか？

❶ 初期診療におけるマーカー

「CRP高値＝感染症」と安直に考える人は最近では少なくなってきているでしょうか．

今回の症例は，患者さんは施設入居中であり，家族は病院に来られないというpoor historian（病歴聴取が困難な方）でした．高齢の糖尿病患者における急性の発熱であり，頻度的には「何らかの」感染症の場合が多いと思われます．なのでこの場合，CRPの値にかかわらず，感染症を念頭において治療にあたると思われますが，果たしてCRPの値で診断・予後に変わりはあるのでしょうか？

高次救急における意識障害患者の感染症診断について，病歴や身体所見による臨床医の診断と，発熱・CRPを指標にした診断について比較したところ，臨床医の診断の方が優れていたとの報告があります[1]．また，PCTに関しては，救急外来を受診した38.5℃以上の発熱をきたした患者243人に対し，PCT 0.2 μg/Lをカットオフ値とすると，感度77％・特異度59％で細菌感染症を診断できたとの報告があります[2]．入院患者においてPCTとCRPの細菌感染症に対する感度・特異度を比較したシステマティックレビューでは，最も陽性尤度比が高くなる点でカットオフとした場合，感度はPCT 88％（95％ CI 80-93），CRP 75％（95％ CI 62-84），特異度はPCT 81％（95％ CI 67-90），CRP 67％（95％ CI 56-77）でした（**表**）[3]．

いずれにせよ感度・特異度ともに不十分と言わざるを得ず，診断には病歴・身体所見などからアプローチした方がよさそうです．予後予測に関しても上記のシステマティックレビュー[3]では，PCT：5 μg/Lをカットオフ値とすると，51％がICU入室・死亡となったとのことですが，これもPCTだけで判断できることではないと考えます．

表 ◆ 感染症におけるPCT・CRPの感度・特異度

	PCT			CRP		
	カットオフ値（μg/L）	感度	特異度	カットオフ値（mg/dL）	感度	特異度
Aouifi et al.	1.0	96	84	1.5	60	71
Enguix et al.	6.1	86	96	2.3	83	96
Hatherill et al.	5.0	97	82	2.0	100	54
Muller	1.0	95	87	10.0	82	67
Penel et al.	1.0	75	100	0.6	64	100
Rothenburger et al.	4.0	86	93	1.8	32	93
Selberg et al.	3.3	79	67	6.0	68	40
Suprin et al.	2.0	89	35	10.0	92	42
Ugarte et al.	0.6	71	57	7.9	75	63
Viallon et al.	0.75	90	95	8.0	81	82
合計		88	81		75	67

（文献3を参考に作成）

さて，上記症例ではリウマチ性多発筋痛症の既往があります．膠原病の増悪による炎症と，細菌感染による炎症をPCTで鑑別することはできるのでしょうか？

自己免疫疾患で入院中の98人の患者に対し，CRP上昇時にPCTを測定した報告では，PCT 0.5 ng/mLをカットオフ値とすると，感度53％・特異度97％で原病の増悪と細菌感染症を区別できるとのことです[4]．感度は低いものの特異度は高く，このデータからはPCT低値の場合は細菌感染症に対し否定的と言えそうです．症例数が少なく，入院中という制限がありますが，今後の追試が期待されます．

症例の経過①

意識障害・頭痛・発熱を認めたため，髄膜炎を疑い，腰椎穿刺を施行した．髄液のグラム染色では1つだけグラム陽性球菌様のものが見えたが，細胞数も3と少なく，タンパク上昇もない．グラム染色所見が有意と判断して抗菌薬を中枢神経用量で投与すべきか判断に迷っている．

Clinical question：髄液検査で細菌性髄膜炎の診断・除外に有用な検査はあるか？

❷ 細菌性髄膜炎における髄液マーカー

細菌性髄膜炎を疑ったときに，経過・重症度からは違うと考えていても，完全に否定することは非常に困難な場合が多いです．結局，髄液培養と血液培養の陰性確認までクレアチニンの値に戦々恐々としながらバンコマイシン・セフトリアキソン（場合によってはアンピシリンも）を投与し，ヘルペス髄膜炎も考えてHSV-PCR陰性確認まで患者さんに血管痛に耐えてもらい

ながらアシクロビルを投与し続けることもしばしば経験しています．髄液検査の所見として，タンパク上昇，細胞数上昇，髄液初圧＞200 mmCSF，髄液糖/血糖比＜0.4などが比較的細菌性髄膜炎に対して感度が高いということになっていますが，B群連鎖球菌によるものでは所見が出にくいとの報告もあり，上記がすべて正常でも細菌性髄膜炎を否定するのはきわめて困難です．髄液グラム染色や髄液中肺炎球菌莢膜抗原検査なども，特異度はある程度高いものの，感度は60％程度と低く，否定のためには使えません．

　この問題に対し，最近では髄液乳酸値とPCTが細菌性髄膜炎の鑑別に有用であるとのデータが報告されています．細菌性髄膜炎あるいは無菌性髄膜炎を疑う脳手術後の患者178人を対象とした研究で，髄液中のPCT 0.075 ng/mLをカットオフ値とすると感度68％・特異度73％，乳酸3.45 mmol/L（31 mg/dL）をカットオフ値とすると感度90％・特異度85％で細菌性髄膜炎を鑑別でき，片方でも陽性であれば感度96％・特異度65％，双方とも陽性になれば感度64％・特異度91％とデータ上は期待できる報告があります[5]．ただし，対象が脳手術後患者に制限されているということに注意は必要です．また通常の髄膜炎において，254名の髄膜炎患者の髄液を比較した報告では，乳酸3.8 mmol/L（34 mg/dL）をカットオフ値とすると感度94％・特異度92％，血中PCT 0.28 ng/mLをカットオフ値とすると感度95％・特異度100％で細菌性髄膜炎を鑑別できたというものがあります[6]．また同報告によると髄液中CRP 100 ng/mLをカットオフ値とすると，感度86％で細菌性髄膜炎を検出できるとのことです．PCTの感度・特異度がよすぎるように思えますが，それなりの有用性はあると考えられます．迷う症例では1つの道しるべになると思われます．

症例の経過②

　髄液PCTは0.05 ng/mL，髄液乳酸値は30 mg/dLとカットオフ値に近い値であったため，細菌性髄膜炎が否定できないと考え，髄膜炎としてバンコマイシンとセフトリアキソンで抗菌薬加療していたが，髄液培養は陰性であった．背部痛から椎体炎を疑いMRIを施行したところ，Th12/L1の椎体炎を認めた．血液培養からはGroup G Streptococcusが検出され，抗菌薬をアンピシリンにde-escalationした．

　その後，全身状態は改善したが疼痛の残存を認めた．点滴加療を4週間続けていたところ，本人から「いつ帰れるのか？」と質問があった．この時点での血液検査ではCRP 1.2 mg/dL，ESR 45 mm/時であった．

Clinical question：椎体炎治療の治療期間はどうやって決めるのか？CRPを指標にしてよいか？

❸ 椎体炎におけるCRP，ESRの意義

　感染症において肺炎であれば酸素化が，尿路感染症であれば尿所見が治療の指標となります．CRPが下がらないからと言って抗菌薬を変えることはない（と信じたいところです）し，「サ

ンフォード感染症治療ガイド」（通称「熱病」）を見れば治療期間は記載されています．しかし臓器特異的所見が出にくい椎体炎の場合の治療期間には頭を悩ませることも多く，ESRが治療目標として使われることもあります．画像所見は椎体炎改善後も所見が残るため治療反応の参考にはならず（ただし症状再燃時には参考になります），疼痛も指標となりますが，骨破壊が進んでしまうと疼痛は残ることもあり決め手には欠けます．米国感染症学会（Infectious Diseases Society of America：IDSA）による2015年のガイドライン[7]では，抗菌薬投与期間は6週を目安とし，静脈注射もしくはbioavailabilityの高い経口抗菌薬を使用するように推奨されています．CRP，ESRは治療成功の目安になると書かれており，ESRを指標に用いた場合，4週間の治療終了時にESRが治療開始時より50％低下していれば再発率は50％から12％に減少するとの報告もあります[8]．具体的な数字を出している例では4週間の治療終了時にCRP＞2.75 mg/dL，ESR＞55 mm/時であれば治療失敗のリスクが高く，オッズ比は5.15と報告されています[9]．

なお，IDSAのガイドラインでは臨床症状・炎症マーカーの不変または増加をもって治療失敗とみなすようですが，疼痛は椎体の変形・破壊に伴って残存することが多く，炎症反応が改善しているが疼痛は改善していない場合など，判断に困ることが多いのが実際のところかと思われます．当院では，患者さんの症状にはよりますが，炎症反応が陰性となるまで内服抗菌薬を続ける場合もあります．

椎体炎の治療終了について，人工物が挿入されているような再発のリスクが高い症例ではESRとCRPの陰性化まで経口抗菌薬を続けることもありますが悩ましいところです．残念ながらESR，CRPを指標に治療終了を判断した研究は見つからず，原則的には6週間，その後の抗菌薬投与は症例により検討するということにならざるを得ないと思われます．

症例の経過③

内服抗菌薬に今後変更し，退院可能であることを伝え，4週間の点滴抗菌薬加療後，2週間内服抗菌薬で加療し，椎体炎の治療は終了した．その後，特に症状の再発なく経過していたが，フォローの外来で3日前からの感冒症状の訴えがあった．37.5℃の発熱，咳嗽・喀痰の増加を認め，右下肺野にcrackleを聴取した．CRP 1.2 mg/dL，PCT 0.1 μg/Lであった．

Clinical question：呼吸器感染症に対し抗菌薬を使う指標としてPCTは役に立つか？

4 急性呼吸器感染症におけるPCT

PCTの診断特異性として優れている（と言われている）点は，**細菌感染症では上昇するが，ウイルス感染症では上昇しない**，という点です．このため，ウイルス感染症が全体の7割程度を占めると言われている呼吸器感染症において，PCTを指標にして抗菌薬投与開始・投与期間を決める研究が行われており，2012年にはシステマティックレビューが出されています[10]．プ

ライマリケアセッティング，救急外来セッティング，ICUセッティングすべての場合において急性呼吸器感染症に対しPCTを指標に抗菌薬投与開始・投与期間を決めた群と，通常治療群を比較しています．プライマリケアセッティングでは，PCT 0.25 μg/L以上であれば抗菌薬投与開始とし，PCT 0.25 μg/L未満となれば抗菌薬投与終了としました．死亡率・治療失敗率に差はなく，抗菌薬投与対象者は63％から23％に，抗菌薬投与期間は10日から7日へと有意に減少しました．

ただし注意しなければならないことは，この研究を適応しようにもそもそも急性呼吸器感染症の診断そのものは病歴・身体所見からつけるものであり，病歴・身体所見の必要性が否定されたわけではないという点です．救急外来セッティングでは有意差は出なかったものの，PCTを指標にした死亡率が上昇したというデータも出ており，そのまま臨床で使用できるかどうかは，今後の研究が待たれるところだと思われます．

症例の経過④

CRP，PCRの結果から，抗菌薬投与しなくとも治療可能と考え，解熱鎮痛薬の処方のみで経過観察とした．3日後のフォローの外来では発熱なく，喀痰も減少しており軽快傾向と判断した．

5 まとめ

感染症診療において病歴・身体所見の大切さは言うまでもなく，検査所見はそのサポート役と考えられます．決して検査値を改善させることが患者さんの治療の中心とならないようにしなければなりません．そのなかで，限られた条件ではありますが，適切なタイミング・条件で使用すれば感染症の診断・治療に役立つマーカーも存在します．適切な検査の使用で今後の感染症診療に役立てていただければ幸いに思います．

◆ 文 献

1) Asseray N：CRP in the management of bacterial infections in emergency. Presse Med, 35：561-565, 2005
2) Hausfater P, et al：Serum procalcitonin measurement as diagnostic and prognostic marker in febrile adult patients presenting to the emergency department. Crit Care, 11：R60, 2007
3) Simon L, et al：Serum procalcitonin and C-reactive protein levels as markers of bacterial infection: a systematic review and meta-analysis. Clin Infect Dis, 39：206-217, 2004
4) Tamaki K, et al：Diagnostic accuracy of serum procalcitonin concentrations for detecting systemic bacterial infection in patients with systemic autoimmune diseases. J Rheumatol, 35：114-119, 2008
5) Li Y, et al：The diagnostic value of cerebrospinal fluids procalcitonin and lactate for the differential diagnosis of post-neurosurgical bacterial meningitis and aseptic meningitis. Clin Biochem, 48：50-54, 2015
6) Viallon A, et al：Meningitis in adult patients with a negative direct cerebrospinal fluid examination: value of cytochemical markers for differential diagnosis. Crit Care, 15：R136, 2011

7) Berbari EF, et al：2015 Infectious Diseases Society of America (IDSA) Clinical Practice Guidelines for the Diagnosis and Treatment of Native Vertebral Osteomyelitis in Adults. Clin Infect Dis, 61:e26-46, 2015
8) Carragee EJ, et al：The clinical use of erythrocyte sedimentation rate in pyogenic vertebral osteomyelitis. Spine (Phila Pa 1976), 22：2089-2093, 1997
9) Yoon SH, et al：Pyogenic vertebral osteomyelitis: identification of microorganism and laboratory markers used to predict clinical outcome. Eur Spine J, 19：575-582, 2010
必読 10) Schuetz P, et al：Procalcitonin to initiate or discontinue antibiotics in acute respiratory tract infections. Cochrane Database Syst Rev, 9:CD007498, 2012

Profile

宮本翔平　Shohei Miyamoto
手稲渓仁会病院 総合内科

永井友基　Yuki Nagai
手稲渓仁会病院 血液内科

第1章 総合診療医が感染症を診断するうえで重要なコツ

4 感染症診療での画像検査の活用のコツ

矢部正浩

Point
- 臨床的に肺炎が疑われる場合には胸部X線を撮像し，胸部X線で所見が認められない場合にはcomputed tomography（CT）検査を考慮する
- 肺炎の病原微生物を胸部X線の変化から特定することはできないため，総合的な判断が必要となる
- 複雑性ではない腎盂腎炎を疑う場合は，治療を開始して72時間経過しても改善しない場合に画像診断を検討する
- 尿路感染症で明らかに閉塞機転を有することが予想される場合，重症である場合，糖尿病や免疫不全状態などの基礎疾患がある場合には早期に腹部エコー検査あるいはCT検査を実施する
- 急性胆嚢炎を疑う場合は腹部エコー検査を実施しエコーmurphy徴候を含めて評価し，急性胆管炎を疑う場合はダイナミックCT検査が勧められる

Keyword 肺炎　尿路感染症　急性胆嚢炎　急性胆管炎　画像診断

はじめに

　日常臨床では，肺炎や尿路感染症，肝胆道系感染症などはcommon diseaseとしてよく遭遇します．これらの疾患は画像検査が診断や治療方針決定のために重要となります．本稿では肺炎，尿路感染症，肝胆道系感染症に関して，いつ，どの画像診断を行うかについて述べたいと思います．画像診断での具体的な所見については紙幅の関係もあり簡単に述べるのみにとどめています．放射線画像診断などの成書が多数出ていますので，ぜひとも参照してください．

症例
　50歳代女性で，尿管結石症と腎盂腎炎の既往あり．39℃の発熱，悪寒，左腰痛があり，翌日内科クリニックを受診．白血球増加，CRP陽性，尿検査で白血球尿を認めたため，急性腎盂腎炎の診断でレボフロキサシン1回500 mg 1日1回投与を開始し，3日後に再来を指示した．数日で38℃前後になったが，完全に解熱せず左腰痛も続いている．

　この患者さんに対してどのように診療を進めたらよいでしょうか．

1 肺炎

1）胸部X線検査

a）肺炎を疑ったらまず胸部X線

　肺炎を疑う場合には胸部X線検査を実施します．当然のことと思うかもしれませんが，米国胸部疾患学会と米国感染症学会のガイドライン[1]では肺炎を疑う場合にはルーチンに胸部X線検査を実施することを勧めている一方で，英国胸部疾患学会のガイドライン[2]では診療所では必ずしも胸部X線検査を推奨しておらず，病院に紹介する場合に推奨しています．有病率や医療費，医療システムなどのいくつもの条件が関与して国によって推奨内容が違うと考えられます．日本では肺炎を疑う場合には胸部X線検査を実施することが一般的に推奨されます．

　肺炎を疑って胸部X線を撮像した場合には各種所見〔硬化像（consolidation），air bronchogram，シルエットサイン，tree-in-bud徴候など〕[3]の有無や，胸水貯留があり胸膜炎や膿胸の合併などがあるかどうかなどを確認する必要があります．残念ながらいずれの所見も肺炎のみに出現し，それ以外の疾患では出現しないといった感度・特異度のきわめてよいものではないので総合的に判断する必要があります．胸部X線の所見の詳細については文献3や胸部X線の成書などを参照してください．

b）胸部X線はここに注意！

　胸部X線では，**上部肋骨や鎖骨と重なる肺尖部，血管陰影が重なる肺門部，心臓に重なる縦隔部，横隔膜と重なる下肺部では，陰影を見逃しやすいため注意が必要です**．胸部X線の正面像だけでは有意な異常所見か判断できない場合もあるため，側面像も撮像することが望まれます．以前から異常陰影があれば新規の肺炎とは診断されないため，**できる限り以前の胸部X線を手に入れて比較することも重要です**．

　重症患者では仰臥位やポータブルX線での撮像となりますが，これらは撮像条件が悪いため，注意が必要です．

　肺炎が強く疑われるものの画像診断で肺炎の所見がない場合には，24～48時間後に再検査を考慮してください[1]．脱水などが強いために所見を確認できず，入院で輸液等の治療を開始して後日浸潤影が明瞭となることもときどき経験します（図1）．

　また原因不明の発熱の検索の際に，発熱の3セットとして血液培養，尿培養，胸部X線検査を実施します．稀ですが気道症状のない肺炎があるため，**原因不明の発熱の際には胸部X線検査を実施してください**．筆者自身は，図1にあげた症例や，発熱と頭痛で発症し髄膜炎が疑われて神経内科に紹介されたが髄液検査が正常で胸部X線で肺炎を認めた症例，発熱と左肩の痛み，肝機能障害で肺炎だった症例（図2），発熱や関節痛が主体で気道症状を認めなかったオウム病などを経験しています．残念ながら文献上の頻度などは不明ですが，髄膜炎が疑われた肺炎症例はほかにも症例報告があります[4]．

　なお，高齢者や院内肺炎では誤嚥性肺炎の頻度が高くなり，背側や肺底部の肺区域にconsolidationが出現することが多いです．しかし，こういった患者さんでは仰臥位やポータブルX線で

受診時
a）X線正面像
b）X線正面像（右下肺野）

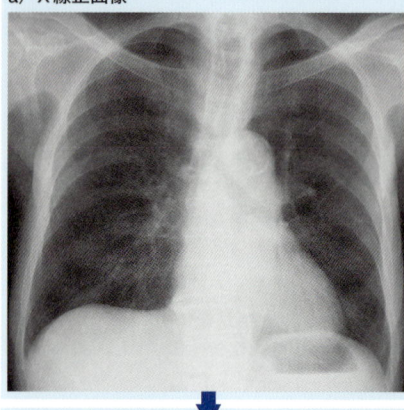
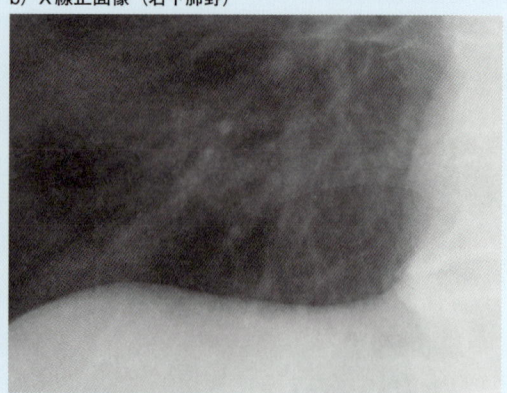

第7病日
c）X線正面像
d）X線正面像（右下肺野）

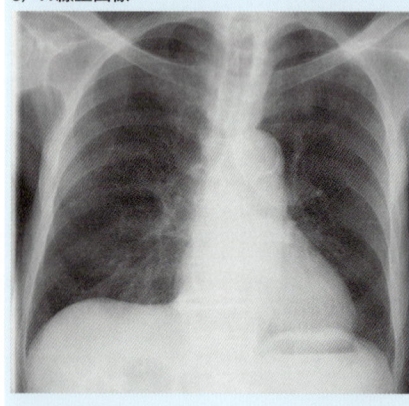
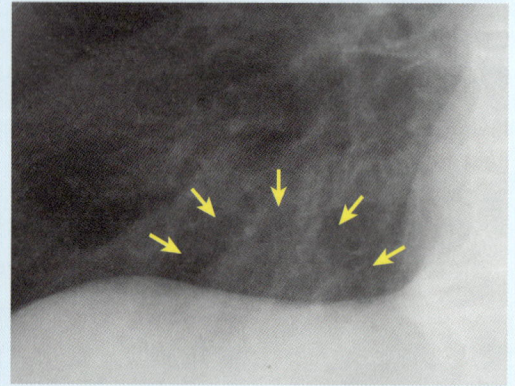

e）X線側画像（L→R）
f）CT画像

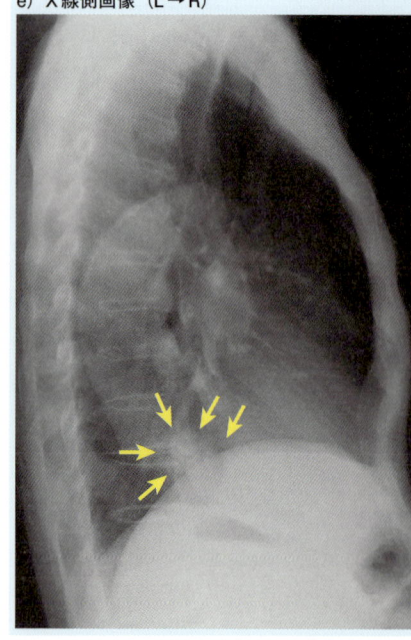
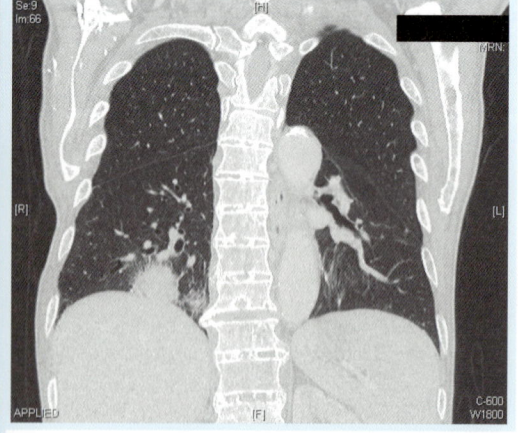

図1 ● 再検査で浸潤影が明瞭となった肺炎症例

80歳代，男性．慢性リンパ性白血病にて血液内科外来で無治療経過観察中．既往歴として1年ほど前に*Helicobacter cinaedi*による敗血症，腰仙椎化膿性脊椎炎の治療歴あり．2日前から発熱と若干の痰がらみがあり受診．他に自覚症状はなく採血検査では炎症反応のみ確認された．尿検査異常なし，胸部X線検査異常なし（a, b）．敗血症の既往もあったことから血液培養を実施して入院経過観察．発熱が続くため第7病日に胸部X線検査（c〜f）とCT検査（f）を再度実施したところ，右下肺野に淡いconsolidationが出現し（⇨）肺炎と診断した．抗菌薬治療にて治癒した．

a) 来院時胸部X線像　　b) 来院時胸部CT像

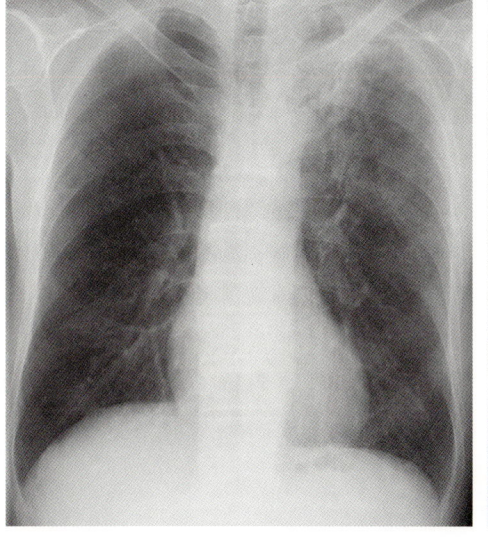

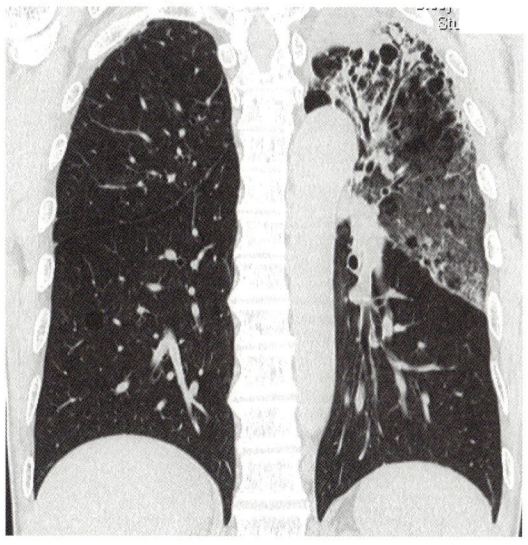

図2 ◆ 発熱と左肩痛，肝機能障害で来院した肺炎症例
50歳代，男性．発熱と左肩痛にて10日ほど非ステロイド抗炎症薬を内服したが改善せず，肝機能障害を指摘され来院．検査ではAST 28 IU/L，ALT 52 IU/L，ALP 1,322 IU/L，LDH 110 IU/L，γGTP 235 IU/L，T-Bil 2.6 mg/dL，D-Bil 1.3 mg/dL，Cr 0.76 mg/dL，CRP 16.7 mg/dL，WBC 10,900/μL，Neu 83.5％．胸部X線（a）と胸部CT（b）にて左上肺に浸潤影，air bronchogramを認めた．抗菌薬治療にて治癒したが，起炎菌は同定できなかった．

の撮像を余儀なくされることが多く，前述の通り病変部の評価が難しくなるため注意が必要です．

c) 胸部X線でわかること・わからないこと

肺炎の診断に胸部X線は必要ですが，**胸部X線の変化からは肺炎の病原微生物の特定はできない**と言われています[2]．このため，胸部X線で肺炎の診断が確定した場合には，病歴や喀痰検査，感染症関連の迅速検査などの結果を総合的に判断して病原微生物を推定することになります．

2) CT検査

high-resolution CT検査（以下HRCT）は胸部X線検査より正確に肺炎を診断できます[5]．HRCTにより病原微生物も含めて診断が可能とも考えられています．しかし，HRCTによる病原微生物も含めた診断能についてはよくわかっておらず，費用対効果，被爆量なども含めて，英国のガイドラインではルーチンの検査は推奨されていません[2]．米国のガイドラインでも胸部X線では所見がなくCTで肺炎の所見がある場合の臨床的意義は不明確であるとしています[1]．現実的には，**臨床的に肺炎が疑われるが，胸部X線で所見が認められない場合にHRCTを含めCT検査を行う**ことが考えられます．実際には，CT検査は容易にできることが多いためX線検査とあわせ行っている所も多いかと思います．

免疫不全患者では鑑別すべき病原微生物が多くなるため，画像診断としてCT検査（できればHRCT）が考慮されます[6]．

3) 診断後の経過観察

　市中肺炎は臨床的な改善と胸部X線所見の改善には乖離があり，胸部X線所見の改善は遅れます．特にレジオネラや肺炎球菌による肺炎はその他の非定型肺炎に比較して画像所見の改善に時間がかかります．このような結果が研究からも明らかにされているため，英国のガイドラインではルーチンの画像検査は不要であるとしています[2]．

　しかし，実際の臨床の場面では，胸部X線所見の変化も参考にしながら治療効果判定を行っているのが実情です．胸部X線所見の改善には時間がかかることを念頭において胸部X線所見を解釈することと，あまりに頻繁に胸部X線を撮影する意義はないことを理解することが大切と考えられます．

　また，画像所見の改善が得られない場合には，肺がんや結核など肺炎以外の疾患も考慮する必要があります．

❷ 尿路感染症

　女性の急性単純性膀胱炎であれば画像診断は不要です．それ以外の場合は，閉塞機転を有する複雑性尿路感染症あるいは膿瘍形成を考慮する必要があります．これらの評価のためには画像診断が不可欠です．

　腎盂腎炎の画像診断は，治療開始後72時間で改善がない場合に実施することが海外では推奨されています[7, 8]．複雑性ではない腎盂腎炎は治療を行うと48〜72時間以内には改善がみられますが，閉塞機転を伴う複雑性尿路感染症の場合は48〜72時間を過ぎても改善しないため，この段階で画像診断を行うことが勧められます（後述の「症例の経過・その後」および図3参照）．一方，**明らかに閉塞機転を有することが予想される場合，重症である場合，糖尿病や免疫不全状態などの基礎疾患がある場合などは早急に画像診断を行うことが勧められます**[7, 8]．ただし，日本では容易に画像検査を行うことが可能な環境であることが多く，診断時に腹部エコーやCT検査を実施することが一般的です．

　尿管結石症，尿管狭窄，膀胱弛緩あるいは前立腺肥大症による膀胱流出路狭窄による膀胱拡張などの解剖学的な閉塞機転の評価をするためには腹部エコーまたはCT検査が必要です．腹部単純X線（KUB）で尿管結石の有無を判断したり，膀胱壁や腎盂の気腫性変化，骨盤内のガスが認められないことで溢流性尿失禁による膀胱拡張を診断できることもありますが，腹部エコーやCT検査より判断が難しいことが多く現在はあまり推奨されません．

1) 腹部エコー検査

　腹部エコー検査は，腎盂拡張，水腎症の有無，膀胱拡張の有無を簡便に評価できるためプライマリ・ケアの場面では有用です．場所を問わず容易に実施できる，被爆，医療コスト，造影剤という薬剤が不要であるといった面もCTに勝る点です．ただし，軽症の場合は所見が得られなかったり，重症度や腎周囲病変を低く見積もるなどの欠点もあります[7, 9]．腹部エコー検査では腎盂腎炎の上述の異常所見を20〜24％しか指摘できないとされています[8]．腎盂腎炎

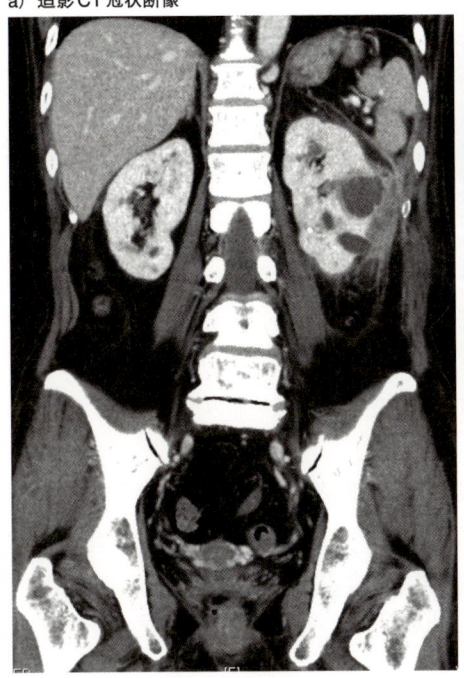

a) 造影CT冠状断像　　　　b) 造影CT水平断像

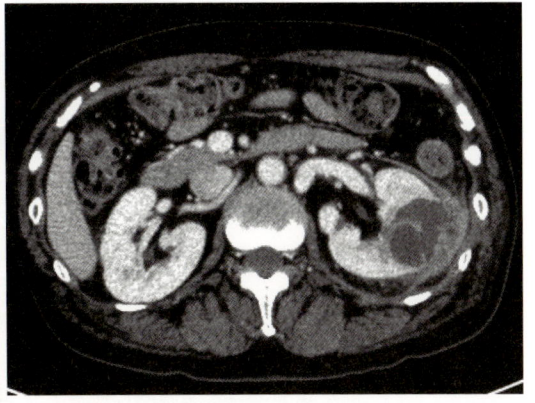

図3 ◆ 発熱，悪寒，左腰痛で72時間を経過しても改善が十分ではなく，画像検索を必要とした尿路感染症（腎膿瘍）症例

50歳代，女性．尿管結石症と腎盂腎炎の既往あり．39℃の発熱，悪寒，左腰痛があり，翌日クリニック受診．腎盂腎炎の診断で抗菌薬投与開始し，数日で38℃前後になったが，完全に解熱せず左腰痛も続くため，紹介受診．左腰部に叩打痛あり，造影CT検査（a, b）にて，左腎中部に辺縁が造影される低吸収域を認め，同部を中心に腎周囲腔の濃度上昇と軟部陰影を認めたが，腎結石や尿管結石は認めず．左腎膿瘍の診断となった．

を疑う所見としては，尿路系の先天性形態学的異常や水腎症のような腎実質変化，腎腫大，浮腫による腎洞部脂肪組織の喪失，浮腫あるいは出血によるエコー域の変化，皮髄境界の不明瞭化などがあります[8]．

2）CT検査

CT検査は腎盂拡張，水腎症の原因となる解剖学的異常が，尿管結石なのか尿路系悪性腫瘍なのか，その他の尿管狭窄なのかなどを正確に評価することが可能です[10]．

腎膿瘍あるいは腎周囲膿瘍などの場合には，腹部エコーでもある程度評価が可能ですがCT検査の方が全体の撮像が可能であり有用性が高いです．単なる病変の解剖学的位置のみならず，気腫性膀胱炎や気腫性腎盂腎炎のようなガス形成や出血性病変の有無なども含めて評価が可能です[8]．造影CTでは血流の評価が可能であり，より正確に病変を決定することが可能です[8]．

症例の経過・その後（図3）

完全に解熱せず左腰痛も続くため，総合病院に紹介受診．診察で左腰部に叩打痛あり．経過は急性腎盂腎炎に合致するが治療反応性が十分ではないため，閉塞機転などを有する複雑性尿路感染症などを考慮し造影CT検査を実施した．検査所見としては左腎中部に辺縁が造影される低吸収域を認め，同部を中心に腎周囲腔の濃度上昇と軟部陰影を認めたが，腎結石や尿管結石は認めず．左腎膿瘍の診断でレボフロキサシンを4週間投与した後，CRP陰性化を確認して治癒と判断した．

❸ 肝胆道系感染症

1）急性胆嚢炎[11]

　急性胆管炎・胆嚢炎の診療ガイドライン（TG13）において**急性胆嚢炎を疑うときにはまず腹部エコー検査を実施すること**とされています．

　急性胆嚢炎における腹部エコーの感度は50〜88％，特異度は80〜88％と言われています．急性胆嚢炎を示唆する腹部エコーの所見としては，胆嚢腫大，胆嚢壁肥厚（5 mm以上），胆嚢結石，胆泥debrisがあります．ただし，胆汁結石は陽性率が低いため，胆石の評価はMRCP検査が望ましいです．

　また腹部エコー実施時に胆嚢をプローブで圧迫した際に痛みを訴えるエコーmurphy徴候は特異度が高く診断的意義があります．

　なお，CT検査も有用ですが，他の疾患や急性胆管炎の除外などで特に有用性が高いと考えられています．実際の臨床の場面では，腹部エコー検査で胆嚢炎の診断がつき経皮的胆嚢ドレナージ術などの治療行為を行う場合に，胆嚢炎だけなのか胆管炎や膵炎などの合併がないかどうか評価をするためにCT検査を追加することは多いと考えられます．

2）急性胆管炎

　急性胆管炎においては，小さな胆石の場合は腹部エコーでの評価が難しくなります．そのため，急性胆管炎の診断にはCT検査やMRCP検査を行います．**急性胆管炎の評価をCT検査で行う場合はダイナミックCT検査が望まれます**[12]．CT検査では胆石や肝胆膵の腫瘍性病変の存在，肝膿瘍の合併の評価，胆管ステントを留置してある場合にはその評価なども可能であり有用性が高いです[12]．小さな胆石の評価はMRCP検査が望まれます[12]．

❹ まとめ

　主に肺炎，尿路感染症，肝胆道系感染症の各種疾患について，どのような画像診断をどのような時期に行うかについて概略しました．クリニックや病院などの医療機関の規模，日中の外来なのか救急外来なのかなどによっても実施可能な画像診断は異なりますので，皆さんの医療環境に応じて，画像診断を用いて診断や治療に役立たせてくれたらよいと考えております．

◆ 文　献

必読 1）Mandell LA, et al：Infectious Diseases Society of America/American Thoracic Society consensus guidelines on the management of community-acquired pneumonia in adults. Clin Infect Dis, 44 Suppl 2：S27-S72, 2007

必読 2）Lim WS, et al：BTS Guidelines Committee of the BTS Standards of Care Committee：British Thoracic Society guidelines for the management of community acquired pneumonia in adults：update 2009. Thorax, 64：iii1-55, 2009

　　 3）Walker CM, et al：Imaging pulmonary infection: classic signs and patterns. AJR Am J Roentgenol, 202：479-492, 2014

4) 山本舜悟:人生最悪の頭痛だが…. 総合診療, 25:841-843, 2015
5) Syrjälä H, et al: High-resolution computed tomography for the diagnosis of community-acquired pneumonia. Clin Infect Dis, 27:358-363, 1998
6) 「胸部画像診断―感染症を読む」(Muller NL, 他/著, 山口惠三/監修, 石田 直, 舘田一博/監訳, 伊藤功朗/訳), p16, 丸善出版, 2009
7) Nikolaidis P, et al: Expert Panel on Urologic Imaging. American College of Radiology ACR Appropriateness Criteria: acute yelonephritis.
https://acsearch.acr.org/docs/69489/Narrative/

必読 8) Craig WD, et al: Pyelonephritis: radiologic-pathologic review. Radiographics, 28:255-277; quiz 327-8, 2008

9) Stunell H, et al: Imaging of acute pyelonephritis in the adult. Eur Radiol, 17:1820-1828, 2007
10) Kawashima A & LeRoy AJ: Radiologic evaluation of patients with renal infections. Infect Dis Clin North Am, 17:433-456, 2003

必読 11) Yokoe M, et al: TG13 diagnostic criteria and severity grading of acute cholecystitis (with videos). J Hepatobiliary Pancreat Sci, 20:35-46, 2013

必読 12) Kiriyama S, et al: TG13 guidelines for diagnosis and severity grading of acute cholangitis (with videos). J Hepatobiliary Pancreat Sci, 20:24-34, 2013

Profile

矢部正浩　Masahiro Yabe

新潟市民病院 総合診療内科
専門:総合診療,家庭医療
患者さんに寄り添って,患者さんの困っていることにかかわることができるような医師になりたいと思って,現在も努力しています.皆さん,一緒に学んでいきましょう.

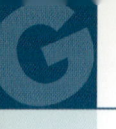

第2章　総合診療医が身につけておくべき感染症の知識

1　グラム染色

岩田啓芳

Point
- グラム染色は医師が自分で迅速に行える検査です
- 治療開始後にもグラム染色を使ってみましょう
- 感染症診療以外にもグラム染色が役に立つときがあります

Keyword　グラム染色　エンピリック治療　肺炎　尿路感染症　膿瘍　胆汁

はじめに

　本稿では，学生や研修医のときに大事だと習ったけれども最近ご無沙汰という先生方に，グラム染色を振り返っていただく目的も兼ねて，感染症専門医ではない総合診療医の著者が概説いたします．グラム染色は安い，早い，そして臨床医自身が行える検査です．さらにときには感染症以外にも役立ちますので，これをきっかけにグラム染色に興味をもっていただけると大変嬉しいです．なお，初学者の先生の混乱を避けるためにあえて多少省いたり，無理にまとめているところもございます．日々グラム染色を行っている先生にとってはそれほど目新しいものではないかもしれませんが，多少のミニ知識を記載しましたのでそんな方にはちょっとした＋αの知識になれば幸いです．

症例
　施設入所中の寝たきりの89歳，女性．発熱にて救急搬送となる．診察をしてみると，右膝関節の発赤・熱感・疼痛著明．関節穿刺を施行すると，混濁した関節液を採取した．

　次の一手は？

1　感染症治療前に

　グラム染色は，エンピリック治療の抗菌薬を決める際に使用されることが多いのではないでしょうか．図1の通り，菌体は大まかにグラム陽性球菌（GPC），グラム陽性桿菌（GPR），グラム陰性球菌（GNC），グラム陰性桿菌（GNR）に分かれます．まずはこの図を意識し，さら

	グラム 陽性 Gram positive	グラム 陰性 Gram negative
球菌 cocci	**GPC** diplo 肺炎球菌（莢膜形成するときあり） chain 連鎖球菌・腸球菌 cluster ブドウ球菌	**GNC** モラキセラ 髄膜炎菌 淋菌 （アシネトバクター）
桿菌 rods (bacilli)	**GPR** コリネバクテリウム （クロストリジウム） （バシラス） （リステリア） giant/budding カンジダ（真菌）	**GNR** coccobacillus インフルエンザ桿菌 アシネトバクター 百日咳菌 middle-large 大腸菌 クレブシエラ （莢膜形成するときあり） small もしくは細め 緑膿菌 gull wing キャンピロバクター ヘリコバクター

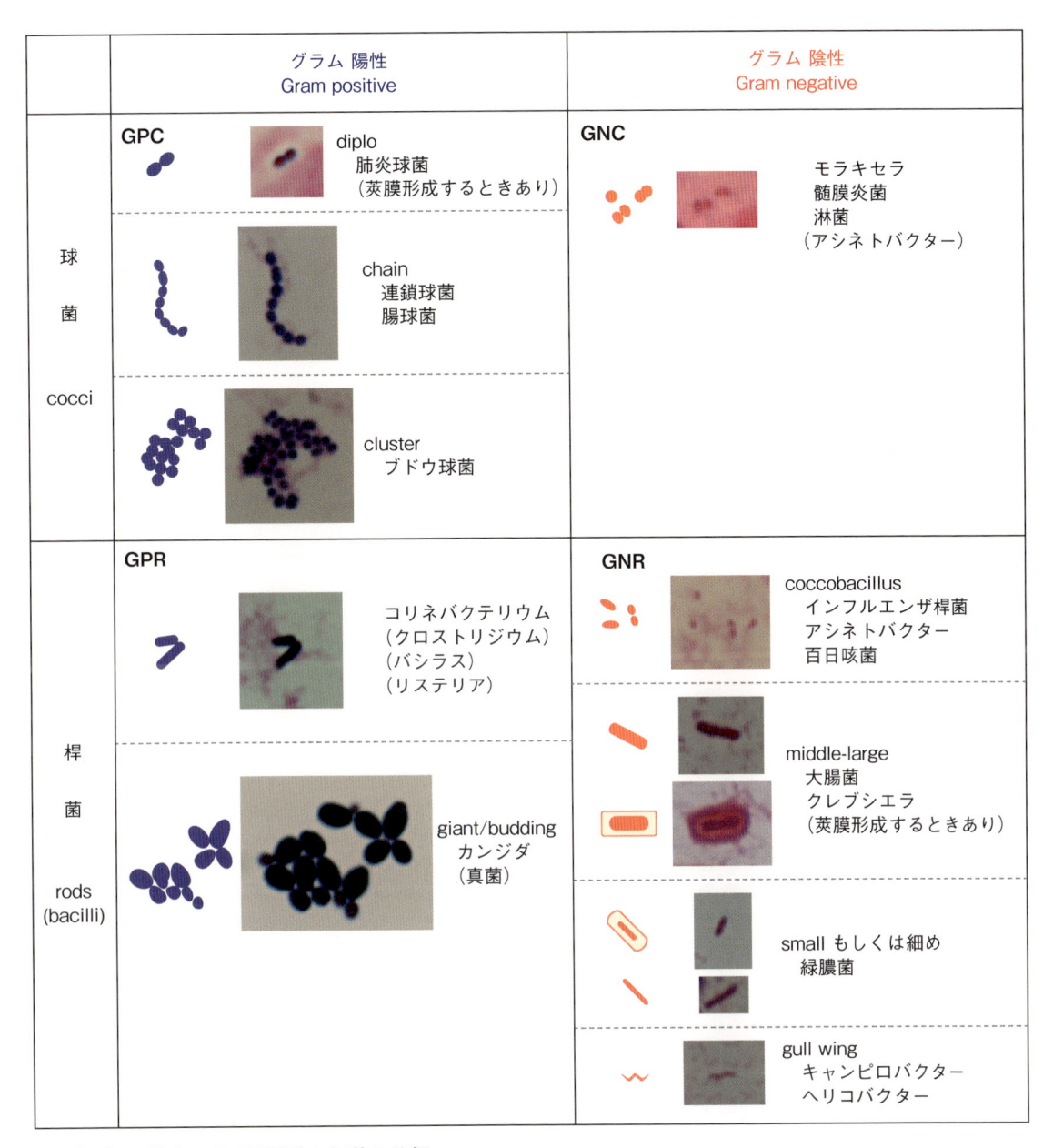

図1 ◆ グラム染色による形態的な細菌の分類
※写真はすべて等倍.
GPC：Gram-positive cocci（グラム陽性球菌），GPR：Gram-positive rods（グラム陽性桿菌），
GNC：Gram-negative cocci（グラム陰性球菌），GNR：Gram-negative rods（グラム陰性桿菌）
（文献1を参考に作成．写真提供：江別市立病院 臨床検査科 佐々木洸太 氏）

に抗菌薬のスペクトラムなどを考慮して抗菌薬を決めていきます．
　特に注意していただきたいのは一般的な細菌感染症はGPC, GNRが多いこと，逆に言うとGNCにはモラキセラ・髄膜炎菌・淋菌ぐらいしかありません．よって，総合診療医にとって臨床で問題となる菌体は，GPCとGNRです．なお，GPRにも興味深い感染症が多いので興味の

ある方はぜひ勉強してみてください．簡単に特徴をあげると，コリネバクテリウムは，バナナの房様（図1に示したGPRはコリネバクテリウムです），クロストリジウムおよびバシラスはやや大型の菌体となります．また，リステリアはGNRと間違われるときがあります（gram variable）．また，慣れないうちは真菌のカンジダがGNR様に見えますが，細菌と比べるとかなり大きい形態をしており，見慣れてくるとすぐに真菌と判別できるようになります．

さて，次にその多数を占めるGPC，GNRのグラム染色からの分類を示します．

GPCはその菌体の集合の見え方から大きく3パターンに分かれます．

① GPC diplo　　：2つがくっついて見えます．双球菌といい，肺炎球菌を疑います（ときに莢膜を形成します）．
② GPC chain　　：鎖状につながって見えます．連鎖球菌もしくは腸球菌を疑います（見慣れてくると連鎖球菌よりも腸球菌の方がやや大型で個々の大きさに大小不同があるのがわかります）．
③ GPC cluster ：ブドウ房状に見えます．ブドウ球菌を疑います．

一方，GNRにも4パターンあり，こちらは菌体1個ずつの見え方で決まります．

① GNR coccobacillus（球桿菌）：短く丸っぽい．主にインフルエンザ桿菌．
② GNR middle-large 　　　　　：太く大きい．大腸菌やクレブシエラなどの腸内細菌群（クレブシエラは莢膜形成することがあります）．
③ GNR small もしくは細め　　：短く細め．緑膿菌などの一部の院内感染菌．
〔緑膿菌も，莢膜（正確にはムコイド）を形成することがあります〕
④ gull wing（螺旋菌）　　　　：カモメが飛んでいる姿のように見えます．主にキャンピロバクター．

次は病態ごとのグラム染色の使用方法について，特に肺炎と尿路感染症について注意点を解説します．

2 呼吸器感染症の場合

1）観察時の注意点

総合診療の現場でグラム染色が役立つのは多くは肺炎の場合でしょうか．痰の中のグラム染色を観察する際には，Geckler分類（表）を参考に，痰が評価に値するか，つまり唾液ではなく下気道から得られた検体かをまず評価します．Geckler分類が1もしく2であれば，唾液の混入割合が多く評価に値しません．Geckler分類4もしくは5は良質な検体であり，炎症の起こっている下気道から適切に得られた痰ですが，Geckler分類3および6は評価が難しい状態です．できれば，再度検体を取り直したいところですが，現場ではなかなかそうもいかない場合があります．後述と重なりますが，個人的にはそのなかでも，緑膿菌などを疑う細めのGNR（とき

表 ◆ Geckler分類

グループ	100倍での1視野あたりの細胞数	
	白血球数	扁平上皮
1	＜10	＞25
2	10～25	＞25
3	＞25	＞25
4	＞25	10～25
5	＞25	＜10
6	＜25	＜25

（文献1を参考に作成）

にはshortと呼ばれる短めのGNRに見えることもあります）がいないかを注意深く観察します．そういった菌が確認でき最近の入院歴などがあれば，院内感染で問題となるSPACE〔Serratia（セラチア），Pseudomonas（緑膿菌），Acinetobacter（アシネトバクター），Citrobacter（サイトロバクター），Enterobacter（エンテロバクター）〕などのカバーを考慮します．また，痰などの検体はスライドガラス上の塗抹の部位により，観察がしやすい部位・しにくい部位があります．検体が厚い部分ではよい検体でも密度が濃く評価が難しいことがあります．痰は波打ち際，つまり検体が薄い部分が観察しやすいのでよい場所を選んで検鏡観察してください．

2）細菌の種類からの起因菌の推定

さて，グラム染色を観察し，GPCの場合にはまず肺炎球菌を疑います．特にGPCのなかでも肺炎球菌はdiplo型を呈します．さらによく観察するとランセット型と言われる真ん中がややくびれている形態，もしくはときに莢膜を形成するため菌体周囲の染色抜けを確認できることがあり，その場合には肺炎球菌である可能性がぐっと高くなります．なお，通常の免疫状態の方ではブドウ球菌単独で肺炎に罹患することは非常に稀ですが，インフルエンザウイルスが流行している時期に，GPC clusterを観察した際には，インフルエンザウイルス感染時もしくは感染後のブドウ球菌感染による肺炎を考えてください．

また，グラム染色を観察する際には，菌が好中球に貪食されているかどうかもぜひ観察したい項目です．貪食されていれば，より同部位の感染症・および貪食されている菌からの病態を疑うことができます．

GNRが見えた場合は菌の形態によって起因菌を想定します．GNR coccobacillus（球桿菌）であれば，インフルエンザ桿菌を疑います．なお，インフルエンザ桿菌はあまりブドウ球菌のように群れをつくらず菌体が散在しているのも特徴です．GNR middle-largeであればクレブシエラ（莢膜を確認できることがあります），GNR細めであれば，上述の通り緑膿菌などを考慮して抗菌薬を選択します．

前述した種類の少ないGNCが見えたときはモラキセラを疑います．腎臓を2つ並べたような形態（kidney like shape）が特徴的です．

また院内耐性菌として世間を一時騒がせたアシネトバクター類はGNRに属し，通常coccobacillus として観察できますが，GNCや脱色不良でグラム陽性菌に見えるときもあり，グラム染色でさまざまな形態をとると言われています（gram variable）．残念ながら，グラム染色の特徴から瞬時に同定することは難しいですが，例えば院内発症の肺炎で痰を染色してみるとインフルエンザ桿菌様のcoccobacillusを認める際など，院内発症という点からアシネトバクター類を疑うことができます．

> **ここがpitfall**
>
> 一生懸命に目をこらして探しても菌体が見えない場合もあります．その際には抗菌薬投与をすでに受けている可能性や異型肺炎（経過によっては非定型抗酸菌・結核なども）を考慮します．また，抗菌薬が投与されているときの痰は，細胞分裂が抑制されているため異常に長いGNRを確認することがあります．

❸ 尿路感染症の場合

尿路感染症は肺炎とともにコモンな感染症です．

多くは第3～4世代のセフェム系で治療されているのではないでしょうか．起因菌はGNRであることが多いため，肺炎と同じくGNR middle-largeであれば大腸菌・クレブシエラなどの腸内細菌群を，GNR細めであれば上述の通り，緑膿菌などを考慮して抗菌薬を選択します．

ここで気をつけたいのは，GPCを観察した場合です．GPC chainを観察した場合には腸球菌の関与が疑われます．多くは，*Enterococcus faecalis*ですが，この菌はセフェム系抗菌薬が効きません．そのためペニシリン系抗菌薬を選択する必要があります（例えばアンピシリン/スルバクタムなど）．さらに，入院などをくり返している場合には，*Enterococcus faecium*の可能性もあり，この場合は，その耐性からバンコマイシンなどの抗菌薬の選択を考慮します．

また，GPC clusterを観察した際に，多くは無症候性細菌尿を疑いますが，黄色ブドウ球菌敗血症の結果，尿グラム染色でGPCを認めることがありますので注意が必要です．

なお，上述した無症候性細菌尿は尿路感染との区別をする必要があります．病歴や身体所見などトータルで判断せねばなりませんが，上述した好中球による貪食なども急性感染を生じているかの1つの判断材料になります．ほかにGPCを観察する場合として，若い女性に尿路感染症を発症する*Staphylococcus saprophyticus*などもあります．

> **最近注目している感染症**
>
> 尿からGPRを確認した場合には，「多くはコリネバクテリウムで，無症候性が多い」という姿勢は基本的には間違っておりません．しかし，なかには*Corynebacterium urealyticum*などのようにコリネバクテリウムでも尿路感染を発症することがあることを覚えておく必要があります．
>
> 同じく，グラム染色によりカンジダを疑う酵母様真菌を認めた場合にも，多くは無症候性ですが，一部前立腺炎を生じる場合や，カンジダ菌血症の結果として尿から排泄されることがありますので注意が必要です．また，近年高齢者で*Aerococcus urinae*によ

> る尿路感染症も注目されています．こちらはブドウ球菌と同じく GPC cluster として観察されることが多いですが，菌体がやや大小不同に見えることが特徴です．

4 膿瘍や胆汁を観察する

1) グラム染色は抗菌薬選択に役立つ

　肺化膿症・肝膿瘍・胆嚢炎の胆汁などにおいても膿瘍内の菌体を観察することは抗菌薬選択に役立ちます．特に胆嚢炎では一定の割合で腸球菌が関与する（文献2では胆嚢炎の14％）と言われており，セフォペラゾン・スルバクタムナトリウムもしくはセフメタゾールでルーチンに治療を行っていると，スペクトラムを外す場合があり注意が必要です．経皮経肝的胆嚢穿刺（PTGBD）・経皮経肝胆嚢吸引穿刺（PTGBA）などで採取した胆汁は染色検鏡をしてGNRもしくはGPCがいないかの確認が必要です．

　なお，一見「細菌感染症＝グラム染色で見える」と思われがちですが膿瘍の種類により，実際に感染があっても見えない疾患があり注意が必要です．特に特発性細菌性腹膜炎（spontaneous bacterial peritonitis：SBP）のグラム染色の感度は10％（特異度97.5％）[3]と言われており，細菌を確認できなかったからといって安易に感染を否定できません．実際の観察をする際には，好中球の有無に著者は気をつけています．

2) グラム染色は経過観察に役立つ

　さて，治療が始まると，その後の経過を観察する際にもグラム染色は役に立ちます．入院後，もしくは治療後の患者さんの検体を染色して，菌体が消滅している場合には抗菌薬が効いている可能性が高くなります．

　特に尿路感染症では，早ければ6時間ほどで検体の減少を確認できます．例えば，菌体がGNR middle to largeの太目の際などにESBL（expended spectrum β-lactamase）による耐性などは否定できない場合，もしくは腸球菌でも *Enterococcus faecalis* が疑われるけれど *Enterococcus faecium* も心配という場合には，抗菌薬治療後に染色を行い，菌体の消失を確認できるとより安心して培養結果を待てるかもしれません．

5 ＋αのミニ知識 〜グラム染色の裏技〜

　さて，最後にグラム染色のちょっとした裏技をご紹介したいと思います．

1) 結晶を観察する

　膝などの関節が腫れている場合には化膿性関節炎もしくは結晶性の関節炎との鑑別が重要となります．一般的には結晶の観察は偏光顕微鏡で行う方が望ましいですが，救急外来などの現場ではすぐに行えないときがあります．しかし穿刺液の菌体を観察するときに偏光顕微鏡を使わなくても，ピントを多少ずらしながら観察することで好中球内に貪食された結晶成分を観察することができます（図2）．なお，結晶が観察できても，炎症が偽痛風発作ではなく感染症で

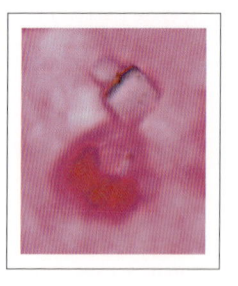

図2 ◆ 結晶
グラム染色により好中球内に貪食された結晶成分を認める

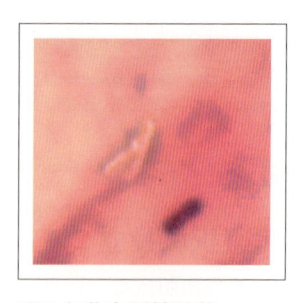

図3 ◆ 非定型抗酸菌
グラム染色で透明体（ゴースト）を確認できる

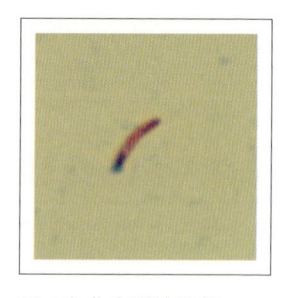

図4 ◆ 非定型抗酸菌
チールニールセン染色で菌体を確認できる

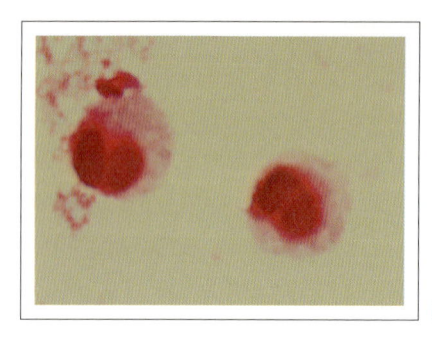

図5 ◆ 好酸球グラム染色

生じている場合や，偽痛風発作と感染が同時に発症する場合もあるため，結晶成分を観察しても，感染を完全に否定できない場合があります[4]．

2）非定型抗酸菌を観察する

グラム染色では見えないと言われる結核を含めた非定型抗酸菌ですが，その「染色されない」ことを生かし，染色されない「抜けた」透明部分から，非定型抗酸菌の存在を疑うことができます．分類上GPRに属するため，GPR様に一見見えることもありますが，透明体（ゴースト）が確認でき（図3），チールニールセン染色で非定型抗酸菌の存在を確認できます（図4）．

3）好酸球を観察する

観察に慣れてくると好酸球を判別できるときがあります．アレルギー性鼻炎の鼻汁・好酸球肺炎での気管支肺胞洗浄（BAL）検体など，その場で染色をすることでよりすぐに診断できます．観察のコツとしては，グラム染色で顆粒を観察するのは難しいですが，核が2つの多核球を多数認めるときに好酸球の存在を疑います（図5）．

4）血流感染を観察する

中心静脈栄養カテーテルを感染のため抜去した際，カテーテル先端の血液を染色することで菌体が確認できることがあります．また，重症感染症を疑うがフォーカスがはっきりしない，でもおそらく敗血症だと思うという場合には血液検体そのものをEDTA管に入れ遠心分離をし

たbuffy coatをグラム染色する方法があり，重症感染症の場合に菌を観察できることがあります．ただし，この方法は，敗血症を否定できる検査ではありませんので，あくまでも参考所見として使用してください．

症例の経過・その後

関節穿刺を施行した結果，好中球優位の白血球数は20,000，グラム染色では図2と同様の結晶体およびその貪食像を認めたが，細菌は認めなかった．偽痛風を疑う所見ではあったが，全身性炎症反応症候群（SIRS）の基準を満たしたことなどから，細菌感染も完全に否定できないと判断し，治療はNSAIDsおよび第一世代抗菌薬を併用した．後日，膝関節液培養陰性から，抗菌薬を中止し，外部委託の偏光顕微鏡検査にて多量のピロリン酸カルシウム結晶を確認し偽痛風発作の診断となった．その後，膝関節の炎症は軽快し退院となった．

6 おわりに

最後になりましたが，グラム染色はさまざまな場面で役に立ちます．ただし，1つ覚えておいていただきたいのは，グラム染色所見を信じすぎるのも注意が必要だということです．著者自身の経験では尿のグラム染色で菌体を貪食しており，盲目的に尿路感染と決めつけてしまったが，実際は虫垂炎であったこともあり，染色所見に引っ張られすぎるのも失敗の原因となります．それらのあいまいさを理解していただいたうえでぜひご活用ください．また，これを機にグラム染色に興味をもたれた方はぜひ，成書に一度目を通されることをお勧めします．

◆ 文　献

1) 「グラム染色からの感染症診断」（田里大輔，藤田次郎 / 著），p42，羊土社，2013
2) 「The Sanford Guide to Antimicrobial Therapy 2014」（David N, et al, eds），Antimicrobial Therapy, 2014
3) Chinnock B, et al：Gram's stain of peritoneal fluid is rarely helpful in the evaluation of the ascites patient. Ann Emerg Med, 54：78-82, 2009
4) Shah K, et al：Does the presence of crystal arthritis rule out septic arthritis? J Emerg Med, 32：23-26, 2007
5) Fisher JF, et al：Candida urinary tract infections--treatment. Candida Urinary Tract Infections—Treatment. Clin Infect Dis, 52：S457-466, 2011
6) Richmond CR, et al：The Utility of Buffy Coat Gram Stain for the Detection of Bacteremia in Patients with Sepsis. Phil J Microbiol Infect Dis, 31:70-73, 2002

Profile

岩田啓芳　Hiroyoshi Iwata
江別市立病院 総合内科
北海道・札幌で臨床推論や病院総合医の勉強会「北海道GIMカンファレンス」の運営も行っております．ご興味があれば，ぜひFacebookでご確認ください．学生からベテランの方までさまざまな方が参加しております．

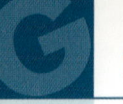

第2章　総合診療医が身につけておくべき感染症の知識

2 抗菌薬

向坊賢二，川口篤也

Point
- 基本的な微生物の6分類を抗菌薬感受性で分類して，スペクトラムを理解しましょう
- 経口抗菌薬は，投与回数やバイオアベイラビリティを理解し使いこなしましょう
- 抗菌薬を使用するうえで，Na負荷やワルファリンとの相互作用を常に意識しましょう

Keyword　抗菌薬スペクトラム　経口抗菌薬　Na負荷　薬物相互作用　バイオアベイラビリティ

はじめに

　抗菌薬は総合診療医にとって最も身近な薬剤の1つです．患者さんの命を救う強力な武器にもなりますが，その使い方を間違えれば命を奪う毒にもなります．世の中にはたくさんの種類の抗菌薬が存在し，すべてを理解することは困難です．本稿では日常診療において重要と考える経口抗菌薬10種類，静脈注射（静注）抗菌薬20種類について整理しました．まずはそれらを中心に理解を深めていただくことが近道と考えます．

症例

　84歳，男性．脳血管性認知症（過去の入院で夜間せん妄あり），慢性腎臓病（ステージG4），慢性心不全，慢性心房細動〔ワルファリン（ワーファリン）内服中〕で介護老人保健施設（老健）入所中の方．3日前からの発熱，湿性咳嗽を主訴に来院した．胸部X線では右下肺野に浸潤影を認めた．来院時SpO$_2$ 88％であり，鼻カニューレで酸素1 L/分でSpO$_2$ 96％まで改善が得られた．喀痰グラム染色では多核白血球と多菌種（polymicrobial pattern）を認め，肺炎の診断で入院となった．身長163 cm，体重50 kg（※理想体重：62 kg）．Cre：1.80 mg/dL．

　この患者さんにどの抗菌薬を選択し，どのようなことに注意してマネジメントしますか？

1 基本的な微生物の分類

　抗菌薬理解の基本はスペクトラムの理解が第一です[1]．さらに，スペクトラムを理解するためには土台となる微生物学の知識が必要です．ここではスペクトラムの観点から微生物の分類について解説します．まず，臨床的に重要な菌を6つに分類して整理しましょう[2]（表1）．このうち，日常診療で頻繁に出会う菌として，**グラム陽性球菌（GPC）**と**グラム陰性桿菌（GNB/GNR）**の2つを理解することが重要です．

　グラム陽性球菌は，**ブドウ球菌，連鎖球菌，腸球菌**の3つに分類します．グラム陽性球菌は連鎖球菌の一部と腸球菌を除くと，一般に皮膚表面全体，上気道・下気道に存在します．グラム陽性球菌は侵襲が強くなるとより体の深部に侵入し，頭の中（細菌性髄膜炎），血管内（感染性心内膜炎など）と重症な感染症を起こすことがあります．

　グラム陰性桿菌は，表2のように，① **消化管内（鼻咽頭〜大腸）に常在し隣接臓器に感染する菌（消化管内 → 隣接臓器型）**，② **消化管自体に感染する菌（腸炎型）**，③ **医療関連感染の原因菌（医療関連型）**の3つに分類します．スペクトラム理解のためには，①と③の理解が特に重要です．腸炎型は少し特殊ですのでそれぞれの菌について各論的に学ぶのが効率的です．同様に，グラム陽性桿菌（リステリアなど），グラム陰性球菌（髄膜炎菌，モラキセラなど），細胞内寄生菌（レジオネラ，マイコプラズマ，クラミジアなど）についても各論的に学ぶのが効率的と考えます．

2 抗菌薬スペクトラム

　臨床的に特に重要な菌として上記であげた分類のほかに，さらに抗菌薬に対する感受性の違いから便宜的に表3の微生物の分類を追加します．

　これらの臨床的に重要な菌とプライマリケアの現場で使いこなすべき抗菌薬のスペクトラムを表4にまとめました．特に赤塗部分はほぼ第1選択と同義であり，最初に覚えるとそれぞれの抗菌薬の特徴の理解が早いと考えます．

> ### 📞 ESBL (extended-spectrum β-lactamase) 産生菌について[1]
>
> 　ESBLはペニシリン系のみならず，セファロスポリン系も分解可能となったβラクタマーゼです．これにより第1〜3世代のセファロスポリン系まですべて無効となります．ただし，セファマイシン系（セフメタゾール），カルバペネム系は破壊できず，クラブラン酸（βラクタマーゼ阻害薬）で阻害可能です．第1選択は**カルバペネム系**ですが，感受性が判明すれば**セフメタゾール，アモキシシリン・クラブラン酸**（※**経口薬**）などの使用も考慮できると考えられています．**キノロン系，アミノグリコシド系**についても，βラクタム系薬ではないことから感受性があれば使用可能と考えられています．

表1 ◆ 臨床的に重要な菌の分類

① グラム陽性球菌
  (Gram-positive cocci：GPC)
② グラム陽性桿菌
  (Gram-positive bacilli or rods：GPB/GPR)
③ グラム陰性球菌
  (Gram-negative cocci：GNC)
④ グラム陰性桿菌
  (Gram-negative bacilli or rods：GNB/GNR)
⑤ 嫌気性菌
  (anaerobes)
⑥ その他
  (マイコプラズマ，クラミジアなど)

表2 ◆ グラム陰性桿菌の分類

① 消化管内（鼻咽頭〜大腸）
  → 隣接臓器型：「H-PEK」と覚える

- インフルエンザ桿菌（*H*aemophilus influenzae）
  ※鼻咽頭に常在
- プロテウス属（*P*roteus spp.）
- 大腸菌（*E*scherichia coli）
- クレブシエラ属（*K*lebsiella spp.）

② 腸炎型

- 小腸：ビブリオ，病原性大腸菌，プレジオモナス
- 回盲部：カンピロバクター，エルシニア，サルモネラ
- 大腸：赤痢菌，病原性大腸菌

③ 医療関連型：「SPACE」と覚える

- セラチア（*S*erratia marcescens）
- 緑膿菌（*P*seudomonas aeruginosa）
- アシネトバクター（*A*cinetobacter）
- シトロバクター（*C*itrobacter）
- エンテロバクター（*E*nterobacter）

表3 ◆ 抗菌薬の感受性による分類

GPC	ブドウ球菌	MSSA（メチシリン感受性）※，MRSA（メチシリン耐性）
	連鎖球菌	溶連菌，肺炎球菌（PSSP, PISP, PRSP）
	腸球菌	*E. faecalis*（耐性少ない），*E. faecium*（耐性多い），
GNB/GNR	インフルエンザ桿菌	BLNAS（アンピシリン感受性），BLNAR（アンピシリン耐性）
	プロテウス，大腸菌，クレブシエラ（PEK）	ESBL産生菌，ESBL非産生菌
	SPACE	SCE（セラチア・シトロバクター・エンテロバクター） P（緑膿菌） A（アシネトバクター）

※MSSAはさらにβラクタマーゼ産生株，非産生株（5％以下）に分類されるが，鑑別には特殊な検査（induced cefinase test, disk zone edge test）が必要となる．自施設で実施されていない場合は，基本的は産生株として対処するのが望ましいと考える

　感染症に対して抗菌薬を選択するコツとして，想起した起炎菌すべてをβラクタム系抗菌薬の単剤でカバーできるか考えることが重要です．特にβラクタム系のなかでも基本となるペニシリン系を優先しましょう．それでもカバーができないときに他の種類の抗菌薬を考慮するようにします．このように抗菌薬を選択することで，ガイドラインなどにおける第1選択の処方になりやすいと考えます．抗菌薬の併用療法は，① **コスト増加**，② **投薬ミスのリスク増加**，③ **投与回数増加による看護師負担増加**，④ **薬物相互作用のリスク増加**などのデメリットもあり，特別な理由（表5）がない限りは単剤療法の方が好ましいと考えられています[2]．

表4 ◆ 抗菌薬スペクトラム一覧

*1 オレセファ：「黄色ブドウ球菌・連鎖球菌」に効果のあるセフェム系
*2 ヘモセファ：「肺炎・尿路感染症」に効果のあるセフェム系
*3 ケセファ：「嫌気性菌」に効果のあるセフェム系
*4 リョウセファ：「緑膿菌」に効果のあるセフェム系
*5 ST合剤：スルファメトキサゾール・トリメトプリム製剤系

*6 PSSP (感受性)：penicillin susceptible S. Pnuemoniae
*7 PISP (中等度耐性)：penicillin intermediately resistant S. Pnuemoniae
*8 PRSP (耐性)：penicillin resistant S. Pnuemoniae
*9 BLNAS (アンピシリン感受性)：β-lactamase negative ampcillin sensitive
*10 BLNAR (アンピシリン耐性)：β-lactamase negative ampcillin resistant
*11 ESBL：extended-spectrum β-lactamase

*12 induced cefinase test, disk zone edge test でβラクタマーゼ陰性と判定されている場合
*13 非髄膜炎の場合
*14 感染性心内膜炎における βラクタム系やバンコマイシンとの併用療法時
*15 市中感染型MRSA (community-associated MRSA：CA-MRSA) で感受性の場合

(文献1, 3, 4 を参考に作成)

表5 ◆ 抗菌薬併用が適応となる感染症

	感染症	抗菌薬
シナジー効果（相乗効果）	グラム陽性球菌による感染性心内膜炎または血流感染症	βラクタム系＋ゲンタマイシン
イーグル効果	A群連鎖球菌による壊死性筋膜炎	大量ペニシリンG＋クリンダマイシン

（文献4を参考に作成）

表6 ◆ 肺炎球菌のペニシリン感受性判定基準（非髄膜炎）

	感受性	中等度感受性	耐性
PCG（静注）	≦2.0	4	≧8
PCG（経口）	≦0.06	0.125〜1	≧2

数値はMIC（μg/mL）を示す
PCG：ペニシリンG
（文献1を参考に作成）

ここが総合診療のpoint：ペニシリン耐性肺炎球菌

米国臨床検査標準協会（Clinical and Laboratory Standards Institute：CLSI）は2008年に肺炎球菌についてペニシリン感受性判定基準を大幅に改定しました．髄膜炎，非髄膜炎で判定基準を分け，非髄膜炎については従来であればペニシリン耐性肺炎球菌（penicillin-resistant Stereptococcus pneumoniae：PRSP）と判定されていた最小発育阻止濃度（MIC）が2μg/mL以下までを感受性としました（表6）．日常的に遭遇する株のMICは2μg/mLを超えることは非常に少なく，**肺炎球菌は髄膜炎でない限りペニシリンで治療することができます**．中等度感受性の場合でも高用量のペニシリンを用いることで治療が可能です．ただし，経口抗菌薬の場合は従来通りの判定基準となり注意が必要です．

- 例：市中肺炎（軽症）においてグラム染色で肺炎球菌と判明した場合
  外来：アモキシシリン（サワシリン®）　1回500〜1,000 mg，1日3回内服（毎食後）
  入院※：ペニシリンG（注射用ペニシリンGカリウム）　1回200万単位，4〜6時間ごと静注
  　　　アンピシリン（ビクシリン®）　1回2 g，6時間ごと静注　など
  　※腎機能正常の場合

腎機能障害時の投与量調節（非肥満者：BMI＜30の場合）

腎機能障害がある場合には投与量を調整する必要があります．CCr予測値をもとに成書で投与量を確認します．筆者はスマートフォンやタブレット端末で「**JOHNS HOPKINS ABX Guide**」（有料アプリ）を参照して投与量を調整することが多いです．

$$\text{CCr予測値（男性）} = \frac{(140 - \text{年齢}) \times \text{理想体重（kg）}}{72 \times \text{血清Cre（mg/mL）}}$$

CCr：クレアチニンクリアランス．女性は男性×0.85
※理想体重：50 kg（男性）or 45.5 kg（女性）＋（150 cmを2.5 cm超えるごとに2.3 kg加算）

❸ 経口抗菌薬を使いこなす

　経口抗菌薬の重要点は，① 投与回数（できるだけ少ないものを選択），② バイオアベイラビリティ（生体利用率．静脈の場合は100％），③ 他の内服薬との相互作用，④ さらなる患者さんへの優しさ（外来フォローのため予測可能でかつ限りなく副作用が少ない抗菌薬）です[5]．こ

表7 ◆ 重要な経口抗菌薬

経口抗菌薬	バイオアベイラビリティ	規格	1錠あたりの薬価	標準投与量	副作用 ※赤字は特に注意すべきもの	適応となる感染症 ※赤字は特に使用すべき状況
アモキシシリン (サワシリン®)	90％	250 mg/1カプセル	約13円	1回2～4カプセル 1日3回	皮疹，下痢	肺炎球菌性肺炎，尿路感染症， 急性副鼻腔炎，急性中耳炎， 皮膚軟部組織，急性咽頭炎
アモキシシリン・クラブラン酸 (オーグメンチン®)	アモキシシリン90％ クラブラン酸60％	アモキシシリン250 mg・クラブラン酸125/1錠	約36円	1回1錠 1日3回*1	皮疹，下痢	市中肺炎，尿路感染症，急性副鼻腔炎，急性中耳炎，皮膚軟部組織感染症，急性咽頭炎，腹腔内感染症
セファレキシン (ケフレックス®)	90～99％	250 mg/1カプセル	約30円	1回2～4カプセル 1日4回	下痢	急性咽頭炎，皮膚軟部組織感染症，尿路感染症
レボフロキサシン (クラビット®)	90～99％	500 mg/1錠	約452円	1回1錠 1日1回	頭痛，QT延長，腱断裂，痙攣	市中肺炎， 異型肺炎（レジオネラ，マイコプラズマ，クラミジア）， 尿路感染症，前立腺炎， 尿道炎・子宮頸管炎（淋菌・クラミジア） 赤痢，サルモネラ，関節感染
アジスロマイシン (ジスロマック®)	40％*2	250 mg/1錠	約264円	初日： 1回2錠 1日1回 以降： 1回1錠 1日1回	QT延長， 心血管死リスク上昇	異型肺炎（レジオネラ，マイコプラズマ，クラミジア），赤痢，カンピロバクター
ドキシサイクリン (ビブラマイシン®)	93％	100 mg/1錠	約21円	初日～3日間： 1回2錠 1日2回 以降： 1回1錠 1日2回	骨発育障害，歯牙色素沈着 （妊婦，8歳未満の小児で禁忌） 食道炎（コップ1杯の水で内服）	市中肺炎， 異型肺炎（レジオネラ，マイコプラズマ，クラミジア）， リケッチア感染症，クラミジア感染症，骨盤内感染症（PID） ※肺炎球菌への活性： 　ドキシサイクリン > ミノサイクリン
ミノサイクリン (ミノマイシン®)	95％	100 mg/1カプセル	約51円	1回1カプセル 1日2回	骨発育障害，歯牙色素沈着 （妊婦，8歳未満の小児で禁忌） 食道炎（コップ1杯の水で内服） めまい（前庭神経へ作用）	市中肺炎， 異型肺炎（レジオネラ，マイコプラズマ，クラミジア）， リケッチア感染症，クラミジア感染症，骨盤内感染症（PID） ※MRSAへの活性： 　ミノサイクリン > ドキシサイクリン
メトロニダゾール (フラジール®)	100％	250 mg/1錠	約35円	1回2錠 1日3回	嘔気，嘔吐，口内炎，味覚障害，脳症	偽膜性腸炎，嫌気性菌感染症，細菌性膣症 原虫感染症（トリコモナス，ランブル鞭毛虫，赤痢アメーバ）
ST合剤 (バクタ®)	98％	スルファメトキサゾール400 mg・トリメトプリム80 mg/1錠	約75円	1回1錠 1日2回	皮疹，高カリウム血症，腎障害 貧血，血小板減少，顆粒球減少症	市中肺炎，尿路感染症，前立腺炎， ニューモシスチス肺炎
クリンダマイシン (ダラシン®)	90％	150 mg/1カプセル	約23円	1回2カプセル 1日3回	下痢（偽膜性腸炎）	急性咽頭炎，皮膚軟部組織感染症， 嫌気性菌感染症（肺膿瘍，誤嚥性肺炎）

＊1 日本のオーグメンチン®はアモキシシリン含有量が少なく，アモキシシリン1回250 mg 1日3回と併用することが多い
＊2 アジスロマイシンはバイオアベイラビリティは低いが，血中濃度の10～100倍高い細胞内濃度を保つことができる
（文献5を参考に作成）

表8 ◆ 静注抗菌薬・経口抗菌薬の対応

静注抗菌薬	経口抗菌薬
アンピシリン	アモキシシリン
アンピシリン・スルバクタム	アモキシシリン・クラブラン酸
ピペラシリン・タゾバクタム	レボフロキサシン＋メトロニダゾール，アモキシシリン・クラブラン酸＋シプロフロキサシン
セファゾリン	セファレキシン
セフトリアキソン	アモキシシリン・クラブラン酸，ST合剤
セフェピム	レボフロキサシン

赤字はほぼ同スペクトラム

表9 ◆ COMSの「S」：静注が必要な感染症

初期2週間以上の経静脈投与を必要とする深部感染症
- 肝膿瘍
- 骨髄炎
- 細菌性関節炎
- 空洞を伴う肺炎
- 膿胸

経静脈投与を原則とする高リスク感染症
- 黄色ブドウ球菌菌血症
- 重症壊死性軟部組織感染症
- 重症発熱性好中球減少症
- 人工物感染
- 髄膜炎／脳炎
- 頭蓋内膿瘍
- 縦隔炎
- 心内膜炎
- 嚢胞性線維症，気管支拡張症の急性増悪
- ドレナージ不十分な膿瘍，膿胸

れらのうち特にバイオアベイラビリティの理解は経口抗菌薬を使いこなす鍵となります．表7（前ページ参照）にバイオアベイラビリティの優れた，臨床で重要な経口抗菌薬を提示します．感染症で外来治療を行う場合には，これらの特徴に習熟することが重要です．基本的には経口抗菌薬で治療開始2〜3日後に外来フォロー（効果判定，副作用チェック）を行い，効果が認められない場合は，入院のうえ，静注抗菌薬治療を考慮することが勧められます[5]．

入院治療においては，抗菌薬の静注薬から経口薬への切り替えについての理解が重要です．抗菌薬を早期に内服薬に切り替えることは，① 点滴からの開放による患者さんのQOL・活動度の向上，② 看護師負担の軽減，③ カテーテルに起因する院内感染症の発生頻度の低下，④ DPC管理下での経費節減，⑤ 早期退院の実現による病床稼働率の改善などの利点があります．スペクトラムの近い経口抗菌薬（表8）を選択するか，培養結果から感受性のある経口抗菌薬への変更を行います．

> **ここが総合診療のpoint：静注薬から経口薬への切り替えのタイミング**[6]
>
> 経口薬への切り替えの指標として下記の「COMS」が参考になります．
> 静注薬を24〜48時間投与した後，
> **C**：Clinical improvement（臨床的に改善している）
> **O**：Oral route（嘔吐なし，吸収障害なし，絶食中ではない，嚥下障害なし，意識清明である，下痢なし．ただし胃管や胃瘻の場合は薬剤師に相談）
> **M**：Markers〔24時間以上の解熱（36℃＜体温＜38℃），心拍数 ≦ 90回/分，呼吸数 ≦ 20回/分，血圧安定，4,000/μL ≦ WBC ≦ 8,000/μL〕
> **S**：Specific indication/deep-seated infection（表9）ではない

> **ここがpitfall：ニューキノロン系経口抗菌薬の乱用**
>
> 　近年，ニューキノロン系経口抗菌薬の乱用によりキノロン耐性菌の誘導が問題となっています．特に尿路感染症でのニューキノロン系の乱用によって，地域によってはニューキノロン系のみ耐性となった大腸菌も増えており安易に使用することは危険です[4]．ニューキノロン系は非常にスペクトラムが広く，**経口では唯一の緑膿菌をカバーできる抗菌薬**です．さらに1日1回内服で使用でき，外来診療・在宅診療においても貴重な抗菌薬です．第1選択となる状況は，①**レジオネラ肺炎**，②**緑膿菌尿路感染症**，③**赤痢**，**サルモネラ感染症**[1]，と非常に限られており可能な限り温存すべき抗菌薬です．また，結核菌にも効果があり，菌の活性を中途半端に抑えてしまい，検査で検出できず診断が遅れてしまうという不利益もあります．そのため結核が疑われる状況では使用を避けるべきということも覚えておきましょう（「第4章-1．ターニングポイントで考える結核診療」も参照のこと）．

④ 抗菌薬使用における注意点

　それぞれの抗菌薬の副作用，相互作用については成書でご確認いただけたらと思います．ここでは抗菌薬を使用するうえで，常に意識すべきにもかかわらずしばしば見過ごされやすい注意点について述べていきます．

1）Na負荷

　静注抗菌薬のなかにはNa含有量が高いものがあります（**表10**）．高齢者では基礎疾患として慢性心不全を合併している患者さんも少なくありません．静注抗菌薬で感染症治療中に慢性心不全の増悪をきたすということもよく経験されるかもしれません．例えばアンピシリン・スルバクタム3g（Na：10.0 mEq）＋生食100 mL（Na：15.4 mEq）を1日4回投与とした場合，Na含有量は約100 mEq（塩約5.9g分）となり，かなりのNa負荷となることがわかります．その場合は，溶解後の力価低下，浸透圧変化などに注意し，溶媒として5％ブドウ糖液や注射用水の使用を検討します．

2）ワルファリンとの相互作用

　抗菌薬はさまざまな薬との相互作用が知られていますが，特に頻度や危険性から考えてもワルファリン（ワーファリン）との相互作用の知識は必須と考えます．抗菌薬は，①**腸内細菌叢の変化によるビタミンK吸収低下**（βラクタム系），②**遊離型ワルファリンの増加**（アゾール系），③**CYP2C9の阻害**（キノロン系，マクロライド系，アゾール系）の機序により，ワルファリンの作用が増強することが知られています．65歳以上のワルファリン使用者を対象とした症例対照研究[8]では，ワルファリンと抗菌薬併用による15日以内の出血リスクは全体で約2倍で

表10 ◆ Na負荷をきたす抗菌薬

抗菌薬	Na含有量	通常投与量でのNa含有量	使用可能溶媒 生食	使用可能溶媒 5％ブドウ糖液	使用可能溶媒 注射用水
アンピシリン	2.86 mEq/1.0 gバイアル	8 g/日 → 22.9 mEq/日	○	△*1	○
アンピシリン・スルバクタム	5.02 mEq/1.5 gバイアル	12 g/日 → 40.1 mEq/日	○	△*1	○
ピペラシリン	1.93 mEq/1.0 gバイアル	12 g/日 → 23.2 mEq/日	○	○	○
ピペラシリン・タゾバクタム	9.39 mEq/4.5 gバイアル	18 g/日 → 37.6 mEq/日	○	○	○
セファゾリン	2.20 mEq/1.0 gバイアル	3 g/日 → 6.6 mEq/日	○	○	○
セフメタゾール	2.16 mEq/1.0 gバイアル	3 g/日 → 6.4 mEq/日	○	○	○
セフトリアキソン	3.61 mEq/1.0 gバイアル	2 g/日 → 7.2 mEq/日	○	○	○
メロペネム	1.96 mEq/0.5 gバイアル	3 g/日 → 11.8 mEq/日	○	○	×*2
シプロフロキサシン	15.4 mEq/200 mgバイアル	800 mg/日 → 61.6 mEq/日	○	*3	*3

*1 ブドウ糖による還元作用によりアンピシリンの力価が溶解後1時間で97％，3時間で85％に低下するため，直前に溶解しすみやかに使用する
*2 等張にならないため使用不可
*3 日本には生食製剤しかない
（文献7を参考に作成）

表11 ◆ ワルファリンと抗菌薬併用による15日以内の出血リスク

抗菌薬	調整オッズ比（95％CI）
ペニシリン系	1.92（1.21-2.01）
セフェム系	2.45（1.52-3.95）
キノロン系	1.69（1.09-2.62）
マクロライド系	1.86（1.08-3.21）
ST合剤	2.70（1.46-5.50）
アゾール系抗真菌薬	4.57（1.90-11.03）
全体	2.01（1.62-2.50）

65歳以上のワルファリン使用者を対象とした症例対照研究
（文献8を参考に作成）

表12 ◆ 抗菌薬投与によるCDIリスク

抗菌薬	調整オッズ比（95％CI）
テトラサイクリン系	1.1（0.1-8.6）
ST合剤	1.2（0.4-3.3）
マクロライド系	3.9（2.5-5.9）
レボフロキサシン	4.1（2.4-7.1）
ペニシリン系	4.3（2.8-6.4）
シプロフロキサシン	5.0（3.7-6.9）
モキシフロキサシン	9.1（4.9-17.0）
セファロスポリン系	14.9（10.9-20.3）
ガチフロキサシン	16.7（8.3-33.6）
クリンダマイシン	31.8（17.6-57.6）
全体	10.6（8.9-12.8）

赤字は頻用されるが特に注意が必要な抗菌薬
（文献9を参考に作成）

あったと報告されています（表11）．ワルファリン使用者では抗菌薬開始から少なくとも1週間以内（場合によっては数日以内）にPT-INRのフォローを行うことが勧められます．

3) *Clostridium difficile* 感染症（CDI）

Clostridium difficile 感染症（*C.difficile* associated infection：CDI）は抗菌薬使用によりそのリスクが高まります．原因となりやすい抗菌薬は順に，**クリンダマイシン**，**セファロスポリン系**，キノロン系，ペニシリン系です．抗菌薬全体でも調整オッズ比：10.6と非常に高くなっ

ています（表12）[9]．CDIは再発，再々発することも非常に多く，治療に難渋することがしばしばあります．また，適切な予防策を行わなければ院内でアウトブレイクする危険性もあります．CDIを防ぐためには，不適切な抗菌薬の使用を可能な限り減らすことが重要と考えます．

4）食事や金属含有製剤によって吸収阻害される経口抗菌薬

ニューキノロン系，マクロライド系，テトラサイクリン系の抗菌薬は食事，アルミニウム（スクラルファート），マグネシウム（下剤など），カルシウム（制酸剤など），鉄，亜鉛などの金属含有製剤で吸収が阻害されます．一方で，H_2受容体拮抗薬やプロトンポンプ阻害薬（PPI）は抗菌薬の吸収を阻害しません．これらの抗菌薬は食前（内服前）1時間，食後（内服後）2時間以上を空けて内服することが推奨されます．

> **処方例** 〈金属含有製剤と抗菌薬併用の場合〉
> 金属含有製剤：食後に内服
> 抗菌薬：食後2時間あけて内服
>
> **私はこう説明しています！**
> 「胃薬や下剤のなかには一緒に飲むと抗菌薬の効果が悪くなるものがあります．その場合は食後2時間以上あけてから抗菌薬を飲みましょう」

> **症例の経過・その後**
> グラム染色結果から嫌気性菌の関与した誤嚥性肺炎と判断した．CCr予測値は27 mL/分であり「JOHNS HOPKINS ABX Guide」で投与量を参照し，アンピシリン・スルバクタム1回1.5 g，12時間ごとで開始した．慢性腎臓病，慢性心不全があることからNa負荷軽減目的に抗菌薬は5％ブドウ糖液100 mLで溶解しすみやかに使用した．入院3日目，深夜看護師から「夜間せん妄があり，点滴を自己抜針してしまった」と報告あり．幸いにもその時点で経口抗菌薬への切り替えの基準を満たしていたため，抗菌薬をアモキシシリン・クラブラン酸1回250 mg＋アモキシシリン1回250 mg，1日2回，朝・夕食後（※12時間ごとが望ましい）に変更した．ワルファリン内服中であったことから入院5日目にPT-INRのフォローをしたところ軽度の延長がありワルファリン投与量を調整した．慢性心不全の増悪もなく経過良好で入院7日目に老健施設へ退院となった．

5 まとめ

感染症診療のみならず，さまざまな慢性疾患を抱えた患者さんの状況に合わせた抗菌薬選択や適切なフォローアップができるということが，総合診療医の強みだと考えます．本稿が皆さまのかかりつけ患者さんの感染症診療に少しでもお役に立つことができれば幸いです．

◆ 文 献

1)「レジデントのための感染症診療マニュアル 第3版」(青木 眞/著), 医学書院, 2015
2)「感染症入門レクチャーノーツ」(大野博司/著), 医学書院, 2006 【必読】
3)「感染症ケースファイル―ここまで活かせる グラム染色・血液培養」(喜舎場朝和, 遠藤和郎/監, 谷口智宏/著), 医学書院, 2011
4)「抗菌薬の考え方, 使い方 Ver.3」(岩田健太郎, 宮入 烈/著), 中外医学社, 2012
5) 大野博司:2. 高齢者における抗菌薬の考え方, 使い方 経口薬編. 日本老年医学会雑誌, 48:451-456, 2011
6) Guideline for the intravenous to oral switch of antibiotic therapy
http://www.rdehospital.nhs.uk/docs/prof/antimicrobial/IV_Oral_Switch_2010_FV.pdf
7)「抗菌薬 虎の巻」(大曲貴夫/監, 坂野昌志, 他/著), 南山堂, 2010
8) Baillargeon J, et al：Concurrent use of warfarin and antibiotics and the risk of bleeding in older adults. Am J Med, 125:183-189, 2012
9) Dial S, et al：Patterns of antibiotic use and risk of hospital admission because of Clostridium difficile infection. CMAJ, 179:767-772, 2008

Profile

向坊賢二 Kenji Mukaibou
北海道勤医協 総合診療・家庭医療・医学教育センター (GPMEC：General Practice and Medical Education Center in Hokkaido Kin-ikyo)
道東勤医協 釧路協立病院 総合内科
後期研修医3年目
地方中小規模病院 (約100床：内科急性期30床, 外科・整形外科30床, 療養40床) の内科外来, 救急外来, 訪問診療, 急性期病棟, 療養病棟で日々奮闘しております. 中小規模病院では入院ベッドが非常に限られており, 感染症診療においても, 適切な初期診療や外来フォローで入院を防ぐ力が試されとても勉強になります. 急性期から終末期まで患者さんのさまざまな場面にかかわることのできる病院総合医をめざして研修中です!

川口篤也 Atsuya Kawaguchi
北海道勤医協 総合診療・家庭医療・医学教育センター (GPMEC：General Practice and Medical Education Center in Hokkaido Kin-ikyo)
勤医協 中央病院 総合診療センター 副センター長
感染症科がない病院で, いかに感染症診療をまっとうに行うか日々研修医とともに悩みながら過ごしています. 総合診療科が感染症診療の多くを担っていますので興味のある方はぜひ来てください!

第2章 総合診療医が身につけておくべき感染症の知識

3 培養結果や検査結果の解釈

中川 麗

Point
- 培養結果や検査結果は鵜呑みにせず，診察で得られた情報をふまえて解釈することが重要です
- 特に尿路感染症は遭遇する機会が多く，重症化する場合もあり，培養検査が重要です．しかし，その解釈には，落とし穴が少なくありません

Keyword 培養結果　誤診　尿路感染症　腎盂腎炎

はじめに

　私たち総合診療を担う医師，感染症を専門としない医師が，皆さんに伝えられる「感染症診療」ってなんだろう．私たちの専門性ってなんだろう．

　近年，総合診療医は，診断のスペシャリストであることを期待される傾向が強いようですが，実際は，1つの正診を得るより，致命的な誤診をしないことが重要となる場面が多いように感じます．何を"誤診"とするかについては，地域や病院，個人，それぞれの立場で差があることでしょう．避けがたいものもあり，それも含めてどこまでを許容し，何を外さないようにするのか，悩みはつきません．そのバランスに熟達することが一人前の総合診療医の証，つまり総合診療医の専門性とも言えるかもしれません．

　培養結果や検査結果は鵜呑みにできない場合があります．診察で得られた情報を踏まえて解釈することが求められます．そもそも結果がでるまでには時間がかかります．いろいろな制約があるなか，さまざまなレベルでの"誤診"が起こりえます．

　ここでは，最も身近な感染症の1つでありながら，診断に悩むことが多い，尿路感染症における培養検査を中心に"誤診"した症例を紹介しながら，培養結果の解釈について考えたいと思います．

　さあ，新患外来が始まります．8時30分，診察室に座ったら，すでに何冊かの診療録が積まれています．「あ～，今日もお昼ご飯は食べられないな」，そんないつも皆さんがされている外来と同じような状況でした．

> **症例①**
>
> 85歳，糖尿病で内服加療中の女性が受診当日からの悪寒と38℃台の発熱にて受診した．そのほかに症状はなく，倦怠感が強いようだが，質問にはしっかり答えてくれる．来院時体温38.2℃，血圧133/79 mmHg，脈拍113回/分，呼吸数30回/分，頭頸部，胸部，腹部に異常はなく，肋骨脊柱角圧痛（CVA tenderness）もない．下腿の浮腫も認めない．白血球16,000/μL（好中球90％），CRP 16 mg/dL，電解質の異常はないが，BUN 40.2 mg/dL，Cr 1.34 mg/dL，血糖240 mg/dL，HbA1c 7.5％，尿中白血球30〜40/HPF，細菌（3＋）である．

皆さんもおそらく，同じように受診される患者さんの診察機会は多いと思います．皆さんはどのようにマネジメントしていますか？

私は最初，「う〜ん，きっと腎盂腎炎だろうな．原因菌は大腸菌かな．だっていつもそうだもん」と思いました．カテーテルで尿培養検体を採取し，血液培養2セットも提出しました．腎機能の低下が気になったので，セフトリアキソン（ロセフィン®）2gを点滴投与しました．入院後12時間程度で倦怠感は改善し，食事も全量摂取できました．よしよし，順調．大丈夫そうだな．

しかし，入院2日目，細菌検査室から連絡が入りました．血液培養2セットからグラム陽性球菌が発育しました．連鎖状です．

え？大腸菌じゃないの？腸球菌なの？慌ててアンピシリン（ビクシリン®）1回2g6時間ごと点滴投与へ変更しました．BUN，Crも正常化しています．効果があるみたいだったのにな．ああ，最初に尿のグラム染色しとくんだった．

入院3日目，細菌検査室より，血液培養で確認された菌は *Streptococcus pyogenes* であり，尿培養からも同様の菌 10^2 CFU/mLと，大腸菌 10^4 CFU/mLを認めたと，報告を受けました．

え？？？

Streptococcus pyogenes は，尿路よりも軟部組織や関節に感染することが多い菌です．再度診察すると，左母趾に小さな靴ずれの跡があり，その潰瘍を中心に蜂窩織炎の所見を認めました．入院する2日前から赤かったそうです．外来の忙しさを言い訳に，ソックスを脱いでもらっていませんでした．幸い，骨髄炎や心内膜炎などの合併症もなく改善しましたが，初療を振り返ると反省しきりです．

１ 感染症診療の落とし穴

「感染症診療」にはいくつかのステップがあります．まず，そもそも感染症なのか否かを見分けなければなりません．感染症であれば，臓器と微生物と原因菌の特定が必要です．そして，患者さんの背景と適切な経過観察がさらに診断の精度を高めます．

尿路感染症も例に漏れません．まずは，感染症以外の可能性を除外します．その後，感染源の特定をします．その際，他の臓器が関与している可能性を除外するだけではなく，尿路のどの部分の感染症であるのかも重要です．腎盂腎炎や腎膿瘍など上部の問題であるのか，尿道炎

や膀胱炎など下部の問題なのかです．部位により治療経過や期間が異なるだけではありません．原因菌の特定にも重要です．一般的に尿路感染症の原因として最も多いのは大腸菌です．そのほか，ついで*Klebsiella* spp.や*Proteus* spp.，*Staphylococcus saprophyticus* などが疑われます[1]．しかし，尿道炎であれば，性感染症の原因となるクラミジアや淋菌などを考える必要があるでしょう．そして，どの程度でどんな菌種を疑うかは，患者背景によります．ターゲットとする菌種により，検査や培養方法は違うので，検査の前の診察が検査の選択にも，検査の解釈にも欠かせないのです．

培養の検体は原因菌を特定し，感受性検査を行うために提出されます．しかし，生えた菌がすべて原因菌ではありません．と同時に，生えるべきものが生えないこともまた，診断のヒントとなります．事前にどんな結果を期待しているかによってその結果のとらえ方が大きく変わります．そして，特に尿路感染症の診療には，いくつもの落とし穴がひそんでいます．

そこで，その穴にすっぽりはまったこの症例について皆さんと振り返りながら，培養結果の解釈について考えたいと思います．

さて，ここで起こった"誤診"の原因はなんでしょう．

過去の調査によると，「知識不足や間違った知識」が"誤診"の原因になることは意外と少ないそうです．医師の認知に関連した原因として多いのは，「不十分で不完全な原因検索」，「患者背景の誤認」，「所見の不適切な解釈」などです[2]．まさに今回のケースでみられた問題です．

❷「不十分で不完全な原因検索」について

症例①でこんなに真っ赤な爪先を見逃しておきながらくり返し書くのは恥ずかしいのですが，**尿路感染症の診断において重要なことは，他の疾患の除外です．**

この症例でも膿尿，細菌尿を認めましたが，明らかな皮膚軟部組織感染がありました．その起因菌として多い菌種を血液培養からも確認したことから，発熱や全身状態悪化の原因も，治療すべき対象も蜂窩織炎であったと考えます．

では，さも発熱の原因でありそうにみえた膿尿と細菌尿はなんだったのでしょうか．それは無症候性細菌尿です．無症状でありながら，ある一定量の菌が尿から確認される状態を指します．無症候性細菌尿は一定の頻度でみられ，特に高齢者や女性において，その頻度は高くなります（表1）．**無症候性細菌尿は，尿路感染症を疑うときに気をつけるべき最も大きな落とし穴です．**これにはまり，尿路感染症と診断をつけてホッとしてしまったとき，ドキッとするような真の診断に肩をたたかれた経験がある方は少なくないと思います．

もちろん，実際に尿路感染症を併発していることもあるでしょう．しかし，その膿尿や細菌尿をみて，それ以上の思考を停止させてしまわないよう注意が必要です．

表1 ◆ 無症候性細菌尿の頻度

1：健康女性			
●年齢20〜50歳		●年齢50〜70歳	3〜9％
sexually active	3〜5％	●年齢≧80歳	14〜22％
sexually inactive	<1％		
2：健康男性			
●年齢<65歳	<1％	●年齢≧80歳	6〜10％
3：複雑性尿器異常の患者			
●脊髄損傷		●膀胱カテーテル	
膀胱再訓練	25％	短期	1日につき5〜7％追加
欠陥導尿	23〜89％	長期	100％
括約筋切開/コンドーム	58％		
●長期療養施設		●尿管ステント	
女性	25〜27％	一過性	45％
男性	19〜37％	永久	100％

（文献3より引用）

❸「患者背景の誤認」について

　では，患者背景はどのように培養結果の解釈に影響するのでしょうか．

　無症候性細菌尿は，歳を重ねるごとに増えます（**表1**）．男性より女性に多くみられますが，男女問わず，膀胱カテーテルほか，異物の留置にてその頻度は劇的に増えます．膀胱カテーテルについては，1日留置期間が延びるとともに5〜7％程度その頻度を増やすという報告もあります[3,4]．また，培養のとり方によっても結果は影響されます．同じ大腸菌が10^2 CFU/mL認めたという結果だったとしても，それが，どんな人から，どのようにして採取されたかによって，全く異なる意味をもつのです．例えば，38℃の発熱を主訴に受診した患者さんの尿培養にて大腸菌が10^2 CFU/mL認められたとしてもその発熱の原因が腎盂腎炎であるかを診断することはできません．患者さんの背景が重要です．**表2**にも示しますように，尿路感染症においては，患者背景により診断基準が異なります．もし男性であった場合，他の原因を除外できれば，腎盂腎炎の可能性は高いと言えるでしょう．80歳の女性であった場合，それは無症候性細菌尿の可能性が高く，他に発熱の原因を探す必要があるでしょう．しかし，その患者さんがすでに他の病院で抗生物質を使用されていたらどうでしょう．たとえ，10^2 CFU/mL以下しか認められなかった大腸菌であっても，他に発熱の原因がないなら，腎盂腎炎の治療経過であると判断し，治療を継続する我慢のときかもしれません．もしくは，治療を難しくする原因の検索として尿管結石や腎膿瘍など合併症を探し，抗生物質が適正に使用されているのか確認する必要もあるでしょう．

　なお，無症候性細菌尿であれば，小児，妊娠，泌尿器科周術期など，特殊な患者背景を除き，治療の必要はありません[5,6]．

　患者背景の誤認は，次の「所見の不適切な解釈」にも関係します．

表2 ◆ 尿路感染症において尿培養を有意と判断する基準（主な例）

古典的診断基準	10^5/mL 以上
有症候性患者において	
女性の膀胱炎	10^2/mL 以上
女性の急性腎盂腎炎	10^4/mL 以上
膀胱カテーテル留置中の腎盂腎炎	10^3/mL 以上
男性	10^2/mL 以下でも有意とする
すでに抗菌薬が使用されている	10^2/mL 以下でも有意とする
無症候性患者において	
汚染菌との鑑別	10^5/mL 以上
膀胱カテーテル留置中の腎盂腎炎	10^2/mL 以上

（文献5より引用）

4 「所見の不適切な解釈」について

　培養結果を適切に解釈するために重要となるのが，どんな菌が尿路感染症の原因となるのかを知ることです（表3）．もし，確認された菌種が尿路感染症の原因として非常に稀なものであった場合，注意が必要です．尿路感染症以外の感染症が本当の問題である可能性を考えなければなりません．その培養結果は本当の感染源を探すきっかけやヒントとなり，正しい診断に導いてくれることもあります[7]．**特に所見の訴えに乏しい糖尿病罹患者，高齢者，認知症や意識障害がある患者さんにおいて，培養結果で確認された菌種から，もう一度的を絞った問診や診察を行うと見逃しに気がつくケースが散見されます**．例えば，発熱，腰痛で来院し，膿尿を根拠に腎盂腎炎と診断したものの，尿や血液の培養結果，ブドウ球菌や溶連菌など，腎盂腎炎としては非典型的な菌種を認めたことをきっかけに，化膿性脊椎炎や心内膜炎の見落としに気づく症例を年間5～6例は経験します．

　菌血症を疑わせる状況では血液培養もあわせて提出しておくことが重要です．今回の症例でも，尿路感染症の原因として多い大腸菌が尿培養から確認されています．しかし，尿培養・血液培養ともに *Streptococcus pyogenes* も認めました．尿培養の結果だけをもって判断したとすれば，*Streptococcus pyogenes* はコンタミネーションと片付けられてしまっていたかもしれません．血液培養の検体を提出していたことが診断をするうえで大きな助けとなりました．特に，腎盂腎炎については，菌血症を起こす頻度も高く，また重症化することがあり，血液培養での検出の頻度も少なくないでしょう．腎膿瘍では尿所見に乏しく，血液培養が重要とも言われています[8]．

　最後に，グラム染色は，培養結果が出るまでの抗生物質の選択の助けとしてのみならず，培養結果を解釈するうえでも重要です．尿培養に提出した時点でどんな菌が優位に多かったのかは，コンタミネーションか真の原因菌かの判断に大いなる助けとなるでしょう．

表3 ◆ 尿路感染症の原因菌

原因菌		臨床上の特徴
グラム陰性桿菌	*Escherichia coli*	典型的
	Klebsiella pneumoniae	多くが再感染
	Enterobacter spp.	多くが再感染または医療施設関連感染
	Proteus spp.	結石や医療器具に関連
	Providencia stuartii	多くが再感染または医療施設関連感染
	Morganella morganii	多くが再感染または医療施設関連感染
	Serratia marcescens	多くが医療施設関連感染
	Acinetobacter baumannii	多くが医療施設関連感染
	Burkholderia spp.	多くが医療施設関連感染
	Pseudomonas aeruginosa	多くが医療施設関連感染
	Stenotrophomonas maltophilia	多くが医療施設関連感染
グラム陽性菌	*Staphylococcus saprophyticus*	夏の終わり・秋に多い
	Staphylococcus aureus	尿路以外の感染が疑われる
	Enterococcus spp.	多くが再感染
	その他のグラム陽性菌	多くがコンタミネーションまたはコロナイゼーションであり，感染の原因ではない
真菌	*Candida* spp.	尿路以外の感染が疑われる

（文献1より引用）

5 誤診の症例〜症状が改善しない患者さん〜

もう1人，私が誤診をしてしまった苦い思い出の症例を紹介します．

症例②

55歳，最近清掃業をリタイアした女性が，セカンドオピニオンを求めて受診．当院を受診する3日前，38℃台後半の発熱，倦怠感，腰部の重だるさから近医を受診した．その際，膿尿が確認され，レボフロキサシン（クラビット®）1回500mg1日1回内服投与が開始された．治療開始3日目，解熱傾向ではあるが，すっきり改善しないと当院を受診した．来院時体温37.2℃，血圧142/76mmHg，脈拍89回/分，呼吸数12回/分，頭頸部，胸部，腹部に異常はなく，右にCVAtendernessを認めた．白血球8,200/μL（好中球85％），CRP 4 mg/dL，血糖82 mg/dL，HbA1c 5.5％，尿中白血球20〜30/HPF，細菌（−）であった．

このように受診される方も少なくないと思います．皆さんは，どのように対応されますか？

私は，「治療を改善してまだ3日目で，改善していることだし大丈夫そうだな」と，思いました．皆さんご存知の通り，腎盂腎炎において解熱までに数日要することは少なくありません[9]．念のため，腹部エコーを行い，水腎症や腎膿瘍がないことが確認できました．「レボフロキサシンに耐性がある大腸菌も増えてきていますので，念のため尿培養を出してみましょう．きっとも

うすぐ本調子になりますよ」，そう声をかけて外来経過観察とし，1週間後の予約をとりました．
　しかし，予定より3日早く再受診されました．「すぐよくなるってことでしたが，まだ腰が重くて，だるいんです．よくはなってきているんですけど，夕方になると37.8℃くらいまで上がります」とのことでした．
　尿培養は陰性でした．失礼ながら「少し，せっかちな患者さんかな」と思いました．一応，鑑別診断を広げて，問診を追加しました．

　私　：お仕事を最近やめたってことですが，いつですか？
　患者：2カ月前です．
　私　：それまでは健康診断もされていました？
　患者：数カ月前にも人間ドックで全部調べてもらって，何もなしでした．病気もはじめて．
　私　：そうですか．差し支えなければ退職の理由を教えていただけませんか？
　患者：夫と「元気なうちに旅行をしたいね」って．
　私　：じゃあ，ずっとその前からだるいとか，体重が減ったり寝汗があったりとか，何かつらさがあってやめたわけではないんですね？
　患者：そういう特別なことではないですけど，掃除の仕事ってきついんですよ．朝も4時とかからでしょ．だんだん年とって，体力にも自信なくなってきたし，元気なうちに楽しみたいな，って．
　私　：うーん，そうですか．前向きな退職ってことかしら？
　患者：そうね，前向きかな．
　私　：徐々にですがよくなってきているし，尿からも病気の原因となるような菌は生えなかったし，あと5日抗生物質を続けてみませんか？
　患者：そうですね，よくはなってきていますから．そうしてみます．

　1週間後，再受診してもらうと，症状はかなりよくなっていました．抗生物質をやめたあとの様子をみるため，また1週間後に来てもらうことしました．
　しかしその1週間後の受診時，腰痛が再び悪化していました．さらに左にも痛みが出てきていました．帯状に痛みがあるというのです．冷や汗をかきながら，血液培養，尿培養の検体を提出し，腰部のMRIを撮影しました．その結果，化膿性脊椎炎の所見がみられました．また尿中白血球30〜40/HPF，尿グラム染色は陰性でした．改めて提出した血液培養，尿培養は陰性であることが確認されました．その後，脊椎からドレナージされた検体からは結核菌が確認され，尿チールニールセン染色が陽性でした．

　今回の"誤診"の原因もまた，「不十分で不完全な原因検索」，「患者背景の誤認」，「所見の不適切な解釈」にありました．
　比較的「不十分で不完全な原因検索」，「患者背景の誤認」については防ぐことができたかな

と思っていました．しかし，その後，入院担当の先輩が問診した内容を聞いて，ショックでした．幼少期は中国で過ごし，隣に住んでいたご夫婦は肺結核だったそうです．また，仕事をやめる決心をしたのは，30年続けてきてはじめて体が重く感じて起きることができないようになり，仕事がこなせなくなったことからでした．人間ドックを受けたのも体調不良からでした．

そして，「所見の不適切な解釈」がありました．抗生物質を投与している患者さんの尿培養が陰性であることは想定範囲内のことではあります．しかし，膿尿がありながら，尿培養が陰性であることが重要な所見であることもあります．今回のようにグラム染色や一般培養で検出できない結核が関与している可能性があります．クラミジアなどの性感染症，虫垂炎や憩室炎など骨盤内の炎症の波及も鑑別にあがるでしょう．培養結果を解釈するうえでは，生えた菌だけではなく，生えなかったことが重要な意味をもつこともあります[10]．

6 おわりに

培養結果や検査結果は，諸刃の剣です．「不十分で不完全な原因検索」，「患者背景の誤認」，「所見の不適切な解釈」があるとき，細菌学的検査は，診療を助けるどころか，私たちを惑わせるanchorとなるでしょう．しかし，適切に用い，注意深く解釈することで，誤診を予防し，警鐘も鳴らしてくれます．さまざまな表層的な訴えや兆候に惑わされそうになる困難なときも，私たちを遭難から守るanchorとなってくれるかもしれません．

救急・総合診療・プライマリケアに携わる以上，程度の差こそあれ"誤診"は必ずついてまわるものかと思います．熟達すれば減る部分もあるでしょう．しかし，完全になくすことはできません．

今回紹介した症例が皆さんの日常診療の一助となりますように．

◆ 文 献

- 必読 1)「Cecil medicine 24th」(Goldman L & Schafer AI, eds), Elsevier HealthSciences, 2011
- 2) Graber ML, et al：Diagnostic error in internal medicine. Arch Intern Med, 165：1493-1499, 2005
- 必読 3)「レジデントのための感染症診療マニュアル 第3版」(青木 眞/著), 医学書院, 2015
- 4) Nicolle LE, et al：Infectious Diseases Society of America guidelines for the diagnosis and treatment of asymptomatic bacteriuria in adults. Clin Infect Dis, 40：643-654, 2005
- 5) Rodhe N, et al：Asymptomatic bacteriuria in a population of elderly residents living in a community setting: prevalence, characteristics and associated factors. Fam Pract, 23：303-307, 2006
- 6) Hooton TM, et al：A prospective study of asymptomatic bacteriuria in sexually active young women. N Engl J Med, 343：992-997, 2000
- 7) Nicolle LE：Asymptomatic bacteriuria: when to screen and when to treat. Infect Dis Clin North Am, 17：367-394, 2003
- 8)「Reese and Betts'a practical approach to infectious diseases (Vol. 895)」(Betts RF, et al, eds), Lippincott Williams & Wilkins, 2003
- 9) Behr MA, et al：Fever duration in hospitalized acute pyelonephritis patients. Am J Med, 101：277-280, 1996
- 10) Bultitude, MF：Campbell-Walsh Urology Tenth Edition. BJU International, 109：E10, 2012

Profile

中川 麗　Urara Nakagawa

札幌徳洲会病院 救急総合診療科（プライマリ科）医長
施設を超えて，国境も超えて，職種は問わず，たくさんの方々に大事にしてもらいながら働いてきました．日本での地域医療はもちろんのこと，海外での活動を目標とする方々のサポートもすることで，お世話になっている皆さんに，少しずつ恩返しをしてゆきたいと思います．そして，体力にあわせてギアチェンジをしながら，いくつになっても細く長く，前線に起こる"誤診"を学び，科学的財産として次の世代に引きついでゆきたいです．今後ともよろしくお願いいたします．

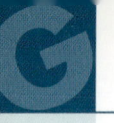

第2章　総合診療医が身につけておくべき感染症の知識

4 ワクチン

福井慶太郎

> **Point**
> - 流れ作業ではない，根拠をもったワクチンプラクティスをしよう！
> - 各ワクチンの添付文書だけでなく背景にあるエビデンスを把握することで，患者さんの不安や疑問に答え，オーダーメードなワクチンプラクティスをしよう！

Keyword　インフルエンザワクチン　　肺炎球菌ワクチン　　曝露後接種

はじめに

　プライマリ・ケアや総合診療に携わる医師にとって，ワクチンプラクティスは2つの理由から重要な診療と言えます．

　1つ目は，プライマリ・ケアや総合診療に携る医師は役割の1つとして積極的な予防医療を担っているため，その重要な手段であるワクチンプラクティスは身につけておくべきだからです．もう1つは，ワクチンプラクティスという切り口自体が，性別や年齢，臓器や疾患に関係のない感染症という切り口のため，小児から高齢者までのワクチンプラクティスを担うことができる医師として，普段から幅広い患者さんの診療を行うプライマリ・ケアや総合診療に携わる医師が適任であるからです．

　ワクチンプラクティスにはとても幅広い知識が必要なので，学ぶべきことはたくさんあります．しかし大変ありがたいことに，「Gノート2015年6月号 特集：こどもの診かた Next step！」に，小児期のワクチンの定期接種やcatch upスケジュールについて大変わかりやすくまとまっています．ぜひ参考にされてください．そこで今回は**全年齢に関係するインフルエンザワクチン**や，**成人を対象としたワクチンの代表である肺炎球菌ワクチン**を中心に，プライマリ・ケアや総合診療の現場でのワクチンプラクティスで使える内容をまとめてみました．調べる時間がなくて放っておいたけど疑問に思っていたことや，患者さんに聞かれたけれど答えをはぐらかしてしまったことなど，皆さんのちょっとした疑問の解決にお役立ていただければ幸いです．

> **症例**
> とある地方都市の診療所での外来．長引く咳で10月の運動会に参加できるか懸念された4歳の女の子だが，前回の処方後は咳も治まり，元気に運動会に参加できたとのこと．今日はお母さんに連れられ1歳になった弟も一緒に受診している．
> お母さんからこんな質問があった．「そろそろインフルエンザの予防注射をしたいんですが，やっぱりした方がいいですよね？ でも下の子もまだ小さいから何回も来るの大変で…1回だけじゃダメですか？ あと下の子の肺炎球菌とヒブと4種混合もインフルエンザと一緒に打ちたいんですけど，いいですか？」

さて，あなたはこの質問にパッと答えられますか？ 患者さんから投げかけられたふとした疑問を中心に，ワクチンプラクティスのエビデンスを見ていきましょう．

1 インフルエンザワクチンについて患者さんに聞かれることに答えられますか？

1)「インフルエンザワクチンって，やっぱり打った方がいいですか？」：効果について

皆さんはインフルエンザワクチンについて，どのような効果が，どの程度期待できるか，患者さんにどう説明していますでしょうか？

インフルエンザワクチンの効果は，感染症のワクチン全般に言えることですが，当然発症予防です．感染予防ではありません．感染予防には，マスクの着用[1]や，手洗いが重要です[2]（図）．

期待される効果の程度ですが，インフルエンザワクチンの場合，毎年流行するインフルエンザウイルスの型が異なるため，そのシーズンのワクチンに含まれるウイルスの型と，同シーズンに流行するインフルエンザの型がどれだけ一致しているか，によります．不活化ワクチンの製造には半年～9カ月ほどかかるため，流行を予測して製造するしかありません．効果の程度の具体的な数字は表1の通りです．あくまで流行株とワクチン株の一致の程度によりますので毎年変化します．

以上から，効果を過大に伝えることはできません．しかし周囲への感染拡大防止のためにも，ワクチン接種はぜひ勧めていきたいところです．

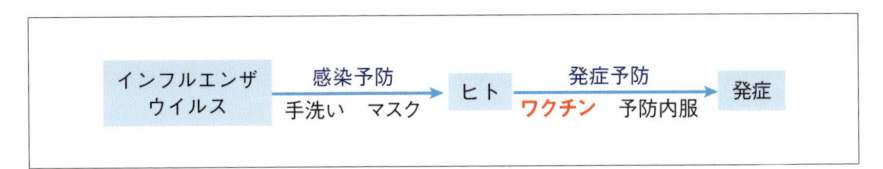

図 ◆ インフルエンザウイルスに対する各感染予防策の意義

表1 ◆ インフルエンザワクチンの効果

健康な成人（65歳以下．ただし妊婦を除く）	
● 検査で診断されたインフルエンザ	59％（95%CI 51〜67）減少 [3] NNV 71 [4]（95%CI 64〜80）
● インフルエンザ様疾患	NNV 40 [4]（95%CI 26〜128）

高齢者	
● 検査で診断されたインフルエンザ	58％（95%CI 34〜73）減少 [5]
● インフルエンザ様疾患	43％（95%CI 21〜58）減少 [5] （ただし集められた研究の質が低く，さらなる研究が求められると結論）
● 肺炎やインフルエンザによる，入院を減少させるというコホート研究（OR 0.86, 95%CI 0.79-0.92）[6] と，減少させないという症例対照研究 [7] がある	

小児	
● 最近10年（2004〜'15年）は10〜60％の効果で，そのうち7シーズンで37％以上の効果であった [8]．喘息の急性増悪を予防するという十分なエビデンスはない．	
● 検査で診断されたインフルエンザ	59％（95%CI 41〜71％）減少　※メタアナリシス [9]
● 検査で診断されたインフルエンザ	59％（95%CI 45〜70％）減少　※4価ワクチンのRCT [10]
● インフルエンザ様疾患	36％（95%CI 24〜46％）減少　※メタアナリシス [9]

注意書きがないものは3価ワクチンの研究．
NNV：number needed to vaccinate（何人に接種すれば，1人の効果があるか）

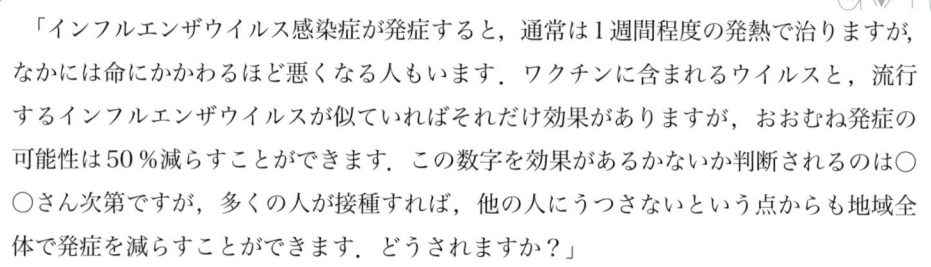

> **💬 私はこう説明しています**
>
> 「インフルエンザウイルス感染症が発症すると，通常は1週間程度の発熱で治りますが，なかには命にかかわるほど悪くなる人もいます．ワクチンに含まれるウイルスと，流行するインフルエンザウイルスが似ていればそれだけ効果がありますが，おおむね発症の可能性は50％減らすことができます．この数字を効果があるかないか判断されるのは○○さん次第ですが，多くの人が接種すれば，他の人にうつさないという点からも地域全体で発症を減らすことができます．どうされますか？」
>
> （今回は効果についての説明の例をあげましたが，患者さんによって接種するかしないか迷っている点は異なります．患者さんのもつ心配を丁寧に聞き出し，情報提供を行いましょう）

2）「子どもを2回も注射に連れてくるのが大変で…．1回じゃダメですか？」：接種回数について

日本では13歳未満の小児は毎年2回，4週間の間隔をあけて接種するのが一般的です．しかし子を持つ親としては2回接種するのはかわいそうという気持ちや，2回も病院に連れて行くのは大変という気持ちも共感できます．では海外ではどうでしょう．

米国予防接種諮問委員会（Advisory Committee for Immunization Practices：ACIP）は，2015年度は以下の指針を出しています [11]．

> - 9歳以上：1回
> - 6カ月以上9歳未満　前年までに2回以上接種している場合　　：1回
> 　　　　　　　　　　前年までに1回未満もしくは不明な場合：2回
> ※接種量：6カ月以上3歳未満 0.25 mL/回
> 　　　　　3歳以上 0.5 mL/回

　カナダでは接種回数は米国と同じですが，接種量は全年齢0.5 mL/回です[12]．

　国によってさまざまな指針があることがわかりましたが，これらの指針もワクチン株の変更に合わせて変わるので，毎年確認しましょう．また日本では添付文書に記載されている方法以外の使用によって発症した副反応については，**救済制度が適応にならない場合もありますので注意が必要です**[13]．これらの情報を本人や保護者と共有し，双方が納得のできるワクチンプラクティスをめざしてください．

> **私はこう説明しています**
>
> 「2回打った方が免疫は強くなります．でも海外では，今まで2回以上打ったことがあれば，1回の接種が一般的です．あとは持病があるかないか，あればどんな病気か，あるいは料金のことであったり，来院されるのが大変かどうかだったり，そのあたりをふまえて一緒に考えていきましょう」

3）「知り合いに，卵アレルギーが心配なら打たない方がいいって言われたんですけど，どうしたらいいですか？」
：卵アレルギーが懸念される場合の接種について

a）アレルゲン量はとても少ない

　皆さんはインフルエンザワクチン接種希望者に卵アレルギーがある場合，どのように対処していますでしょうか？日本で広く接種されている不活化インフルエンザワクチン（inactivated influenza vaccine：IIV）は，鶏卵を利用して製造されているため，微量の卵のタンパク質（主にovalbumin）が含まれていることはよく知られています．しかしその量は，海外の一般的なIIVで300 ng/0.5 mLであり，一般的にアナフィラキシーを起こさないとされている700 ng/0.5 mLという閾値を下回っています．一方，日本で製造された3価IIVのovalbuminは0.1 ng/mL（0.05 ng/0.5 mL）以下と海外のワクチンよりかなり少なくなっています．2015年度から始まった4価IIVのovalbuminの直接計測値はわかっていないものの（2015年12月現在），理論上1.3倍に増えますが上記の閾値に達していないのは当然のこと，海外のワクチンよりもはるかに少ないことには変わりありません．

b) 全例接種が基本

UpToDate® では，卵でアナフィラキシーを起こしたことがある人も含めて，生後6カ月以上のすべての人にワクチン接種を推奨しています[14]．その根拠として，卵アレルギーのある4,172人（うちアナフィラキシー歴513人含む）に3価IIVを接種して重症な副反応はなかったという研究があげられています[15]．一方，連邦機関である米国疾病予防管理センター（Centers for Disease Control and Prevention：CDC）でも上記と同じ研究を提示していますが，実際は卵アレルギー患者にアナフィラキシー反応が発症している報告があることが言及されています．また上記の700 ng/0.5 mLという閾値に関しても，実際はその閾値より低ければ安全であるという明確な根拠はないと指摘しています[16]．

ACIPでは以下の推奨を出しています[16]．

- 卵摂取にて蕁麻疹だけが出たことがある場合：接種後30分間院内で経過観察すること
- 卵摂取にて喘鳴，血圧低下，嘔吐や下痢の症状がみられたことがある場合，アドレナリン（エピネフリン）使用など緊急の処置が必要になったことがある場合：専門医へコンサルト

なお，以前は実施されていた卵アレルギーの人に対するワクチンのスキンテストですが，現在は推奨されていません．

以上，卵アレルギー患者に対してのIIVの安全性の根拠を提示しましたが，**卵が原因ではなくても，ワクチンに含まれるその他の成分でアレルギー反応が起こる可能性はあります**．万が一のために事前の備品の整備〔厚生労働省のホームページで公開されている予防接種ガイドライン（http://www.mhlw.go.jp/topics/bcg/guideline/1.html#8）に示されている救急備品を参照〕と，スタッフの救急時の対応の教育が必要なのは言うまでもありません．

なお，インフルエンザワクチンには生ワクチンがありますが，2015年12月現在では日本で未承認です．これは卵アレルギーのある患者さんには禁忌となっています．輸入して接種している医療機関もあるようですが，万が一接種による健康被害が発生しても救済制度は適応されません．

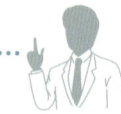

> **私はこう説明しています**
>
> 「インフルエンザワクチンに含まれる卵の成分はとても少なく，特に日本のワクチンではアレルギー反応を引き起こすとされる量の1万分の1程度しか含まれていません．実際卵アレルギーがある人に接種しても問題ないことが海外の研究でもわかっています．ただし，卵ではなくワクチンの他の成分でアレルギー反応が起こることがあるので，接種してから30分程度は院内で様子をみせていただけるとより安全です」

4)「ワクチンに水銀が入っているって本で読みました．大丈夫なんでしょうか？」：チメロサールについて

a) チメロサールの安全基準は？

　IIVには，水銀を含むチメロサール（エチル水銀チオサリチル酸ナトリウム）が入っています．チメロサールの殺菌効果によって，1バイアルから複数回薬液を抜かなければいけないときの薬液感染を予防するためです．しかしチメロサールによってすべてを防げるわけではないので，清潔操作は徹底されるべきです．ではこのチメロサールは人体に影響はないのでしょうか？

　チメロサールに含まれる水銀はエチル水銀です．人体におけるエチル水銀の安全基準は，水俣病の原因である，より毒性の高いメチル水銀の基準が代用されています．いくつかの機関が安全基準を発表していますが，米国環境保護庁（Environmental Protection Agency）が出している参照用量（一生の間，人の集団が毎日暴露を受けても有害な影響のリスクがないと推定される用量）である0.1 μg/kg/日が最も厳しい数字となっています．またエチル水銀の方が毒性が低い理由として，その半減期が1週間未満と，メチル水銀の2カ月よりもとても短いためです．

b) インフルエンザワクチンの安全性は？

　2015年に国内で流通したインフルエンザワクチンの添付文書を確認すると，チメロサールが含まれているものでその量は4〜8 μg/mLでした．代謝によってチメロサールの約50％がエチル水銀になるため，エチル水銀量としては2〜4 μg/mLです．接種量から，3歳未満は0.5〜1 μg，3歳以上は1〜2 μgのエチル水銀が体内に入ることになります．これを体重で換算すると，例えば1歳（平均体重8 kg）では0.06〜0.125 μg/kg，3歳（平均体重13 kg）では0.08〜0.15 μg/kgの量のエチル水銀が1回の予防接種で投与されることになります．つまり，たとえ一生毎日IIVを接種したとしても，エチル水銀よりも毒性の高いメチル水銀の安全基準値程度であるということになります．このような点から，現在のIIVに含まれるチメロサールは大変微量なため安全性に問題はないということになっています．それでもWHOは水銀フリーのワクチンが必要であると言及し，厚生労働省も製薬会社にチメロサールフリーのワクチンの開発を要請しており，実際シリンジタイプのものや，1バイアル0.5 mLのものは，1回で使い切れるためチメロサールを含んでいません．

　なお，2000年にチメロサールによって自閉症が発症するという仮説が発表されましたが，現在では米国医学研究所によってその因果関係は正式に否定されています[17]．

> **私はこう説明しています**
>
> 「インフルエンザワクチンに含まれる水銀はとても微量で，たとえ生涯，毎日ワクチンを打っても健康に被害が出る量には達しません．また水銀にもいろいろ種類があって，ワクチンに含まれる水銀は公害の原因となる水銀よりも毒性が低いことがわかっています．安心して接種できます」

5)「ワクチンの中身が変わったって聞きましたけど何が違うんですか？」
：3価，4価の違いについて

　　2014年度までのインフルエンザワクチンは，A型を2種類，B型を1種類含む3価ワクチンでしたが，2015年度からもう1種類B型を加えた4価ワクチンに変更になったことは現場の皆さまはよくご存知だと思われます．これは，近年インフルエンザの流行は，A（H1N1）およびA（H3N2）に加えてB型である山形系統とビクトリア系統の混合流行が続いているためで，WHOも北半球における2015〜'16年のインフルエンザワクチンを4価で推奨しています[18]．

　　この4価ワクチンの世界的な流れはいつから始まったのかというと，WHOが2013年シーズン（南半球対象）に向けて，従来のA（H1N1）およびA（H3N2），B型2系統からそれぞれワクチン株を推奨したのがはじまりです．米国でも2013〜'14年シーズンから4価ワクチンが製造承認され，世界の動向は4価ワクチンへと移行しています．このような動向から，日本でも4価ワクチンの接種が始まったのです．

> **私はこう説明しています**
>
> 「2014年度までは3種類のインフルエンザウイルスが入っていましたが，2015年度からは4種類に増えています．テレビでも報道されているのでご存知かもしれませんが，インフルエンザウイルスにはA型とB型があって，それぞれにまた何種類かあります．新しいワクチンはA型から2種類，B型から2種類の合計4種類が含まれているので，より幅広いウイルスに対応できる可能性があります」

6)「インフルエンザワクチンと他のワクチンを一緒に打っていいですか？」
：同時接種について

　　どの種類のワクチンを複数同時に接種しても，健康障害の発生割合は基本的に変わりません．そのため世界では同時接種が当たり前であり，最近では日本でも同時接種を希望される親御さんも増えてきました．

　　しかし唯一，IIVと13価肺炎球菌ワクチンの同時接種で，小児の発熱と熱性痙攣の割合が増えることが確認されています[19]．発生割合は2,000〜3,000接種に1例であり，リスクは非常に低いため，ACIPは接種の遅れによる感染症発症のリスクの方が大きいと判断し，同時接種を勧めています[20]．

> **私はこう説明しています**
>
> 「ほとんどのワクチンと同時接種しても問題ありませんが，子どもでは肺炎球菌ワクチンと一緒に打つと発熱や熱性痙攣の割合が増えることがわかっています．と言っても2,000人に1人程度ですので可能性はとても低いです．インフルエンザの流行が予想され

る時期や，すでに接種しているワクチンの状況もふまえて相談しましょう」

（小児の肺炎球菌ワクチンの接種とインフルエンザワクチン接種を検討されている場合，インフルエンザウイルス感染症が流行しだす時期が12月であることや家族内でのイベントごとなどいつまでに効果を発揮させたいのか，あるいは今までの肺炎球菌ワクチン接種状況から，どの程度免疫獲得状態であることが期待できるのかどうかなど総合的に検討しましょう）

❷ 肺炎球菌ワクチンについて患者さんに聞かれることに答えられますか？

1）「肺炎球菌ワクチンは打った方がいいよってお友達に言われたんですが，打ったら肺炎にならないんですか？」：効果について

この質問の答えはもちろん"No"です．肺炎球菌以外の微生物による感染症には何の効果もありません．患者さんにはそう説明しますが，医療者としては肺炎球菌感染症に対して具体的にどのような効果がどれくらいあるのか知っておく必要があります．

a）成人

肺炎球菌ワクチンによって，侵襲性肺炎球菌感染症（菌血症や髄膜炎など，元来無菌である生体部分から細菌が同定される感染症）や，非侵襲性肺炎球菌感染症を予防する効果が示されており，2013年のシステマティック・レビュー[21]では，成人における侵襲性肺炎球菌感染症，全肺炎，全死亡に効果があると結論づけています．しかし他の研究では非侵襲性肺炎球菌感染症には効果がない[22]，あるいはどちらにも効果がない[23]という結果も示されています．この違いは，アウトカムの発生数が少なかったり，肺炎球菌性肺炎と診断をつけるのが困難であるなどの要因が考えられています．しかし日本同様，各国でも高齢者に対する肺炎球菌ワクチンの接種が推奨されているのが現状です．

b）小児

小児にはもともと7価肺炎球菌ワクチン（PCV7）を接種していましたが，現在は13価肺炎球菌ワクチン（PCV13）が使用されています．小児の肺炎球菌ワクチンの効果を示す研究の多くはPCV7によるものですが，PCV13は免疫を引き出す特性としてはPCV7と同等かそれ以上であることが示されているので，同様の効果があると推測されています．具体的な効果として，侵襲性肺炎球菌感染症の減少と肺炎の減少が示されています[24]．以上から，各国で小児へのPCV13の投与が行われています．

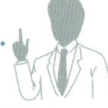

> 💬 **私はこう説明しています**
>
> 「肺炎はいろいろな菌が原因となりますが，このワクチンはそのなかでも一番原因として多い肺炎球菌という細菌に対して効果のあるワクチンです．このワクチンを打つと肺炎球菌による肺炎だけでなく，この菌により発症する髄膜炎などより重い病気になりにくいと言われています」

2）「5年たったら，また打つんでしょうか？」：再接種について

a）再接種の対象者

23価肺炎球菌ワクチン（PPV23）の再接種の対象者に関しては，日本感染症学会が「肺炎球菌ワクチン再接種に関するガイドライン」[25] を以下のように出しています．

> ① 65歳以上の高齢者
> ② 機能的または解剖学的無脾症（例：鎌状赤血球症，脾摘出）の患者
> ③ HIV感染，白血病，悪性リンパ腫，ホジキン病，多発性骨髄腫，全身性悪性腫瘍，慢性腎不全，またはネフローゼ症候群の患者，免疫抑制化学療法（副腎皮質ステロイドの長期全身投与を含む）を受けている患者，臓器移植または骨髄移植を受けたことのある者

またACIPも，免疫抑制状態の患者と，65歳以上の機能的または解剖学的無脾症の患者に対し，初回接種後5年以降に1回の再接種を推奨しています．

いずれの対象者においても，再接種の場合，軽症ですが**局所反応が出やすくなるので，その点は患者さんに説明が必要です**．

b）PCV13との併用

再接種とは少し異なりますが，高齢者に対しPPV23とPCV13を併用することがあるのをご存知でしょうか．日本で65歳以上の高齢者の定期接種となった肺炎球菌ワクチンはPPV23ですが，実は小児の定期接種となっているPCV13も，2014年6月に高齢者に適応が認められました．

ACIPは2014年に，「65歳以上の高齢者に対し，先にPCV13を接種し，その後PPV23を接種する」，つまり2種類のどちらとも接種するよう勧告を出しています[26, 27]（この勧告は2018年に再評価が行われる予定です）．具体的には以下の通りです．

> ・65歳以上で肺炎球菌ワクチンを接種したことがない場合：PCV13を接種し，その後1年以上あけてPPV23
> ・65歳以上でのPPV23接種歴がある場合：PPV23から1年以上あけてPCV13
> ・現在65歳以上で，かつ65歳未満でのPPV23接種歴がある場合：PPV23から1年以上あけてPCV13，その後6〜12カ月あけてPPV23

しかし65歳以上の高齢者全員にPPV23とPCV13の併用を推奨しているのは米国のみで，カナダ[28]，イギリスなどでは免疫不全状態の患者のみ併用を勧めています．日本では，感染リスクの高い患者（特に免疫不全状態の患者）に対してのみPCV13を併用しているのが現状です．

> **私はこう説明しています**
>
> 「接種後5年経過した時点で，65歳以上であったりその他肺炎球菌が感染を起こした場合に重篤になりやすい病気などがあれば，再度接種することが勧められています．また免疫状態が悪い場合は，他の種類の肺炎球菌ワクチンを併用することで，より強い免疫を得る方法もあります」

❸ 曝露後接種

通常，予防接種のタイミングはそれほど厳密なものではありません．しかし曝露後接種に関しては，曝露後の経過時間によって効果が得られる場合と得られない場合があるため注意が必要です．ここでは曝露後接種の効果が認められているワクチンについて，表2にまとめます．いずれも曝露前接種も勧められており，それによって曝露後の負担が軽くすみます．普段からワクチン接種を推奨していくのも私たちプライマリ・ケアや総合診療を担う医師の大切な役割です．

> **症例のその後の経過**
>
> お母さんと相談し，以下の方針となった．
> まずインフルエンザワクチンの効果はワクチン株と流行株の一致具合によるが，幼稚園に通っていること，幼い弟がいることから接種することになった．接種回数だが，お姉ちゃんについては昨年実施しているので1回を希望．弟さんについてははじめてなので2回の接種を希望，肺炎球菌ワクチンとの同時接種については発熱や痙攣の可能性がとても低いとわかり希望された．1回目はお姉ちゃんと一緒に，インフルエンザワクチンと肺炎球菌ワクチンを同時接種し，1カ月後はお姉ちゃんが幼稚園に行っている間に来院され，接種した．

❹ まとめ

ワクチンプラクティスに関してはまだまだたくさん学ぶことがありますが，予防接種の現場では目の前の患者さんが元気であることが多く，緊急性がないためどうしてもその学びは後回しになりやすいと思います．しかしプライマリ・ケアや総合診療を担う医師としては，目の前の患者さんがこれからも変わりなく過ごせるよう，ワクチンプラクティスを積極的に学び地域全体の健康を底上げしていきたいものです．

表2 ◆ 曝露後接種が効果的なワクチン

ワクチンの種類	対象者	接種のタイムリミット	スケジュールと摂取量	効果の程度
水痘ワクチン	曝露前に水痘ワクチン接種2回未満の者	曝露後3日以内	0.5 mL 1回接種	発症予防と重症化予防[29]
麻疹ワクチン	生後12カ月以上[※1]で,曝露前に麻疹を含むワクチン接種2回未満の者	曝露後72時間以内	0.5 mL 1回接種（MRワクチンでも可）	効果がある場合とない場合がある（接触の状況による）[30]
狂犬病ワクチン	曝露前に狂犬病ワクチン**未接種**の者	曝露後24時間以内	曝露後0, 3, 7, 14日目 各1 mL（狂犬病免疫グロブリンも同時に接種）	発症したケースは報告されていない[31]
	曝露前に狂犬病ワクチン**接種済み**の者		曝露後0, 3日目 各1 mL	不明
B型肝炎ワクチン[※2]	抗体不十分の者[※3]（曝露源が確定or不明）	曝露後24時間以内	曝露後0, 1, 6カ月目 各0.5 mL（初回に免疫グロブリンも同時に1バイアル）	HBs抗原陽性妊婦からの周産期感染に対して,ワクチン＋免疫グロブリンで85〜95％の効果[32] 針刺し事故の状況では,グロブリンのみで75％の効果（グロブリン＋ワクチンの効果を示す研究はまだない）
	抗体不十分の者[※3]（曝露源が陰性）		曝露後0日目にワクチン接種 1〜2カ月後に抗体価検査で規定以下[※3]なら1, 6カ月目 各0.5 mL	
	ワクチン不応者[※4]		曝露後0, 1, 6カ月目 各0.5 mL（免疫グロブリンは0日目と1カ月めに各1バイアル）	
	ワクチン接種不明の者 ワクチン未完遂者		曝露後0, 1, 6カ月目 各0.5 mL（初回に免疫グロブリンも同時に1バイアル. ただし曝露源陰性の場合は不要）	

※1 生後6〜11カ月は麻疹に罹患するとより重篤化しやすいため,曝露後接種が実施されることがあります.その場合でも定期接種である12カ月になってから1回,就学前に1回の予防接種は原則実施されます
※2 HBs抗原陽性妊婦からの出生児への対応は,ガイドラインなど参照
※3 HBs抗体≧10 mIU/mLに至っていない者
※4 一連のワクチンコースを2回受けてもHBs抗体が陰性の者
（文献29〜32を参考に作成）

◆ 文 献

1) Loeb M, et al：Surgical mask vs N95 respirator for preventing influenza among health care workers: a randomized trial. JAMA, 302：1865-1871, 2009
2) Aiello AE, et al：Mask use, hand hygiene, and seasonal influenza-like illness among young adults: a randomized intervention trial. J Infect Dis, 201：491-498, 2010
3) Osterholm MT, et al：Efficacy and effectiveness of influenza vaccines: a systematic review and meta-analysis. Lancet Infect Dis, 12：36-44, 2012
4) Jefferson T, et al：Vaccines for preventing influenza in healthy adults. Cochrane Database Syst Rev, 3：CD001269, 2014
5) Jefferson T, et al：Vaccines for preventing influenza in the elderly. Cochrane Database Syst Rev, 2：CD004876, 2010
6) Wong K, et al：Estimating influenza vaccine effectiveness in community-dwelling elderly patients using the instrumental variable analysis method. Arch Intern Med, 172：484-491, 2012
7) Jackson ML, et al：Influenza vaccination and risk of community-acquired pneumonia in immuno-competent elderly people: a population-based, nested case-control study. Lancet, 372：398-405, 2008
8) Centers for Disease Control and Prevention (CDC)：Seasonal Influenza Vaccine Effectiveness, 2005-2015
http://www.cdc.gov/flu/professionals/vaccination/effectiveness-studies.htm
9) Jefferson T, et al：Vaccines for preventing influenza in healthy children. Cochrane Database Syst Rev, 8：CD004879, 2012
10) Jain VK, et al：Vaccine for prevention of mild and moderate-to-severe influenza in children. N Engl J Med, 369：2481-2491, 2013

必読 11) Centers for Disease Control and Prevention (CDC)；Prevention and Control of Influenza with Vaccines: Recommendations of the Advisory Committee on Immunization Practices, United States, 2015-16 Influenza Season, MMWR Morb Mortal Wkly Rep, 64：818-825, 2015
http://www.cdc.gov/mmwr/preview/mmwrhtml/mm6430a3.htm
▶ インフルエンザワクチンについてACIPの推奨などがまとめられ公表された文書です．

12) Public Health Agency of Canada：Canadian Immunization Guide
http://www.phac-aspc.gc.ca/publicat/cig-gci/p04-influenza-eng.php#vacadm
13) 独立行政法人 医薬品医療機器総合機構：医薬品副作用被害救済制度の給付対象
https://www.pmda.go.jp/relief-services/adr-sufferers/0011.html
14) Kelso JM & Wang J：Influenza vaccination in individuals with egg allergy. UpToDate, 2015
15) Des Roches A, et al：Egg-allergic patients can be safely vaccinated against influenza. J Allergy Clin Immunol, 130：1213-1216.e1, 2012
16) Centers for Disease Control and Prevention (CDC)：Prevention and control of influenza with vaccines: recommendations of the Advisory Committee on Immunization Practices (ACIP), 2011. MMWR Morb Mortal Wkly Rep, 60:1128-1132, 2011
http://www.cdc.gov/mmwr/preview/mmwrhtml/mm6033a3.htm?s_cid=mm6033a3_w#Fig2
17) Institute of medicine: Frequently asked questions: thimerosal in vaccines
http://iom.nationalacademies.org/~/media/Files/Report%20Files/2003/Immunization-Safety-Review-Thimerosal---Containing-Vaccines-and-Neurodevelopmental-Disorders/ThimerosalFAQ.pdf
18) World Health Organization：Recommended composition of influenza virus vaccines for use in the 2015-2016 northern hemisphere influenza season, 2015
http://www.who.int/influenza/vaccines/virus/recommendations/2015_16_north/en/

必読 19) Centers for Disease Control and Prevention：Childhood Vaccines and Febrile Seizures
http://www.cdc.gov/vaccinesafety/concerns/febrile-seizures.html
▶ IIVとPCV13の同時接種による副反応の増加が示された研究です．

20) Centers for Disease Control and Prevention (CDC)：Prevention and control of seasonal influenza with vaccines. Recommendations of the Advisory Committee on Immunization Practices--United States, 2013-2014. MMWR Recomm Rep, 62：1-43, 2013
http://www.cdc.gov/mmwr/preview/mmwrhtml/rr6207a1.htm

必読 21) Moberley S, et al：Vaccines for preventing pneumococcal infection in adults. Cochrane Database Syst Rev, 1：CD000422, 2013
▶ 成人の肺炎球菌ワクチンの効果を示す2013年のレビューです．

22) Musher DM, et al：Effect of pneumococcal vaccination：a comparison of vaccination rates in patients with bacteremic and nonbacteremic pneumococcal pneumonia. Clin Infect Dis, 43：1004-1008, 2006

23) Huss A, et al：Efficacy of pneumococcal vaccination in adults: a meta-analysis. CMAJ, 180：48-58, 2009

24) Lucero MG, et al：Pneumococcal conjugate vaccines for preventing vaccine-type invasive pneumococcal disease and X-ray defined pneumonia in children less than two years of age. Cochrane Database Syst Rev, 4：CD004977, 2009

25) 社団法人日本感染症学会 肺炎球菌ワクチン再接種問題検討委員会：肺炎球菌ワクチン再接種に関するガイドライン, 2009
http://www.kansensho.or.jp/guidelines/pdf/pneumoccocus_vaccine.pdf

26) Tomczyk S, et al：Use of 13-valent pneumococcal conjugate vaccine and 23-valent pneumococcal polysaccharide vaccine among adults aged ≥65 years: recommendations of the Advisory Committee on Immunization Practices (ACIP). MMWR Morb Mortal Wkly Rep, 63：822-825, 2014
http://www.cdc.gov/mmwr/preview/mmwrhtml/mm6337a4.htm

27) Kobayashi M, et al：Intervals Between PCV13 and PPSV23 Vaccines: Recommendations of the Advisory Committee on Immunization Practices (ACIP). MMWR Morb Mortal Wkly Rep, 64：944-947, 2015
http://www.cdc.gov/mmwr/preview/mmwrhtml/mm6434a4.htm

28) Public Health Agency of Canada：Statement on the Use of Conjugate Pneumococcal Vaccine - 13 Valent in Adults (Pneu-C-13). 2013
http://www.phac-aspc.gc.ca/publicat/ccdr-rmtc/13vol39/acs-dcc-5/index-eng.php

29) Macartney K & McIntyre P：Vaccines for post-exposure prophylaxis against varicella (chickenpox) in children and adults.Cochrane Database Syst Rev, 3：CD001833, 2014

30) McLean HQ, et al：Prevention of measles, rubella, congenital rubella syndrome, and mumps, 2013: summary recommendations of the Advisory Committee on Immunization Practices (ACIP). MMWR Recomm Rep, 62：1-34, 2013
http://www.cdc.gov/mmwr/preview/mmwrhtml/rr6204a1.htm?s_cid=rr6204a1_w
▶ Effectiveness of MMR Vaccine as Measles Postexposure Prophylaxisの部分を参照

31) Manning SE, et al：Human rabies prevention--United States, 2008: recommendations of the Advisory Committee on Immunization Practices. MMWR Recomm Rep, 57：1-28, 2008
http://www.cdc.gov/mmwr/preview/mmwrhtml/rr5703a1.htm
▶ Effectiveness and Immunogenicity of Rabies Biologicsの部分を参照

32) Schillie S, et al：CDC guidance for evaluating health-care personnel for hepatitis B virus protection and for administering postexposure management. MMWR Recomm Rep, 62：1-19, 2013
http://www.cdc.gov/mmwr/preview/mmwrhtml/rr6210a1.htm?s_cid=rr6210a1_w

Profile

福井慶太郎　Keitaro Fukui
まどかファミリークリニック
家庭医療専門医・指導医
福岡県の小郡市で，外来・在宅医療を展開しています．家庭医療学の実践をご覧になりたい方や，後期研修修了後の指導医養成コースに興味がある方は，ぜひご連絡ください．madoka-fc@snow.ocn.ne.jp

第2章 総合診療医が身につけておくべき感染症の知識

5 感染対策で気をつけている点
~標準予防策と感染経路別予防策

大野直義

> **Point**
> - 医療従事者，患者さん，家族と正しい感染症情報の共有を行うこと
> - 感染対策を行ううえで，基本となるのは標準予防策・感染経路別予防策の理解
> - 実行が可能な感染対策を立てること
> - 感染対策が正しく実行されているかを医療従事者がお互い確認すること

Keyword 標準予防策　感染経路別予防策　情報の共有

はじめに

　感染症に罹患した患者さんが入院された場合，他患者への感染の伝播や，働いている医療従事者への伝播を防ぐため感染対策が必要になります．読者の皆さんは，感染症専門医ではない方がほとんどかと思います．だからこそ，**感染対策の基本や原則に則って対策を考えていくことが重要**だと考えます．本稿では，症例をもとに中規模程度の病院の感染対策を例に解説をしていきます．

症例①

　80歳，男性．7日前からの発熱と咳嗽，喀痰の増加で当院へ紹介．病歴，診察，画像検査の結果から誤嚥性肺炎と診断され，4人部屋に入院．担当医O先生は，アンピシリンスルバクタムで治療を開始．治療経過も順調で，そろそろ退院についての話もしていた矢先，病棟看護師さんより，「昨日の夜から水様下痢が大量に3回ほどあり，本日朝からほとんど食事が摂れなくなっています」と報告があった．担当医O先生は，抗菌薬使用中の下痢であり，*Clostridium difficile*関連下痢症を疑い，トキシンAB検査を提出した．結果は陽性，*Clostridium difficile*関連下痢症と診断しメトロニダゾールで治療を開始した．

症例②

75歳，男性．インフルエンザの流行シーズン．基礎疾患に糖尿病あり．2日前に糖尿病教育目的で入院．本日昼過ぎに38℃の発熱が出現．インフルエンザワクチンは，流行期に入る前に接種を受けていた．発熱の原因精査目的で内科へコンサルトあり．コンサルトを受けたO先生は，診察を行った．病歴で，入院3日前に同居している孫が発熱しており，その子がインフルエンザと診断されていたことを聞き出した．診察では，明らかな所見はなかったものの，インフルエンザ流行期で，孫との接触があることからインフルエンザ迅速検査を行ったところ，インフルエンザA型が陽性だった．

症例③

90歳，女性．日常生活は自立している．2週間ほど前から咳嗽が出現．1週間前から発熱も伴うようになり，自宅近くの医院を受診した．診察と胸部X線にて右下肺野に浸潤影を認めたため，セフトリアキソン（ロセフィン®）1日2gで通院治療を開始したが，咳嗽，発熱は持続するため内科O先生のもとへ紹介．既往歴で，肋膜炎で治療歴があるとのこと．来院後の胸部X線では，胸膜石灰化と右肺野の浸潤影は増強あり．入院での治療が必要と判断したが，既往歴，治療経過から肺結核も鑑別にあげられた．

このような患者さんが入院したら，どのような感染対策を行うか考えてみましょう．

1 感染対策の基本を理解する

感染対策を考えるうえで，理解しておきたいポイントとしては，**標準予防策**と**感染経路別予防策**があげられます（表）．まずは，この2つについて理解をしましょう．

1）標準予防策

すべての血液，体液（汗を除く），排泄物，粘膜，正常でない皮膚は感染性があると考え，直接接触することを避ける．

2）感染経路別予防策

① **接触感染予防策**：患者さんや患者環境に直接・間接的に接触することによる微生物伝播を防ぐ
② **飛沫感染予防策**：呼吸器分泌物が，気道粘膜に接触することで発生する微生物伝播を防ぐ
③ **空気感染予防策**：空気中に長時間浮遊する飛沫核による微生物の伝播を防ぐ

表 ● 標準予防策と感染経路別予防策

	標準予防策	接触感染予防策	飛沫感染予防策	空気感染予防策
対象	患者の血液，体液，排泄物，粘膜に触れる場合	多剤耐性菌，ノロウイルス，Clostridium difficile，疥癬など	インフルエンザウイルス，アデノウイルス，百日咳，髄膜炎菌など	結核，麻疹，水痘など
手指衛生	生体物質に触れた後，手袋をはずした後，患者に触れた後			
手袋	生体物質に触れる場合	入室時に着用する	標準予防策に準じる	標準予防策に準じる
ガウン	衣服や露出した皮膚に生体物質が接触することが予測される場合	入室時に着用する	標準予防策に準じる	標準予防策に準じる
マスク	気管挿管で生体物質が顔面に飛ぶことが予想される場合	標準予防策に準じる	入室時に外科用マスクを着用する	入室時にN95マスクを着用する
ゴーグル	気管挿管などで生体物質が顔面に飛ぶことが予想されるとき			
病室	—	可能な場合は個室．個室がなければ，同じ病原体をもっている患者を同室とする	可能な場合は個室．個室がなければ，同じ病原体をもっている患者を同室とする	空気感染隔離室．上記設備がない場合，通常の個室で隔離する．ドアを閉め，患者に外科用マスクをつけてもらう

（文献1を参考に作成）

2 症例への感染対策について

　　診断もしくは疑われている感染症がどの経路により起こるのかを把握し，3症例への感染対策を考えていきましょう．

1）症例①：入院中の患者さんが Clostridium difficile 関連下痢症を発症したら

① まずは周囲の状況を確認してみましょう．

　同室，同じチーム，同一病棟の患者さんに下痢をしている人がいないでしょうか．

② 周囲に下痢をしている患者さんがいなければ，周囲に伝播させないように感染経路別の対策をたてましょう．

　Clostridium difficile は芽胞を形成するため，一般にアルコール消毒は無効とされています．したがって，手指衛生がアルコール消毒のみでは不十分であり，医療従事者も含めさまざまな人の手を介して他の患者さんへ伝播する可能性があります．

　この症例①では，Clostridium difficile 関連下痢症に対しての治療も重要ですが，感染を伝播させないように接触感染予防策が必要となります．接触感染予防策が必要だとわかれば，担当医である皆さんは，患者さんにかかわりのある家族，看護師，理学療法士に接触感染が必要である状況を説明し，チームが正しい感染対策を理解し，実践していけるように指示をしましょう．

> **感染対策：接触感染予防策**
> - 病棟スタッフで感染症発生の情報を共有
> - 可能であれば個室へ移動（そのときの病棟の空床状況も関係してくると思います．病棟管理をされている看護師長さんと情報共有し，ベッドコントロールを行います）
> - 診察，処置時は手袋，ガウンの着用
> - 診察や処置後は**アルコール消毒**だけでなく**石鹸，流水での手洗い**を行うことを徹底
> - 上記が正しく実行されているかどうか，お互いにチェックしましょう

2）症例②：入院中の患者さんがインフルエンザと診断されたら

① まずは周囲の状況を確認してみましょう．

　インフルエンザウイルスの潜伏期間は1〜4日間と言われています．今回の症例は，入院2日目に発熱しています．入院後に接触のあった医療従事者，同室者には発熱の方はいませんでした．インフルエンザウイルスのように感染してから潜伏期間のある感染症については，潜伏期間を遡っての病歴確認が必要になります．

② 周囲に伝播させないように感染対策を考えてみましょう．

　インフルエンザウイルスは，咳やくしゃみの際に発生する飛沫を介して伝播させる飛沫感染です．

> **感染対策：飛沫感染予防策**
> - 病棟スタッフで感染症発生の情報共有
> - インフルエンザウイルスは飛沫感染であることから，**患者さんにはサージカルマスクを着用**してもらい，すみやかに個室に移動します．医療従事者もサージカルマスクを着用（退院が可能な状態であれば自宅への退院も検討します）
> - 接触のあった医療従事者，同室者については，その後の発熱の有無や症状の変化がないか，潜伏期間の間確認を行います
> - 流行期には，面会者の体調にも注意をしてもらうように周知します．体調不良時には面会を控えていただくように説明を行います．呼吸器症状がある方にはサージカルマスクの着用をお願いします
> - 咳エチケットや正しいマスクの着用ができているか，スタッフ同士で確認を行います

3）症例③：肺結核の疑いのある患者さんが受診し入院することになったら

① まず周囲の状況を確認してみましょう．

　結核は，感染して数日で発病することはありませんが，家族内でこれまでに結核の罹患者がいないかどうかの確認，また同じように咳や発熱といった症状の人がいないかどうか確認をします．

② 現時点では，肺結核の疑いがあるということで感染対策を考えてみましょう．

当院でも高齢者の入院患者さんは増加の傾向にあります．日本は結核の中蔓延国となっており，年間1万9,000人の新規の結核患者登録があるとされています（2014年度）．日本の肺結核の疫学的な特徴としては，かつて結核が蔓延していた時代に罹患したが発病せず，高齢となって発病したと考えられる65歳以上の方の罹患率が高いことです．また地域差があり首都圏，中京，近畿地方での罹患率が高くなっています[2]．肺結核の診断は，難しいケースも多く，疑いのある場合には排菌がないことが確認できるまでは個室での隔離が必要になります．

> **感染対策：空気感染予防策**
> - 病棟スタッフと，肺結核の疑いのある患者さんが入院することを情報共有（当症例の場合は紹介元の医院のスタッフとも情報共有）
> - 結核菌は，空気感染であることから，**疑った時点で患者さんにはサージカルマスク**を着用してもらいます．また対応する**医療従事者はN95マスク**を着用します
> - 外来の時点で疑われれば，その時点で個室に隔離をします．入院の場合には空気感染隔離室へ隔離を行いますが，当院には空気感染隔離室はありません．このため，個室へ入院します．**個室のドアは閉めます**（病院ごとにルールがあると思いますので確認をしてください）
> - 病棟へ入室後も患者さんにはサージカルマスクを着用してもらいます
> - 医療従事者は，N95マスクが正しく着用できているか確認します（N95マスクを着用し，息を吐いてみてマスクの周囲から息がもれないか確認）
> - 3日間連続で喀痰を提出し，排菌がないことを確認します（1回はPCR法でも提出）．提出された喀痰が評価に値する喀痰かどうかも重要です
> - 喀痰検査で3日間排菌がなければ，隔離解除にしますが，**臨床的に結核の可能性が残る場合には，そのまま隔離を継続**します

③ まとめ

今回，入院を想定した病院という場での感染対策について3症例をもとに解説しました．感染対策は，診療を行っている場所（診療所なのか病院なのか，病院であれば規模），感染症の流行状況により使用できる医療資源が異なることもあり，それぞれの施設でその時に利用できる医療資源を確認しながら感染対策を考えていくことになります．

感染対策のポイントとして，標準予防策と感染経路別予防策をあげましたが，標準予防策については感染症の有無にかかわらず，**日頃から意識をして行っていなければ，疎かになってしまいがちです．無意識のうちに実行できるようになるように，くり返し意識づけしてくことが重要で，気がついたときにはその都度**スタッフに説明，指導していくことが重要だと考えています．

診療を行っていると，診断や治療といったところに目がいってしまいがちですが，感染症の場合には，**感染対策を考えるところまでが治療の1つと考えていくことが大切です**．

◆ 文 献

1) 遠藤和郎：感染管理の基本である標準予防策と感染経路別予防策を徹底する．レジデントノート増刊，12：1020-1025，2010
2) 厚生労働省：平成26年結核登録者情報調査年報集計結果
 http://www.mhlw.go.jp/bunya/kenkou/kekkaku-kansenshou03/14.html
3) 「感染症レジデントマニュアル 第2版」(藤本卓司/著)，医学書院，2013
 ▶ 感染症診療全般について，コンパクトにまとめられています．感染対策について，全体を理解するのに役立ちます．
4) 日本環境感染学会：教育ツール Ver.3.1
 http://www.kankyokansen.org/modules/publication/index.php?content_id=13
 ▶ 感染対策の詳細を理解するのに役立ちます．PDF版は無料で利用することができます．

Profile

大野直義　Tadayoshi Ohno
国立病院機構 長崎医療センター 総合診療科
専門：内科
現在の病院に病院総合医として勤務して10年が経過しました．これまでに感染症のみならず，多くの疾患を経験させていただきました．しかしいまだ日々の診療では，知らないことや，新たな発見があり，初期・後期研修医の先生たちと勉強の毎日です．

第3章 総合診療でよくある悩ましい状況における感染症診療

1 高齢者の感染症（病院編）

山梨啓友，前田隆浩

Point
- 症状や所見が非典型的である高齢者の感染症こそ，感染症アセスメントの基本に忠実に
- 高齢者総合的機能評価（CGA）はバイタルサインと同様に重要
- 高齢者の栄養障害は死亡のリスクとなるが，治療可能な病態を評価して介入することが重要

Keyword 高齢者　高齢者総合的機能評価（CGA）　簡易嚥下誘発試験　栄養障害　不適切処方　トランジション　終末期ケア

症例

特別養護老人ホームに入所中の84歳の女性が，8日前からの37℃台の発熱，湿性咳嗽を認め，かかりつけの診療所に受診した．患者さんは以前より診療所で肺非結核性抗酸菌症の管理をされており，シタフロキサシン（グレースビット®）1回100 mg 1日1回が処方された．その後，咳嗽，呼吸状態が悪化し，再診時に低酸素血症（SpO$_2$ 80 %），胸部X線で右肺野に広範な浸潤影を認めて当院に入院加療のために紹介された．患者さんはこれまで肺炎での入院を3度くり返していた．

入院時の評価としてはどのようなことが必要でしょうか．

1 高齢者の感染症アセスメントの進め方

　高齢者の感染症は臨床症状が典型的でないことがあるため，非特異的な食欲低下や転倒などのエピソードが数少ない手掛かりになることがあります[1]．例えば，高齢者の肺炎では，典型的な気道症状が乏しい一方で，45 %でせん妄が認められたという報告があります[2]．したがって，非典型的であるからこそ高齢者の**感染症の診断プロセスは一定の手順に沿って戦略的に行う必要があります**．私が大学病院の感染症のコンサルト業務を経験させてもらった際に教わったアセスメントの方針を表1に示します．

　基本戦略の1stステップは，診察前に診療録から病歴を短時間で把握し，必要最小限の臨床情報を収集し，まとめる作業です（図1）．2ndステップは，病歴聴取・身体診察を行い，初期対応と治療方針を決定します．症例のように肺炎を疑う場合は，血液培養を2セット以上，喀

表1 ◆ 感染症アセスメントの基本戦略

1st ステップ
❶ 抗菌薬投与のための基礎情報を把握する
❷ 免疫不全があるか考える
❸ 抗菌薬投与歴，培養結果を把握する

2nd ステップ
❹ 感染臓器をつきとめる（身体所見，検査結果，画像所見）
❺ 感染臓器に移行性がよく，想定する菌に効く抗菌薬を選ぶ

（長崎大学感染症内科 齊藤信夫先生研修用スライドを一部改変して転載）

痰グラム染色，喀痰培養，胸部X線撮影などの検査，呼吸器以外の熱源として頻度の高い尿路感染症やカテーテル関連血流感染，創部感染などの評価を行います．**深部静脈血栓症，肺塞栓症，薬剤熱（特に抗菌薬），相対的副腎不全などの非感染性疾患による発熱**も鑑別が必要です．次に，1stステップの情報とグラム染色検査などをもとに，感染臓器をつきとめます．感染症の診断に到達した後は，感染臓器に移行性がよく，想定する菌に効く抗菌薬を選びます．投与量は「サンフォード感染症治療ガイド」（通称：熱病マニュアル）等を参考にして腎機能補正をします．筋肉量が少ない高齢者や女性では，Cockroft-Gault式のeGFRは実際よりも高めに出ることがあり，日本人向けGFR推算式を合わせて使用することもあります[4]．

❷ 高齢者の肺炎の診断・治療・予後

高齢者における市中肺炎についてですが，原因微生物は*S. pneumoniae, H. influenzae, L. pneumophila, M. catarrhalis, Klebsiella* spp., *S. aureus* などが知られています[5]．誤嚥性肺炎では，通常グラム染色ではpolymicrobial patternであり，グラム陰性菌，*S. pneumoniae*, *S. aureus*, 口腔内常在の連鎖球菌など多菌種がみられます．したがって高齢者の市中肺炎の診断においてはグラム染色所見で原因微生物を確定することが難しい点，**喀痰培養で反映されにくい嫌気性菌や肺結核も考慮しなければならない点に注意します**．投与すべき抗菌薬は嫌気性菌をカバーしているスルバクタム・アンピシリン（ユナシン®-S，1.5～3gを6時間ごと）やタゾバクタム・ピペラシリン（ゾシン®，4.5gを6～8時間ごと）を選択することが多く，緑膿菌をカバーするかどうかでこれらを使い分けています[6]．例えば，グラム染色で緑膿菌を疑った場合はゾシン®などを使用します（「第2章-2．抗菌薬」も参照のこと）．

医療・介護関連肺炎（nursing and healthcare-associated pneumonia：NHCAP）は，市中肺炎（community-acquired pneumonia：CAP）と院内肺炎（hospital-acquired pneumonia：HAP）の中間的な位置づけであり，介護施設の入所者，90日以内の退院歴，介護を必要とする高齢者などが含まれます[7]．治療選択において緑膿菌，MRSA，ESBL産生腸内細菌などの薬剤耐性菌を考慮する必要があり，薬剤耐性菌のリスク因子は過去90日以内の2日以上の抗菌薬使用歴と経管栄養を施行中などとされています．実際の臨床では，図1の【基礎疾患】，

図1 ◆ 感染症アセスメント1stステップ：アセスメント項目の説明と診断録記載例

抗菌薬投与のための基礎情報
抗菌薬投与を決める際にベースラインの情報として必要な体重，腎機能障害※，肝機能障害（肝硬変，慢性肝炎など），抗菌薬アレルギーの有無を確認します．

基礎疾患
糖尿病，慢性腎臓病（CKD），癌・血液腫瘍，ICU入室患者，免疫抑制薬を服用する疾患（移植後など），膠原病などの疾患を確認します．
視点としては，
- 疾患に伴う免疫不全を物理的バリアの障害（ルート，外傷／手術／熱傷，NGチューブ，化学療法など）
- 管腔の通過障害（腹部手術，癌による閉塞，誤嚥など）
- 好中球減少・機能低下（糖尿病，担癌患者，免疫抑制薬，ステロイドなど）
- 細胞性免疫不全（免疫抑制薬，固形臓器移植後，HIV/AIDSなど）
- 液性免疫不全（脾臓摘出など）

のように整理します[3]．

【患者】69歳男性

・**抗菌薬投与のための基礎情報**
体重44.8 kg，eGFR 104 mL/分，肝機能障害なし，抗菌薬アレルギーなし

・**基礎疾患**
慢性腎不全，アレルギー性紫斑病，関節リウマチ，ステロイド内服あり，DM（－），CKD（－），担癌（－），ICU入室患者（－），免疫抑制剤（＋），膠原病（＋），術後鎮静による誤嚥のリスク（＋）

【病歴】
入院第3病日頸椎ヘルニアに対して，前方固定術を使用された．術後翌日，頸椎固定，術後鎮痛薬の影響かやや傾眠傾向であったが，経口摂取開始．
術後より発熱持続，咳嗽軽度，黄色の喀痰が吸引される．

【抗菌薬投与歴】
x月yy～zz日 周術期 CEZのみ

【微生物学的検査結果】
これまで培養提出なし，MRSAの既往なし

【検査結果，画像所見】
尿検査：WBC（－），グラム染色菌（－）
L/D WBC 6,200/μL，CRP 16.97 mg/dL

【人工物・創傷】
創部，末梢カテーテル ⇒ 感染所見なし

病歴
症状発症からの一般的な病歴を確認します．

抗菌薬投与歴
先行投与された抗菌薬があれば，診察時までの投与された抗菌薬名，用量，投与期間などを列挙します．直近ではなくても数カ月内に投与されているものがあれば考慮します．

微生物学的検査結果
検査日時，喀痰塗抹（グラム染色，抗酸菌塗抹所見など），喀痰・尿・血液などの培養検査，同定された菌種，抗菌薬感受性，ほか各種微生物学的検査を列挙します．

検査結果，画像所見
血液検査やX線・CT検査などで主要なもののみ確認します．

人工物・創傷
転倒・交通外傷などでの外傷や褥創があれば創部の部位と状態，中心静脈カテーテルや人工関節置換術，弁置換術などによる異物，人工呼吸器管理下であれば挿管管理となった日時を確認し，局所の状態を評価します．

※Cockroft-Gault式でのeGFRと合わせ日本人向けGFR推算式も使用することもある
日本人向けGFR推算式：eGFR（mL/分/1.73m^2）＝194×Cr$^{-1.094}$×年齢$^{-0.287}$（女性は×0.739）
（長崎大学感染症内科 齊藤信夫先生研修用スライドを一部改変して転載）

【病歴】，【抗菌薬投与歴】の情報を重視して重症度に合わせた抗菌薬の選択をしています．
　重症度・予後予測指標については，肺炎重症度分類（the pneumonia severity index：PSI），CURB-65，A-DROPなどがありますが，治療の場や治療方針を決定するにはこれらの指標だけでは十分ではありません．高齢者の肺炎では，肺炎そのものの重症度だけでなく，肺炎発症前の患者さんの背景因子をよく評価することが大切だと思います．次に，背景因子の評価に役立つアセスメントの方法を紹介していきます．

❸ 高齢者総合的機能評価（CGA）

　高齢者の感染症アセスメントにおいては，疾患そのもののアセスメントに加えてもともとの患者さんのもつ機能面のアセスメントも行う必要があり，その方法として高齢者総合的機能評

表2 ◆ 高齢者総合的機能評価(CGA)の評価項目

1) 身体疾患評価	
i. 併存症の評価	脳血管疾患の既往,アルコールや薬物のアドヒアランス,転倒や骨折の既往,失禁の有無.薬剤情報や複数の医療施設での分断した医療情報の統合は重要.
2) 身体・生活機能評価	
i. 身体機能評価	移動能力評価: 　通常歩行速度(0.8〜1.0 m/秒以下 虚弱リスク)やGet Up and Go testが便利 視聴覚機能:白内障や難聴などの有無 嚥下機能評価:構音障害,嚥下障害の有無(後述のSSPTなど)
ii. 基本的日常生活動作 (basic activities of daily living:BADL) 〈DEATHと覚える〉	D:dressing(更衣) E:eating(食事) A:ambulating(移動) T:toileting(排泄) H:hygiene(入浴,歯磨き)
iii. 手段的日常生活動作 (instrumental activities of daily living:IADL) 〈SHAFTと覚える〉	S:shopping(買い物) H:housework(掃除などの家事) A:accounting(服薬管理,金銭管理) F:food preparation(食事の支度) T:transport(外出移動)
3) 精神状態の評価	
i. 認知機能	mini-mental state examination(MMSE):30点満点中23点以下は認知症の疑いあり 改訂長谷川式簡易知能評価スケール(HDS-R):30点満点中20点以下は認知症の疑いあり
ii. 抑うつ	老年期うつ病評価尺度 geriatric depression scale 15(GDS15): 15点満点中5点以上がうつ傾向,10点以上がうつ状態
4) 社会・環境要因の評価	
i. 家族図,家庭環境	本人,家族の意思決定の進め方や意向(advance directive) 病院と自宅との距離,交通アクセス
ii. 家族/公的介護支援体制	同居家族の有無,介護保険サービス,障害認定区分 自宅近隣の在宅支援診療所の有無,訪問看護ステーションの有無
iii. 経済状態	入院費の支払いが可能か,介護保険サービスの利用が可能かどうか(経済的問題があればメディカルソーシャルワーカーと相談して対応を考慮)

(文献9を参考に筆者作成)

価(comprehensive geriatric assessment:CGA)があります.**CGAは多職種チームによる診断・治療の一連のプロセス**を言い,加齢に伴う生物医学的問題,心理社会的問題に対して包括的な介入を行います.CGAの有効性はランダム化比較試験でも検証されており,1,388人の65歳以上の高齢者を対象にした試験で,通常入院加療群に比べてCGAを加えた群でSF-36で評価した退院時の機能的尺度が有意に高く,1年後も機能的尺度が高かったと報告されています[8].

CGAの進め方は,対象者をスクリーニングし,問題点とその背景を探り,介入プランに沿って実行するという一連のプロセスを定期的に行います.評価すべき尺度としては,身体疾患評価,身体・生活機能評価,精神状態の評価,社会・環境要因の評価の4つの側面で評価します(**表2**).CGAの具体的な進め方ですが,形式にこだわる必要はなく,できるところからはじめてよいと思います.実際に老年科病棟の入院患者,外来リハビリ患者,在宅ケアでのプログラ

簡易嚥下誘発試験は患者の嚥下障害を大きく，誤嚥リスクなし，リスクあり，精査必要の3群に分け，その後の対策を立てるのに有効である．

〔方法〕

患者を仰臥位にして，一側の鼻腔から細いチューブ（通常は内径1mmくらいの小児栄養チューブを使用：アトム栄養カテーテル®，サイズ5Fr40 cm）を上咽頭に約13 cm挿入

↓

呼気終末に合わせて蒸留水もしくは生食を1～2秒で一気に注入して，嚥下反射の有無を観察する．第1段階は0.4 mL，第2段階は2 mLを使用し，注入から嚥下が出現するまでの時間を測定し，3秒以内であれば正常とする．（健常者で1.7+/− 0.7秒）

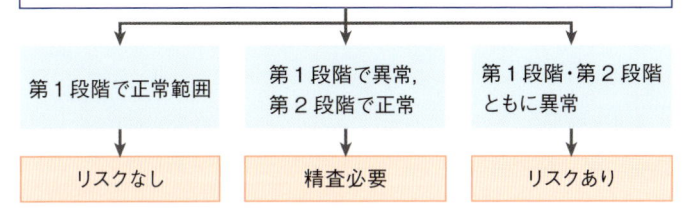

第1段階で正常範囲	第1段階で異常，第2段階で正常	第1段階・第2段階ともに異常
リスクなし	精査必要	リスクあり

蒸留水0.4 mLまたは2.0 mL
経鼻細管
嚥下運動の観察

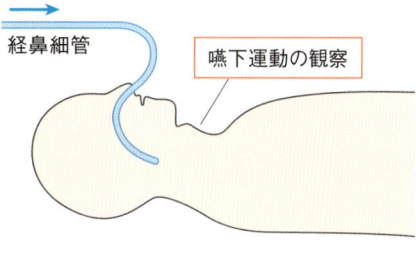

図2 ◆ 簡易嚥下誘発試験（SSPT）
（文献10～12を参考に作成）

ムなど国や地域の実情に合わせてさまざまに行われているようです．一般病院の急性期入院の場合，入院早期（一週間くらい）を目処にCGAをスタートして担当するケアスタッフとカンファレンスで情報共有をしています．医師個人で行ってもよいですが，看護師，理学療法士，栄養士，薬剤師，介護支援専門員などを含めたチームでアセスメントをする方が多面的な評価がしやすく，介入にも幅が出ます．

❹ 嚥下障害の評価

　　誤嚥性肺炎の高齢者だけでなく，急性期入院の高齢患者では脳血管疾患・認知症の既往を確認し，意識障害やせん妄などの評価を適切に行い，これらのリスクがある患者さんには嚥下機能の評価を行うことが必要です．嚥下機能の評価は，リハビリテーション専門医や言語聴覚士，摂食嚥下認定看護師などの専門スタッフがいる施設では容易ですが，こうしたスタッフがいない場合は，医師が適切に評価しなければなりません．**反復唾液嚥下テスト（repetitive saliva swallowing test：RSST，空嚥下を反復させ30秒間に喉頭の挙上運動の回数を数える．2回以下はハイリスク）や簡易嚥下誘発試験（simple swallowing provocation test：SSPT，図2）は，安全にベッドサイドで行うことができる簡易検査方法**です[10～12]．

表3 ◆ 高齢者の意図しない体重減少の原因

- 薬剤（例：ジゴキシン，テオフィリン，SSRI，抗菌薬）
- 精神疾患（例：大うつ病，アルコール使用障害）
- 家族との死別，社会的孤立
- 摂食嚥下障害
- 口腔内の問題（例：口腔内乾燥症，歯の喪失，義歯の不適合）
- 感染症（例：結核，慢性下気道感染症，胆嚢炎）
- 認知症
- 内分泌疾患（高カルシウム血症，副腎機能低下症）
- 消化器疾患（食道狭窄症，グルテン性腸症）
- 食事内容に伴う問題（例：過度な塩分制限，低脂肪食）

（文献14を参考に作成）

5 栄養障害の評価

　高齢者の入院診療で見過ごされがちな点として，栄養障害があります．基本的な栄養障害のスクリーニングは，入院時にすべき項目です．高齢者においては栄養障害の指標として，意図した減量ではなく体重が1年で5〜10％以上の減少を認めるときは，死亡リスクが上がる重要な所見と考えます[13]．**意図しない体重減少の原因は表3のように生物学的，精神的，社会的などさまざまであり**[14]，多面的な評価と介入が重要となります．治療可能な原因では，老年期うつ病の頻度が最も高く，その他に薬剤性の食欲低下，社会的孤立・介護者の不在によって食事の支度や適切な食事形態を用意できないこと，口腔ケアや義歯のトラブルによる食欲低下などがあります．

6 トランジションに関する問題

　高齢者では，入退院時や施設入所などを契機に医療提供者が交代（トランジション）し，薬剤処方やケアにおいて問題が発生することがあります[15]．トランジションに起因する問題は，いくつかの点に留意することで回避することができます．"トランジションをスムーズに行うためのtips"を下記にまとめました[16]．

1）不適切処方の見直し

　入院中には病状の変化に伴って処方薬を変更する機会があるため，不適切処方（多剤投薬など）に介入するよい機会です．不適切処方のエビデンスは多く，処方薬剤が多ければ多いほど，薬剤の不適切処方につながり[17, 18]，薬剤アドヒアランスを低下させ[19, 20]，薬剤の有害事象が起きやすいことがわかっています[21]．特に感染症患者では，抗菌薬を用いることが多いため，抗凝固薬や免疫抑制薬などとの薬剤相互作用に注意が必要です．筆者は入院時と退院時に処方薬の見直しをしています．

2) 情報の継続性

入院時に患者さんがかかわる医療施設の情報を集めることで，情報の一元化をする役割が果たせます．退院時にはかかわる医療施設に情報を提供することがより重要です．重要ですが忘れられがちな点は，容易に文章にして提供できる診断名や治療内容だけではなく，精神的な変化，社会的背景，治療に対して患者さんと治療者がめざすゴールについての情報の共有です．通常これらの情報は文章にすると伝わりにくい性質があるため，必要に応じて退院時カンファレンスや電話での連絡時に伝えることも行っています．

3) 患者さんや家族のセルフケア能力を高める

患者さんや家族が病状について理解していることや治療内容に積極的にかかわることで頻回の救急外来受診などを避けることができます．患者さんや家族，さらには在宅を支援する訪問看護師や介護福祉士などへの説明においては，診断名，担当医との連絡や受診の方法，退院直前のCGAなどの結果，退院後に自分でモニターすべき項目と判断の目安は伝えるようにしています．例えば冒頭の例では，「栄養状態の改善は大切です．小さめのスプーンを使ってゼリーなどの飲み込みやすい食べ物を食事の合間にも用意してみてはいかがですか」と患者さんや家族に提案しました．

4) 他科との役割分担について

複数の専門科との併診が多く，役割を明確にすることは患者さんのメリットになります．例えば，パーキンソン病で神経内科に通院していた患者さんが肺炎で内科の一般病棟に入院したものの，退院時にADLが下がり通院が難しくなったような場合は，神経内科では抗パーキンソン病薬を調整してもらい，総合診療科では感染病治療が終了する際のADLの低下を予測して専門科と連携をとることで，通院回数を減らすための調整や，在宅医療への切り替えのタイミングなどの認識を共有することができます．

7 高齢の死にゆく誤嚥性肺炎患者への対応

くり返す誤嚥性肺炎では，死の転機をたどることも少なくありません．しかし認知症，心不全，呼吸不全などの非がん疾患患者においては，治療反応性や予後を予測することは難しいため[22]，終末期の診断は簡単ではありません．日本老年医学会は，患者さんの尊厳を損なったり，苦痛を増大させる治療を差し控えることや治療から撤退することも"最善の医療"の選択肢の1つであり，死にゆく患者さんや家族へ緩和医療を提供することは，非がん疾患患者においても適用されるべきであると表明しています[23]．日本で肺炎は死因の第3位[24]であり，このなかで嚥下関連肺炎は最多と報告されており[25]，死にゆく誤嚥性肺炎の患者さんや家族に適切な終末期ケアを提供することは重要です．病院内で終末期医療を開始し，ケアを提供する際には，患者さんへの情報提供による本人の意思決定，多職種チームでの判断，専門家委員会の設置などが推奨されています[26]．事前指示を通じて本人の意思決定を支援することは，総合診療医の重要な役割となります．

症例の経過・その後

入院時に咳嗽，低酸素血症，炎症反応上昇が認められ，胸部X線では右中肺野を中心に新規の浸潤影，動脈血ガスでは2型呼吸不全を認めた．過去の喀痰抗酸菌培養検査で，*M. intracellulare* が同定されていたが，今回の入院時は，抗酸菌塗抹検査は陰性，PCR検査も陰性だった．喀痰のグラム染色では好中球を多数認め，polymicrobial patternの所見だった．くり返す肺炎のエピソードと喀痰グラム染色所見から誤嚥性肺炎を疑い，酸素投与，ユナシン®-S（1.5 gを6時間ごと）で治療した．

CGAの結果は，入院前のADLは不安定性があるものの，杖を使用して自力で歩行ができ，更衣は自立，入浴は介助が必要だった．薬剤管理については，視力低下があったが，服薬カレンダーから確実に内服することができていた．施設内の友人とのコミュニケーションもよくとれ，頻回に面会に来る娘たちとの関係も良好だった．抑うつ傾向はなく，認知機能はMMSE 21点，介護保険は要介護2．施設内での食事については利用者に合わせた個別対応は難しい事情があり，本人の嚥下状態に合わせた食事内容は提供できていなかった．入院時は，呼吸困難のためにベッド上からほとんど動くことはできず，せん妄による軽度の見当識障害をきたしていた．

嚥下機能評価として，RSSTとSSPTを行ったところ，RSSTは2回/30秒，SSPTは第1段階で3.4秒（3秒以内），第2段階で1.6秒であったので，嚥下障害の精査が必要と判断した．嚥下内視鏡を行い，ゼリー食では明らかな誤嚥はなかったものの，ペースト食では咽頭残留がみられた．ゼリー食を開始し，入院中に誤嚥を起こすことなく摂食できた．

栄養状態については，患者さんは1年前に体重34 kg，BMI 15.2だったが，今回の入院時には27 kg，BMI 12.3と20.7％もの体重減少があった．原因として，慢性下気道感染症によるエネルギーの消耗と，施設の食事が本人の嗜好や嚥下障害の程度に合っていないことなどによる栄養摂取量不足が考えられた．入院期間中に栄養状態改善のために，一時的に経鼻栄養を行うことを考えたが，本人と娘さんの意向はあくまで経口での食事摂取が希望であった．そこで，NSTチームに介入依頼をして，栄養管理プランに沿って点滴脂肪製剤，タンパク含有経口ゼリー食の補助食を追加した．これにより，目標栄養量を達成し，入院中に体重が増加に転じた．

誤嚥性肺炎の治療が順調に進み，施設に退院するにあたって，栄養障害の対処方法を施設でも実践してもらうため，退院時カンファレンスを開きました．施設の管理栄養士，介護支援専門員，介護福祉士らに同席してもらい，施設での食事内容は，ゼリー食を中心に一部ペースト食，水分のとろみ剤使用，間食のゼリー食やプリンなどを用いて施設でも対応できる栄養管理計画に修正して，無事に退院できた．

8 まとめ

高齢者の感染症治療においては，非典型的な症状を示し，併存症に由来する非感染症を鑑別しなければならないため，感染症アセスメントの基本戦略に則って診療を進めることが重要です．さらに，入院の初期段階から，身体機能・認知機能・支援体制，栄養障害や嚥下障害を含めた包括的な高齢者総合的機能評価を行い，退院時の機能低下が最小限になるように多職種チームで対応していくことが肝心です．また，退院時の状態に合わせた適切なケア体制を視野に入れ，退院時カンファレンスなどを通じて正確な情報伝達や，不適切処方の見直しを行うこともスムーズなトランジションを達成するためのコツと言えます．

◆ 文　献

1）Henschke PJ：Infections in the elderly. Med J Aust, 158：830-834, 1993
2）Marrie TJ：Community-acquired pneumonia in the elderly. Clin Infect Dis, 31：1066-1078, 2000
必読 3）「免疫不全者の呼吸器感染症」（大曲貴夫，他/編），南山堂，2011
▶ きわめて良書です．高齢者で免疫抑制剤の使用頻度が以前より高いと思いますので，今後プライマリケア領域でも必要な知識と言えます．
4）Matsuo S, et al：Revised equations for estimated GFR from serum creatinine in Japan. Am J Kidney Dis, 53：982-992, 2009
5）Takaki M, et al：High incidence of community-acquired pneumonia among rapidly aging population in Japan: a prospective hospital-based surveillance. Jpn J Infect Dis, 67：269-275, 2014
6）「レジデントのための感染症診療マニュアル 第3版」（青木 眞/著），医学書院，2015
7）「医療・介護関連肺炎診療ガイドライン」（日本呼吸器学会 医療・介護関連肺炎（NHCAP）診療ガイドライン作成委員会/編），日本呼吸器学会，2011
8）Cohen HJ, et al：A controlled trial of inpatient and outpatient geriatric evaluation and management. N Engl J Med, 346：905-912, 2002
必読 9）「プライマリ・ケア老年医学」（Sloan JP/著，藤沼康樹/訳），プリメド社，2001
▶ CGAについて自学できる初学者向けの1冊です．
10）Teramoto S, et al：Simple two-step swallowing provocation test for elderly patients with aspiration pneumonia. Lancet, 353：1243, 1999
▶ SSPTによる嚥下障害評価報告です．感度・特異度の記載があります．
11）Teramoto S, et al：A novel diagnostic test for the risk of aspiration pneumonia in the elderly. Chest, 125：801-802, 2004
12）「高齢者の肺炎―治療・リハビリテーション・予防」（松本慶蔵/総監，佐々木英忠，福地義之助/監，山谷睦雄/編），医薬ジャーナル社，2011
13）Wannamethee SG, et al：Reasons for intentional weight loss, unintentional weight loss, and mortality in older men. Arch Intern Med, 165：1035-1040, 2005
▶ 高齢者の栄養障害や体重減少についてのアプローチは重要です．UpToDate® も合わせてご覧ください．
14）Morley JE：Anorexia of aging: physiologic and pathologic. Am J Clin Nutr, 66：760-773, 1997
15）Lyons WL & Coleman EA：Chapter 16. Transitions.「Hazzard's Geriatric Medicine and Gerontology 6th」（Halter JB, et al, eds），pp197-207, McGraw-Hill, 2009
▶ 老年医学の成書ですが，トランジションなどのコンセプトを丁寧に説明しています．
16）Coleman EA, et al：Posthospital care transitions: patterns, complications, and risk identification. Health Serv Res, 39：1449-1465, 2004
17）Cannon KT, et al：Potentially inappropriate medication use in elderly patients receiving home health care: a retrospective data analysis. Am J Geriatr Pharmacother, 4：134-143, 2006
18）Hanlon JT, et al：Inappropriate medication use among frail elderly inpatients. Ann Pharmacother, 38：9-14, 2004
19）Mansur N, et al：Is there an association between inappropriate prescription drug use and adherence in discharged elderly patients? Ann Pharmacother, 43：177-184, 2009
20）Gray SL, et al：Medication adherence in elderly patients receiving home health services following hospital discharge. Ann Pharmacother, 35：539-545, 2001
21）Shorr RI, et al：Incidence and risk factors for serious hypoglycemia in older persons using insulin or sulfonylureas. Arch Intern Med, 157：1681-1686, 1997
22）Lunney JR, et al：Patterns of functional decline at the end of life. JAMA, 289：2387-2392, 2003
23）日本老年医学会：立場表明2012
http://www.jpn-geriat-soc.or.jp/proposal/tachiba.html
24）厚生労働省：平成26年人口動態統計月報年計
http://www.mhlw.go.jp/toukei/saikin/hw/jinkou/geppo/nengai14/
25）Morimoto K, et al：The burden and etiology of community-onset pneumonia in the aging Japanese population: a multicenter prospective study. PLoS One, 10：e0122247, 2015
▶ 国内の大規模疫学研究で，高齢者の肺炎（嚥下関連肺炎）の重要性が報告されています．

26）厚生労働省：終末期医療の決定プロセスに関するガイドライン 2007
http://www.mhlw.go.jp/shingi/2007/05/s0521-11.html

Profile

山梨啓友 Hirotomo Yamanashi

長崎大学大学院 医歯薬学総合研究科 離島・へき地医療学講座 離島医療研究所
日本プライマリ・ケア連合学会認定 家庭医療学専門医・指導医
長崎大学病院感染症内科（熱研内科）で感染症診療を経験し，現在はGlobal Healthの勉強中です．

前田隆浩 Takahiro Maeda

長崎大学大学院 医歯薬学総合研究科 離島・へき地医療学講座 離島医療研究所
1985年に長崎大学医学部を卒業し，血液内科を経て総合診療へ転身しました．2004年からは長崎大学の離島・へき地医療学講座を担当しており，福江島にある長崎県五島中央病院内に設置した離島医療研究所で地域医療に関する教育と研究，そして離島・へき地の診療支援にあたっています．

第3章 総合診療でよくある悩ましい状況における感染症診療

2 高齢者の感染症（診療所編）

川端大史

Point
- 診療所での感染症診療に有効な病歴聴取，身体診察，検査を理解し，まず感染症かどうかの判断をしましょう
- 高齢者の入院適応の判断は社会的要素も考慮しましょう

Keyword 肺エコー　グラム染色　抗菌薬投与　入院適応　患者満足度

はじめに

　高齢者が普段とは異なる主訴で受診した場合，整形外科的疾患や感染症が関与している場合が多いと思われます．診療所で遭遇する高齢者のcommonな感染症では，気道感染や尿路感染，軟部組織感染があげられます．なかでも圧倒的に多いのが気道感染であり，治療の面では肺炎とそれ以外の気道感染との鑑別が重要となります．プライマリ・ケアでの高齢者の感染症診療において判断を迫られるのは，大きく分けて① **主訴の原因が感染症であるのかどうか**，② **抗菌薬を投与すべきか**，③ **入院させるべきか**の3つになります．高齢者の肺炎は重症化しやすく死亡率も高いため，本稿では比較的悩まされることの多い肺炎を念頭においた無床診療所におけるマネジメントを中心に考えていきます．

症例
　80歳，男性．3日前に38℃の発熱があったが自然軽快していた．来院当日の朝に再度38℃台の発熱を認め，湿性咳嗽が著明なため同居の妻に付き添われて診療所に受診となった．

　このような患者さんにどのようなマネジメントをすればいいでしょうか．

1 診療所を訪れる高齢者の感染症の特徴

　診療所を受診する場合は基本的にwalk inで来られる方が前提ですので，多くの軽症患者を診察するなかで重症患者を見分けなくてはなりません．まず，**高齢者の感染症は発熱が顕在化しなかったり症状が典型的ではなかったりする**ことも稀ではなく，そもそも主訴から感染症を

疑えるかが重要となります．また，食欲不振，倦怠感や体動困難などが主訴となる場合も多く，**元気のない高齢者が来院された場合はまず感染症を念頭に診察をすべき**とも言えるでしょう．倦怠感の指標として食欲および活動性の低下は重要だと思いますので，問診時に確認すべきです．

基礎疾患を有していることが多いことも高齢者の特徴と言えます．例えば，発熱と呼吸困難感を自覚している患者さんの場合，既往で慢性心不全やCOPDを罹患していれば感染症の可能性のほかにそれらの併存疾患の増悪も考慮する必要性があり，必然的に入院加療の必要性が高まります．

> **ここが総合診療のpoint**
> - まず主訴から感染症を疑えるかが重要
> - 元気のない高齢者には特に注意
> - 基礎疾患の把握もしっかりと

② 診療所における診察のポイント〜主査の原因が感染症か判断する〜

1）病歴聴取

病歴聴取は感染巣の推定に重要となるため細かな聴取が必要です．まず，慢性疾患の併存が多い高齢者では以前からさまざまな症状を呈していることが多く，**今回のエピソードと以前からのエピソードをはっきりと分ける必要があります**．例えば慢性腰痛の既往がある方に「腰は痛いですか？」と尋ねると，「（普段から）痛いです」となり，今回の症状として腰痛が入ってしまい絞り込みが上手くいかない場合があります．逆に，基礎疾患の普段の自覚症状が悪化していないかなど，日々の外来診療から状態把握しておくことも重要と言えます．また，患者さんが特につらいと感じている症状が主訴となりうるため，**つらくは感じていないけれども新規に出現した症状がないかどうかを聞き出すことも重要です**．

2）身体診察

検査が十分にできない診療所において，訴えがあいまいな高齢者を診察するうえで身体診察から得られる情報も多いです．聴診ではラ音の聴取はもちろん呼吸音の左右差にも注意を払うこと，熱源に乏しい場合は比較的自覚症状の出にくい蜂窩織炎がないかどうか下腿を中心に確認するなどが求められます．また，丁寧な診察を行うことで患者満足度は上がるため，コミュニケーションスキルとしても重要な要素です．

3）検査

診療所においては限られた検査で診断確率を向上させることが求められます．下気道症状に対するツールとしてはまず胸部X線があげられますが，肺炎に対する感度は40％程度と高くなく，また浸潤影のみで肺炎を確定診断できるわけでもありません[1]．

a）B-lineの増加　　　b）consolidation

肋骨
胸膜
音響陰影
B-line
consolidation

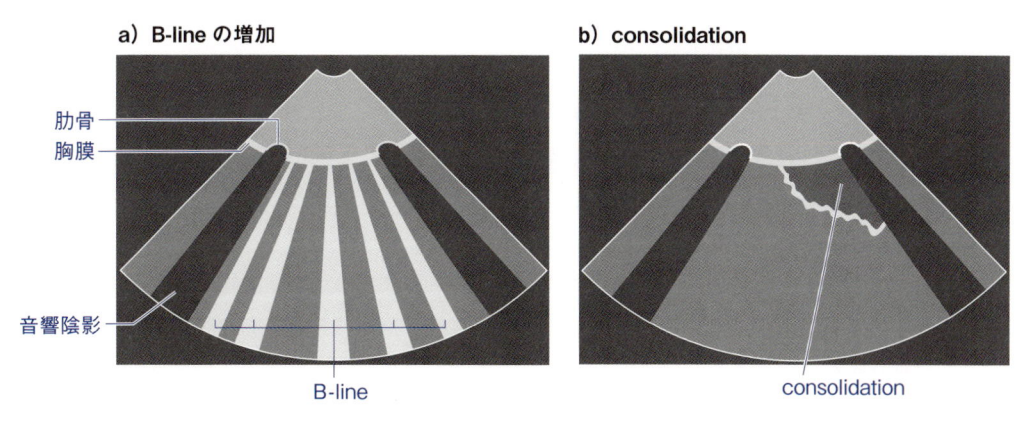

図◆肺エコーによる検査所見

　他の検査として近年は肺エコーによる診断も確立されてきています[2]．文献では肺炎に対しては感度94％，特異度96％，陽性尤度比16.8，陰性尤度比0.07と診断に寄与する可能性が高く[3]，気胸や肺水腫の診断もでき，使いこなせれば今後，診療所において有用な検査になると言えます．肺炎においては，エコー上で左右非対称のB-lineの増加，肺胞のconsolidationの所見が診断に有用です（図）．
　また，尿検査は簡易的な方法で膿尿の確認はできますので尿路感染症のスクリーニングには有用です．血液検査に関しては，炎症反応の有無はあくまで評価項目の1つであり単体での評価は疾患の重症度を見誤る可能性もありますので注意が必要です．

4）培養

　感染巣が想定でき，抗菌薬治療が必要であれば投与前に培養検査によって起因菌を同定することが望まれますが，基本的に軽症者をフォローすることになる診療所では血液培養まで全例に提出することは現実的ではありません．肺炎でいえば，外来でフォロー可能な軽症の肺炎であれば血液培養の陽性率はかなり低いと思われ，喀痰のグラム染色・培養で抗菌薬治療を開始することが現実的と思われます．グラム染色は培養結果が単なる定着菌である可能性もありますので，起因菌の推定や貪食像の評価，抗菌薬投与後の状態評価の1つの指標として有用と考えるとよいでしょう．グラム染色は試薬と顕微鏡さえあれば実施可能であり，染色時間も慣れてしまえば5分もかからず行えるので診療所でも積極的に利用しましょう．喀痰がそもそも出ない患者さんもいますので，その場合は割り切って治療を開始すべきでしょう．また，尿路感染症を外来でフォローする場合は尿管結石などで尿管が閉塞していない限りは尿培養の結果が起因菌と異なることはないと思われます．そのような患者さんはむしろ外来フォローとなることはまずないと思いますので例外的でしょう．

❸ 抗菌薬投与の判断

1）どのような場合に抗菌薬を使用すべきか

　診療所では抗菌薬を処方すべきかどうか判断に悩むことも多いでしょう．発熱を呈しているという理由だけで抗菌薬を投与することは耐性菌の増加，薬剤の有害事象のリスクの面で望ましくありません[4]．まず，倦怠感を訴える高齢者の場合に関しては軽度の脱水状態に陥っていることも多く，慢性心不全の既往に注意しながら外来での点滴で症状の改善を確認する価値はあると思われます．判断に迷うのが，下気道症状を認めるものの胸部X線では肺炎を疑う浸潤影を認めない場合です．採血に関しては診療所レベルでは当日中に結果項目が確認できない施設も多いと思いますが，英国国立医療技術評価機構（national institute for health and clinical excellence：NICE）における2014年の肺炎診療ガイドラインでは，プライマリ・ケアでの急性下気道感染症の治療方針にCRPを抗菌薬投与の指標に推奨しています[5]．① CRPが10 mg/dL以上であれば抗菌薬を処方，② 2 mg/dL未満であれば処方しない，③ 2〜10 mg/dLの範囲の場合はその後の経過により抗菌薬を処方するといった具合です．このガイドラインの指標の根拠となった元文献では抗菌薬処方数が減少し，死亡率，入院率に差は認めないという結果でした[6,7]．ただし，主要アウトカムは抗菌薬処方率の減少である点と，肺炎であるか否かにCRP値が寄与するわけではなく，肺炎の診断にこだわらずに治療方針を決定している点を理解しておく必要があります．また，高齢者や肝硬変を基礎疾患にもつ患者さんではCRPが上昇しづらいという面があり，ガイドライン上もこれらの患者さんには推奨していませんので高齢者に完全に当てはめるのは危険です．

　プライマリ・ケアでの抗菌薬投与に関しては患者さんの全身状態，発熱や呼吸状態などのバイタルサインを確認して総合的に判断することが求められますが，結局のところ高齢者においては肺炎の診断が遅れることでの重症化が危惧されるため，診療所においては**① 明らかな下気道症状のみを呈していて全身状態が不良である**，もしくは**② 病歴で気道症状の改善数日後に再度発熱といった二峰性の発熱があり2次性細菌性肺炎が疑われる**場合には抗菌薬投与を考慮すべきでしょう．採血結果に関しては，上述のようにCRP値を単独の重症度評価の指標に用いるべきでないものの，受診翌日に結果が高値であった場合には患者さんの状態変化を確認して抗菌薬投与を考慮するスタンスはよいのかもしれません．

2）抗菌薬の選択の判断はどうするか

　抗菌薬選択においては，細菌性肺炎を疑った場合は当然ながら**肺結核のマスクを考慮して安易なキノロン系抗菌薬の使用は避けるべき**です．結核感染は高齢化が進む地域のコミュニティーにとっては無視できない問題であり，キノロン系抗菌薬の投与により潜在性結核感染が蔓延してしまう恐れがあります．経過が長い場合は最低限肺結核の既往および治療歴は確認し，喀痰塗抹検査も考慮すべきでしょう．実際の抗菌薬選択に関しては，高齢者の場合は誤嚥性肺炎も考慮してアモキシシリン・クラブラン酸（オーグメンチン®）の内服や，セフトリアキソン（ロセフィン®）の外来での連日点滴静注を行うことが一般的と思われます．

3）患者さんの要望にも耳を傾ける

　一方で，抗菌薬処方は患者側の希望という要素も影響します[8]．地域医療を担う診療所としては，抗菌薬は不要と判断したことで患者さんの信頼を失い，他の医療機関を受診ということにつながりかねないため，結果的に処方することもあると思われます．処方を希望される背景もくみ取り（「以前肺炎になったので今回も心配」「旅行の日程が迫っているので確実に治したい」など）柔軟な対応が望まれますが，**抗菌薬処方よりも十分な経過説明と診察により患者満足度は高まる**ことが知られており[9]，傾聴と適切な助言は診察時間が許す限り丁寧に行うべきでしょう．この点に関しては次にも述べさせていただきます．

> **ここが総合診療のpoint**
> - 抗菌薬処方の判断は患者さんの気持ちもくみとって．
> - 十分な説明により患者満足度は高められる．

4 入院の判断

1）重症度の評価

　入院設備がない診療所においては，近隣に他の医療機関が存在しない場合は外来で抱え込むことによる状態悪化も懸念されるため，入院適応の素早い判断が求められます．肺炎に関して言えばCRB-65スコア（表1）が採血結果に関係なく年齢と全身状態の評価のみで予後予測が可能であり，診療所において入院適応を判断するうえでの1つの指標となります[5]．年齢の評価項目では65歳以上であれば1点とされ，基本的に高齢者では入院が考慮されるべきではありますが，他の項目が該当しなければ外来でのフォローは可能と思われます．

表1 ◆ CRB-65スコアと死亡率

Confusion	意識変容
Respiratory rate	呼吸数≧30回/分
Blood pressure	血圧（収縮期≦90 mmHg or 拡張期≦60 mmHg）
age≧**65** years	年齢≧65歳

合計点（各項目1点）	死亡率（%）
0	0
1	4.1
2	18.7
3	43.5
4	54.6

（文献5，10を参考に作成）

表2 ◆ 肺炎の症状改善までの期間

症状	改善までの日数（平均）	28日後に改善していない割合（％）
発熱	2〜4（3）	3.5
筋肉痛	4〜6（5）	13.5
呼吸困難感	5〜14（6）	16.8
咳嗽	7〜21（14）	19.9
倦怠感	6〜21（14）	25.7
すべての症状	21〜28（21）	35.0

（文献11より引用）

　また，腎盂腎炎を疑うような場合は敗血症の合併も考えられますので，高齢者の場合は基本的に入院とすべきです．また，発熱を認めなくても感染症を示唆する急性の経過があったり，悪寒戦慄のような敗血症を疑うような病歴，頻脈や血圧低下などのバイタルサインの異常があり全身状態が不良の場合も基本的に入院を考慮すべきでしょう．

2）社会的要素の評価

　重要なのは社会的な要素での入院適応の判断です．独居生活者ではないか，家族の介護力は十分か，外来フォローを考えた場合に来院手段は確保されているか，診療所と自宅との距離が負担にならないかなど，**普段からの生活面での評価が重要**になります．また，総合的に外来フォローが可能と判断できても患者さんの不安が大きい場合もあります．この不安を軽減させる要素としては，**罹患している感染症の一般的な経過をあらかじめお伝えし，再診が必要となる状況を患者さんに理解してもらうこと**です．ウイルス性の気道感染の患者さんであれば，一度症状が落ち着いた後に再度発熱や下気道症状が出現するような二峰性の経過の場合は2次性の細菌性肺炎の合併があること，咳嗽を認める場合は症状が2〜3週間遷延する可能性があること，肺炎の場合は治療が順調でも発熱は2〜3日続く可能性があることなどの細かな情報提供が必要でしょう（表2）．また，不安が強く気になった患者さんには翌日自宅に電話で状況を確認するなどして積極的に不安をくみ取り，適切な時期に再受診を勧める形がよいでしょう．

> **ここが総合診療のpoint**
> - すみやかな入院適応の判断を．
> - 社会的要素の評価も忘れずに．

5 予防医療

　外来での感染症の予防医療においても診療所は重要な存在です．以前から65歳以上の成人に対しては侵襲性肺炎球菌感染症や肺炎球菌性肺炎に対する肺炎球菌ワクチン接種が推奨されています．現在，23価肺炎球菌莢膜ポリサッカライドワクチン（PPSV23）に加え，小児で用いら

れる13価肺炎球菌結合型ワクチン（PCV13）も肺炎に効果があるという研究結果が発表され[12]，米国では併用接種が推奨されるようになりました．日本での具体的な指針はまだ定まっていませんが，2015年1月に日本呼吸器学会および日本感染症学会が声明[13]を発表していますので，そちらもご参照ください．

症例の経過・その後

胸部X線で右下肺野に浸潤影を認め肺炎と診断した．CRB-65は1点（65歳以上のみ該当）であり，妻も健常者であることから外来治療可能と判断し，セフトリアキソン1g/日の点滴治療を連日外来で行う方針とした．呼吸状態は徐々に改善傾向にあったが，3日目に妻から入院させてほしいとの希望があった．理由を尋ねると，1日に1回は37℃台の発熱を認め，自宅でみることに不安を感じたようだ．外来治療の際に毎日状態を確認して改善傾向にあること，発熱は2〜3日続くこともあることを説明したが，不安を取り除くことができなかった．近隣の病院に入院を依頼，その後入院加療にて症状は軽快し無事退院となった．

6 まとめ

高齢者の診療には安心感を与えることが重要となります．診療所での感染症診療には限界があるため，必要に応じてすみやかに入院を判断すべきでしょう．抗菌薬処方はためらうべきではないですが，プライマリ・ケアでの過剰処方にも留意する必要があります．

◆ 文　献

1) Self WH, et al : High discordance of chest x-ray and computed tomography for detection of pulmonary opacities in ED patients: implications for diagnosing pneumonia. Am J Emerg Med, 31 : 401-405, 2013

必読 2) Lichtenstein DA & Mezière GA : Relevance of lung ultrasound in the diagnosis of acute respiratory failure: the BLUE protocol. Chest, 134 : 117-125, 2008

3) Chavez MA, et al : Lung ultrasound for the diagnosis of pneumonia in adults: a systematic review and meta-analysis. Respir Res, 15 : 50, 2014

4) Goossens H, et al : Outpatient antibiotic use in Europe and association with resistance: a cross-national database study. Lancet, 365 : 579-587, 2005

必読 5) National Institute for Health and Care Excellence : Pneumonia: Diagnosis and management of community- and hospital-acquired pneumonia in adults. NICE Clinical Guidelines, No.191, 2014

6) Cals JW, et al : Improving management of patients with acute cough by C-reactive protein point of care testing and communication training (IMPAC3T): study protocol of a cluster randomised controlled trial. BMC Fam Pract, 8 : 15, 2007

7) Little P, et al : Effects of internet-based training on antibiotic prescribing rates for acute respiratory-tract infections: a multinational, cluster, randomised, factorial, controlled trial. Lancet, 382 : 1175-1182, 2013

8) Cockburn J & Pit S : Prescribing behaviour in clinical practice: patients' expectations and doctors' perceptions of patients' expectations--a questionnaire study. BMJ, 315 : 520-523, 1997

9) Butler CC, et al : Understanding the culture of prescribing: qualitative study of general practitioners' and patients' perceptions of antibiotics for sore throats. BMJ, 317 : 637-642, 1998

10) Capelastegui A, et al : Validation of a predictive rule for the management of community-acquired pneumonia. Eur Respir J, 27 : 151-157, 2006
11) Metlay JP, et al : Time course of symptom resolution in patients with community-acquired pneumonia. Respir Med, 92 : 1137-1142, 1998
12) Bonten MJ, et al : Polysaccharide conjugate vaccine against pneumococcal pneumonia in adults. N Engl J Med, 372 : 1114-1125, 2015
13) 日本呼吸器学会：65歳以上の成人に対する肺炎球菌ワクチン接種に関する考え方, 2015
http://www.kansensho.or.jp/guidelines/065haienV.html

Profile

川端大史　Hirofumi Kawabata
喜茂別町立クリニック
江別市立病院での初期・後期研修を経て現在の職場で勤務しています．北海道の魅力を堪能しながら地域医療を勉強中です．

第3章 総合診療でよくある悩ましい状況における感染症診療

3 慢性期入院患者の感染症診療
～症状がはっきりしない発熱にどう対処する？

山内　純

> **Point**
> - 入院患者における発熱の原因は感染症6割，非感染症2割．非感染症を忘れずに！
> - 入院中であるという特殊な背景を理解することで，鑑別疾患が想起しやすくなります
> - 患者さんの状況だけでなく，患者さん・家族の思いとニーズを考慮しながら，検査・治療方針を決めましょう

Keyword　誤嚥性肺炎　尿路感染症　非感染症　医療関連の発熱
ACP (advance care planning)　人工物

はじめに

　慢性期病棟や療養病棟はもちろんのこと，急性期病棟でも「何らかの理由で退院できず長期入院している患者さん」（以下，「慢性期入院患者」とします）がめずらしくありません．そのような患者さんは加齢・認知症・脳血管障害などのため意思疎通が難しく，病歴聴取が困難で自覚症状を訴えられないこともしばしばです．

　本稿では感染症の診断のきっかけとなることが多い「発熱」に焦点をあて，そのような**慢性期入院患者が発熱した場合の「感染症」と「非感染症」へのアプローチ**について紹介します．

> **症例**
> 　30床の慢性期病棟に脳梗塞後遺症による嚥下障害・意識障害で半年前から入院中の90歳男性，山田さん（仮名）．入院後から複数回，肺炎や尿路感染症をくり返していた．昨日から38.5℃の発熱を認めたが，自覚症状は訴えられず不明．診察でも特記すべき所見なし．

　上記のような患者さんにどうアプローチしていけばいいでしょうか？

1 「慢性期入院患者」という特殊な状況を認識しましょう！

1）患者背景・環境が特殊である

外来患者と比べて，慢性期入院患者では以下のような傾向があることを意識しましょう．

a）患者側の要因

- 高齢者が多い．
- 認知症・脳血管障害など認知機能が低下する疾患をもつことが多い．
- 免疫機能が低下していることが多い（高齢者，糖尿病，ステロイド投与中など）．
- 複数の併存疾患をもつことが多い．

b）環境側（病院内）の要因

- 複雑な医療行為を提供している（カテーテルなどの人工物の関与，複数の薬剤投与など）．
- MRSA（メチシリン耐性黄色ブドウ球菌）などの耐性菌の関与が多い．

2）感染症の典型的な症状が出にくいことに注意！

高齢者や意思疎通が困難な患者さんでは，**感染症の典型的な症状が現れにくかったり，症状を訴えることができない可能性がある**ことに注意しましょう．

また，虚弱高齢者では重症感染症であっても30〜50％で発熱を欠くと言われます[1, 2]．発熱がない＝感染症ではない，と早合点しないようにしましょう．

> ⚠️ **ここがpitfall：「症状がない」ではなく，「訴えられない」あるいは「出にくい」**
>
> 「症状がない」と思い込んでしまうと，鑑別疾患の幅を狭め，疾患の見逃し・発見の遅れに繋がります．以下の例は外来患者ではめずらしいですが，**慢性期入院患者ではよくあること**です．
>
> 例）
> - 肋骨脊柱角の叩打痛が**ない**急性腎盂腎炎
> - Murphy兆候が**ない**急性胆嚢炎
> - 痛みの訴えが**ない**蜂窩織炎
>
> 「肋骨脊柱角の叩打痛がないから腎盂腎炎の可能性は低いだろう」「胆嚢炎なら右季肋部痛があるはずだ」「もし蜂窩織炎があれば痛くて患者側から訴えがあるはずだ」という思い込みは捨てましょう！（すべて私の苦い経験です）

2 入院患者の発熱・感染症の原因は？

1）「入院中の発熱」の鑑別疾患と診療のコツ

慢性期入院患者の発熱／感染症の原因となる疾患とその頻度を把握することで，より効率がよく，的を絞ったアプローチをすることができます．例えば"不明熱"の鑑別で必ず想定すべ

き「悪性腫瘍」や「膠原病」による発熱は，長期入院患者においては原因となる可能性（検査前確率）が低くなりますし[3]，医療行為に関連した発熱の可能性は外来患者に比して高くなります．

図1に入院患者の**発熱**の原因[4]，そして図2に入院患者の感染症の原因[5]を示します．

> **ここが総合診療のpoint**
>
> 図1・2から，発熱の原因のうち非感染症が1/4とかなりの部分を占めること，肺炎と尿路感染症以外に医療関連の感染症の割合が多いことがわかります．入院中の発熱患者をみたら，まず外来患者と同じ点・異なる点をそれぞれ意識したうえで鑑別疾患を挙げていきましょう．図3に要点を示します．

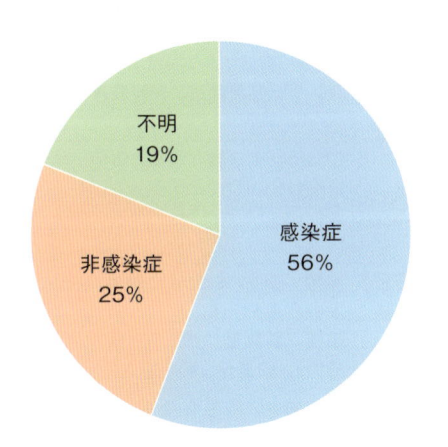

図1◆入院患者の発熱の原因
（文献4を参考に作成）

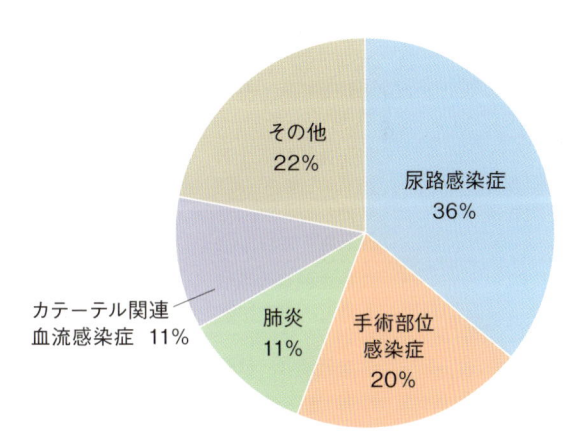

- 感染症 56%
- 非感染症 25%
- 不明 19%

図2◆入院患者の感染症の原因
（文献5を参考に作成）

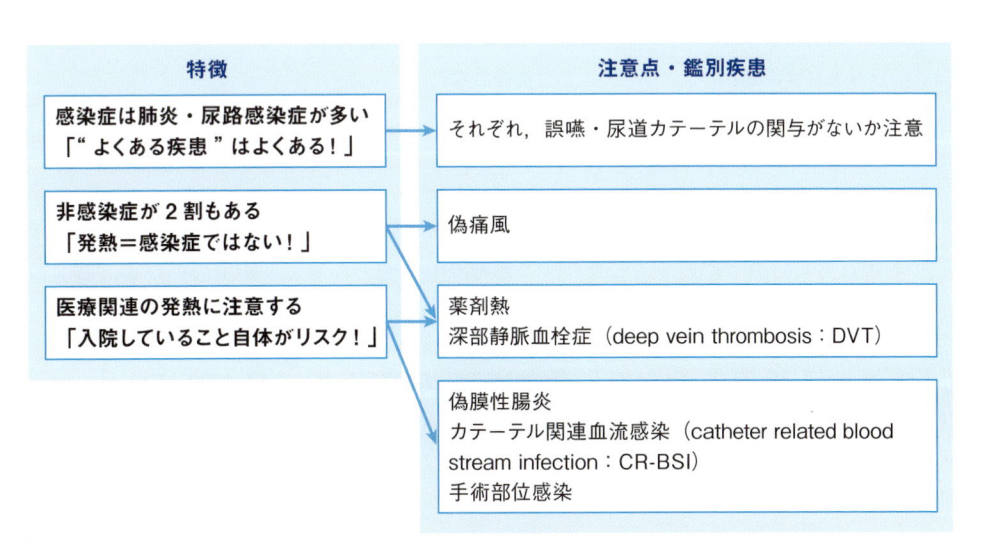

- 尿路感染症 36%
- 手術部位感染症 20%
- 肺炎 11%
- カテーテル関連血流感染症 11%
- その他 22%

特徴	注意点・鑑別疾患
感染症は肺炎・尿路感染症が多い「"よくある疾患"はよくある！」	それぞれ，誤嚥・尿道カテーテルの関与がないか注意
非感染症が2割もある「発熱＝感染症ではない！」	偽痛風
医療関連の発熱に注意する「入院していること自体がリスク！」	薬剤熱 深部静脈血栓症（deep vein thrombosis：DVT）
	偽膜性腸炎 カテーテル関連血流感染（catheter related blood stream infection：CR-BSI） 手術部位感染

図3◆入院中の発熱で注意すべき要点

表1 ◆ 入院中の発熱で注意すべき疾患のまとめ

疾患	気づく手がかり・背景	診断に向けて	pitfall
薬剤熱	比較的元気，比較的徐脈，比較的CRPが低い（比較的3原則）[6] 好酸球増多 薬剤開始後1週間くらいから発熱	薬剤を原因として「疑う」ことがとにかく大事 疑わしい薬剤の中止	好酸球増多のない薬剤熱もありうる！ 薬剤開始1週間後だけでなく，いつでもありうる！
偽膜性腸炎	下痢＋白血球増多 抗菌薬投与の既往（3カ月以内，特に1カ月以内に注意！）[7]	便CD（clostridium difficile）toxin	下痢のない偽膜性腸炎もありうる[8]
CR-BSI 血栓性静脈炎	中心静脈・末梢静脈カテーテル留置中	刺入部周囲の炎症所見 カテーテルの抜去 血液培養2セット	刺入部発赤がない＝感染がない，ではない！[9]
偽痛風	主に単関節の関節の発赤・腫脹・疼痛	関節穿刺 X線で関節内の石灰化の確認 NSAIDsの投与	―
DVT	自力で体動困難 片側下腿の発赤，腫脹，浮腫 下肢手術後・中心静脈カテーテル留置中	下肢静脈エコー D-dimer測定	D-dimerは正常ならDVTをほぼ否定できるが，高値だからDVTがあるとは言えない[10]（感度は高いが特異度は低い）
胆嚢炎 胆管炎	肝胆道系酵素上昇 絶食から食事（経腸栄養）再開後の発熱 胆石症の既往	腹部エコー 腹部CT MRCP	Charcotの3徴（腹痛，黄疸，発熱）が揃わないこともめずらしくない[11]
誤嚥性肺炎	誤嚥性肺炎の既往 食事介助者からの「食事の際にムセあり」との情報 脳血管障害・神経疾患の並存	嚥下機能評価（ベッドサイドでも簡便に行える水飲み試験，反復唾液嚥下試験など） 胸部X線	治療するも改善に乏しい肺炎をみたら以下の疾患を念頭に！ 結核，肺膿瘍，がんの合併（閉塞性肺炎），肺塞栓，肺水腫など
尿路感染症	尿道カテーテル留置中 前立腺肥大・神経因性膀胱など排尿障害の存在	尿検査・培養（できれば尿道カテーテル交換後に）	細菌尿＝尿路感染症，ではない！ （無症候性の細菌尿がありうる） 男性は前立腺炎にも注意
褥瘡感染	以下の背景をもつ： 　自力で体動困難 　栄養状態不良	仙骨・背中・踵など，「裸になってもらい（服・靴下を脱いでもらい）」診察を	―
鼻副鼻腔炎	経鼻胃管留置中	副鼻腔CT	―

赤枠で囲った疾患は鑑別から漏れがちなので注意

表1に，入院中の発熱の原因として重要な疾患についてまとめました．特に，赤枠で囲った疾患は外来診療で遭遇することが少なかったり問題となることが少ないため，鑑別から漏れがちですので注意しましょう．

2）「慢性期入院患者の発熱」鑑別疾患の暗記法：4C4DUPs

私は慢性期入院患者の発熱を診るとき，鑑別疾患を表2の語呂合わせで記憶しています．ぜひ皆さんも一度お試しください！

表2 ◆ 慢性期入院患者に多い発熱の原因「4C4DUPs」

4C	4D	UPs
Clostridium difficile：偽膜性腸炎	**D**evice：人工物（尿道カテーテル，末梢/中心静脈カテーテル，経鼻胃管，人工関節，など）	**U**rinary tract infection：尿路感染症
Cholecystitis・cholangitis：胆嚢炎・胆管炎	**D**ecubitus：褥瘡	**P**neumonia：肺炎・誤嚥
Cellulitis：蜂窩織炎	**D**rug：薬剤熱	**P**ost operation related：術後関連（創部感染など）
Crystal induced arthritis：痛風・偽痛風	**D**VT：深部静脈血栓症	

▢：非感染症
（江別市立病院総合内科 岩田啓芳先生より許可をいただいて掲載）

❸ 感染症を疑う入院患者にどうアプローチする？

　基本的なアプローチは外来患者と同じですが，自覚症状がないか症状を訴えられない場合は，より一層それ以外の所見（バイタルサイン，身体所見，検査所見）のわずかな異常を見逃さないようにしましょう．

1）まずは「バイタル（呼吸回数も忘れずに）＋見た目」が大事

　まずはバイタルサインをしっかり把握しましょう．**忘れがちなのが呼吸回数の測定です．健常人では12～15回/分が正常**ですが，**慢性疾患のある高齢者では16～25回/分が正常**[12]です．20回/分以上であれば頻呼吸ありと私は判定しています．お元気なときの呼吸回数を一度でもいいので測定し診療録に記載しておくと，後々比較に役立ちます．

> **ここが総合診療のpoint：「いつもと様子が違う」には最高レベルの警戒を！**
>
> 　バイタルサインに問題はなくても，メディカルスタッフや家族など患者さんをよく知る人からの「いつもと様子が違う」という気づきから，感染症などの急性疾患に気づくことが多々あります．普段の患者さんの様子を把握しておき，**ベースラインからの意識レベルの変動に注意**しましょう．
> 　例）● これまでなかった夜間せん妄が出現してきた．
> 　　　● 呼びかけですぐに開眼し追視が可能であった方が，体を揺さぶっても視線が合いにくくなった．
> 　　　● これまで食事を自力で摂取していた方が，看護助手の食事介助が必要になった．

2）診察のコツ：不明熱を診療するつもりで，「全身くまなく」

　外来患者と同様，「頭のてっぺんからつま先まで」診察を行いましょう．私は**不明熱の患者さんを診療**するつもりで想定すべき疾患を考えながら診察するようにしています．その際，心の中で「Aという疾患があるかもしれないから，Bという所見がないかどうか診察を行おう」と

つぶやいています．皆さんも一度は，「聴診で肺音に異常はないと判断したが，X線ではしっかりと肺炎像があった．もう一度聴診してみると，わずかなcrackleを聴取できた」という経験はないでしょうか？ つまり，「**肺音を聴診しよう**」ではなく，「**誤嚥性肺炎があるかもしれないから，特に肺底部を中心にわずかなcrackleも聞き逃さないようにしよう**」と診察することが見逃しを防ぐポイントです．

> **ここが総合診療のpoint：人工物・褥瘡・下肢・関節に特に注意を**
>
> 慢性期入院患者の診察では以下に注意！（【　】内は想定すべき疾患）
> - 人工物が入っている部分の炎症所見がないか（経鼻胃管，胃瘻，膀胱瘻，中心静脈ポート，中心静脈カテーテル，末梢静脈カテーテル，気管切開部）
>   →【カテーテル関連血流感染（CR-BSI），血栓性静脈炎，鼻副鼻腔炎，皮下膿瘍】
> - 下肢浮腫の左右差・炎症所見がないか
>   →【深部静脈血栓症（DVT），蜂窩織炎】
> - 四肢の関節に炎症所見（発赤・熱感・腫脹）はないか
>   →【偽痛風，化膿性関節炎】
> - 褥瘡はないか
>   →【褥瘡感染】

3）検査：発熱work upセットには「＋便CD toxin」を！

発熱work upセットとして，以下の検査を行うべきです[3, 13]．外来患者との違いは，入院中の患者では免疫機能の低下や抗菌薬の使用歴があることが多く，偽膜性腸炎のハイリスク群であることです．通常のアルコール手指消毒製剤が無効であるため，感染対策の点からも診断が重要な疾患です．**下痢・白血球上昇があれば偽膜性腸炎を念頭におき，積極的に便*Clostridium difficile*（CD）toxinを提出することをお勧めします**．

> - 胸部X線・尿検査
> - 血液培養2セット（できれば尿培養，痰培養も）
> - 下痢があれば便CD toxin

前述の通り慢性期入院患者に特有の背景として，**感染症に気づかれにくく重症化しやすい傾向があるため，感染症診療の観点からは検査閾値は低くすべきと考えます**．
ちなみに，私は入院中の発熱患者では以下のように検査を行っています．

- 胸部X線・尿検査：ほぼ全例で施行．
- 便CD toxin：下痢が2～3日持続するとき，発熱を伴う下痢が1回でもあったときは必ず提出．
- 一般病棟での血液培養：ほぼ全例で2セット提出．ただし，明らかな肺炎，特に軽症～中等症の肺炎は提出しないこともよくある（陽性率が低いため）．

- 一般病棟での尿培養：検尿で膿尿があれば必ず提出．
- 一般病棟での痰培養：肺炎を疑った場合には基本的に提出．ただしくり返す誤嚥性肺炎では提出しないことも多い（誤嚥性としては不自然な肺炎の反復や，感染症の治療経過が思わしくない場合は抗酸菌染色・培養の提出を一度は検討）．
- 療養病床での血液培養・尿培養・痰培養：コストと看護師のマンパワー不足の観点から施行しないことが多い．

4）治療：MRSAなどの耐性菌の頻度が多い！

慢性期入院患者ではMRSA，"SPACE"※などの**耐性菌が起炎菌となることが外来と比して多いことが特徴**です．例えばMRSAは血流感染で問題となりやすく，CR-BSIを疑った場合はMRSAを念頭におき抗菌薬を選択することを検討しましょう．

❹「感染症にならないようにする」対策も忘れずに！

感染症を未然に防ぐために，私たちは以下のことにも関心をもち，行動することが大切です．

- **目の前の患者さんに不要な人工物（カテーテル，チューブ）はないか？**：毎日チェックすることを心がけましょう．例えば，入院時や週に1回など定期的に図4のように診療録に記載しておくと，常に人工物の存在を意識し診療することができます．不要となっ

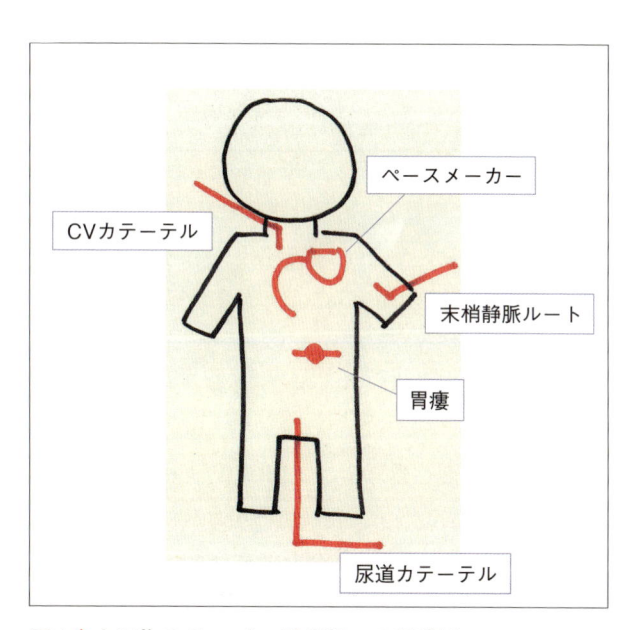

図4 ◆ 人工物のチェック：診療録への記載例

※SPACE：医療関連感染で問題となるグラム陰性桿菌の総称．Serratia（セラチア），Pseudomonas（緑膿菌），Acinetobacter（アシネトバクター），Citrobacter（サイトロバクター），Enterobacter（エンテロバクター）の頭文字．

た尿道カテーテルや中心静脈カテーテルの抜去忘れが減りますし、中心静脈/末梢静脈カテーテル感染や胃瘻周囲の感染など、人工物がかかわる感染症を鑑別から漏らすことも少なくなります。
- 院内で偽膜性腸炎が発生した際の感染対策：例えば、病棟メディカルスタッフとともに「偽膜性腸炎は手指消毒のみで伝播は防げず、石鹸で手洗いが必要である」ことを再度共有することなどがあげられます。
- ワクチン接種の確認（インフルエンザウイルス、肺炎球菌など）。
- 標準予防策、手洗い・手指消毒の徹底（メディカルスタッフと協力を）。
- 褥瘡の予防。

> **私の失敗例**
>
> 腎盂腎炎による敗血症性ショックで入院した、生来健康な中山さん（仮名）。当初は昇圧薬投与・尿道カテーテル留置を必要とし予断を許さない状態でしたが、その後は抗菌薬で無事に改善しました。いよいよ明日はお元気に退院予定となった日、病棟の廊下ですれ違った笑顔の中山さんから、「ところで先生、このオシッコの管、いつ抜いてくれるの…？」と。私は真っ青になり、尿道カテーテルを抜去することをすっかり忘れていたことを平謝りしました。

❺ 慢性期入院患者にどこまで積極的な検査・治療を行うか？
～患者さん・家族の思いとニーズも大切に～

前項❸-3）、❸-4）で「検査閾値は低くすべきで、耐性菌の関与を考慮した抗菌薬選択を」と述べました。しかし、長期入院している患者さんやご家族は「積極的な検査や治療」よりも、「苦痛なく静かに過ごすこと」により重きをおいている場合が多々あります。例えば、重症の認知症患者が肺炎を発症した際に抗菌薬投与を行うと、抗菌薬投与を控えた群に比べて生存期間は延長するものの、苦痛（discomfort）が多かった[14]という報告があります。安易に検査・治療を控えることはすべきではありませんが、患者さん本人の予後についての見通しを立てたうえで、患者さん・家族の思いとニーズを把握し、相談のうえ検査・治療方針を決定することが大切です。

慢性期入院患者は悪性腫瘍などで予後が数カ月単位の場合もありますし、虚弱高齢者・認知症などで予後が年単位以上と見込まれる場合など、さまざまな背景をもちます。共通しているのは、「人生の最期に（たぶん）私たちよりずっと近い」ことです。**病棟でよく遭遇する「発熱」というイベントは、人生の最終段階に向けてどのように過ごすかというACP（advance care planning）**[15]**についてお話しする絶好の機会であると言えるでしょう。**

症例の経過・その後

検尿で膿尿があったため腎盂腎炎を疑い抗菌薬投与を開始したが，その後も解熱せずバイタルサインも不安定となってきた．腹部エコー検査を施行したところ右の水腎症を認めたため，山田さんの奥さんと娘さんへドレナージのため総合病院泌尿器科への転院を提案すると，娘さんはこう答えた．

「今まで肺炎や尿路感染症を何回もくり返してきて，父は本当に頑張ってきたと思います．これ以上，大変な思いをさせて他の病院に移り，体にチューブを挿入するという負担の大きい治療は受けさせたくありません．母は，父の側にいることを希望していますが，転院先の病院は遠方のため母が1人でお見舞いに行くこともできません．このまま，薬の治療と解熱剤で診ていただけませんか？」と．

このままでは腎盂腎炎による敗血症性ショックで亡くなる可能性が高いこと，ドレナージにより改善すればまた当院に戻っていただけることをお伝えしたが，奥さんと娘さんの気持ちに変わりはなかった．

2日後，山田さんはご家族が見守るなかで，山田さんが生まれ育った地元にある当院で永眠された．

私はこうしています！
〜人生の最終段階に向けてどう過ごすかを患者さん・家族と共有するために

私は，病状が安定していたとしても定期的に（可能であればご本人はもちろん）家族と面談する機会をできるだけ設けるようにしています．その際，ACPを念頭におき患者さん・家族が現在の状況についてどのような解釈モデルをもっているかの気持ちの表出を促し，お気持ちを傾聴するよう心がけています．そうすることで，患者さん・家族の思い・ニーズを把握することができますし，本症例の山田さんのケースのように（感染症に限らず）検査・治療方針について大きな決断が必要な場合も，家族が慌て戸惑うことが少なくなり「その人らしい」選択をしやすくなると感じています．

6 おわりに

発熱に限らず，慢性期入院患者さんの診療においてはしばしば「どの段階まで様子を見て，どの段階から検査・治療に踏み切り，どこまで積極的/侵襲的な検査・治療を行うべきか」がとても悩ましい問題となります．もちろんその悩みに対して，ガイドラインや教科書は答えを出してくれません．私は悩みながら患者さん・家族と積極的にかかわることのなかに，"答えらしきもの"を見つけられたらいいなと日々思いながら診療しています．皆さんはいかがでしょうか？

本稿がほんのわずかでも，明日からの皆さんの診療の参考あるいはヒントになり，ひいては患者さん・家族のお役に立つことができるならば，心から嬉しく思います．

◆ 文 献

1) Henschke PJ : Infections in the elderly. Med J Aust, 158 : 830-834, 1993
2) Musgrave T & Verghese A : Clinical features of pneumonia in the elderly. Semin Respir Infect, 5 : 269-275, 1990
3) 山本舜悟：入院患者の不明熱—「不明」から答えを導く思考プロセス．Hospitalist, 1 : 169-178, 2013
4) Arbo MJ, et al : Fever of nosocomial origin: etiology, risk factors, and outcomes. Am J Med, 95 : 505-512, 1993
5) Trivalle C, et al : Nosocomial febrile illness in the elderly: frequency, causes, and risk factors. Arch Intern Med, 158 : 1560-1565, 1998
6) 岡田正人：Dr.岡田のアレルギー疾患大原則．ケアネットDVD, 2008
7) Hensgens MP, et al : Time interval of increased risk for Clostridium difficile infection after exposure to antibiotics. J Antimicrob Chemother, 67 : 742-748, 2012
8) Wanahita A, et al : Clostridium difficile infection in patients with unexplained leukocytosis. Am J Med, 115 : 543-546, 2003
9) Safdar N, et al: Inflammation at the insertion site is not predictive of catheter-related bloodstream infection with short-term, noncuffed central venous catheters. Crit Care Med. 30 : 2632-2635, 2002
10) van Belle A, et al : Effectiveness of managing suspected pulmonary embolism using an algorithm combining clinical probability, D-dimer testing, and computed tomography. JAMA, 295 : 172-179, 2006
11) Eskelinen M, et al : Diagnostic approaches in acute cholecystitis; a prospective study of 1333 patients with acute abdominal pain. Theor Surg, 8 : 15-20, 1993
12) McFadden JP, et al : Raised respiratory rate in elderly patients: a valuable physical sign. Br Med J (Clin Res Ed), 284 : 626-627, 1982
必読 13) JHospitalist network：http://hospitalist.jp/clinical-question/の「入院患者の発熱」
▶ 病院総合内科医を対象としたホームページです．「入院患者の発熱」以外にも，さまざまなテーマが解説されています．「脂質異常症 治療の目標値は？」「遷延性/慢性咳嗽へのアプローチ」「脆弱性骨折の評価と治療」など，総合診療医が必見の内容が満載です．
14) Givens JL, et al: Survival and comfort after treatment of pneumonia in advanced dementia. Arch Intern Med, 170 : 1102-1107, 2010
必読 15) 厚生労働省：人生の最終段階における医療の決定プロセスに関するガイドライン
http://www.mhlw.go.jp/stf/seisakunitsuite/bunya/kenkou_iryou/iryou/saisyu_iryou/
▶ 厚生労働省のホームページでPDF形式で公開されています．お看取りに携わる可能性のある医師（＝すべての総合診療医）は必読です．ガイドラインは2ページ，解説は4ページと簡潔にまとまっています．

◆ 参考文献

a)「感染症レジデントマニュアル 第2版」（藤本卓司/著），医学書院，2013
▶ 感染症に関する本を1冊だけ手元に残して他は捨てなさい，と言われたらその1冊に迷わずこの本を選びます．外来感染症から入院感染症まで網羅しているだけでなく，感染症診療の基本的な考え方，検査の解釈方法，身体所見に至るまで幅広く記載があります．おまけに白衣のポケットに入るサイズで持ち運べます．必携です．
b)「新訂第2版 感染症診療の手引き—正しい感染症診療と抗菌薬適正使用をめざして」（感染症診療の手引き編集委員会/著），シーニュ，2013
▶ 病棟で忙しいときに重宝します．入院でよく遭遇する感染症の起炎菌とそれに対する最適な抗菌薬が簡潔にまとまっています．腎機能障害時の抗菌薬の容量・使い方がまとまっているのも便利です．白衣のポケットに入り，1,000円未満で購入できます．「複雑性の腎盂腎炎に点滴で使う抗菌薬って何がいいかな？」と，診断がついた入院中の感染症に対して抗菌薬をパッと選ぶときにお勧めです．
c)「レジデントのための感染症診療マニュアル 第3版」（青木眞/著），医学書院，2015
▶ 感染症診療で困ったときの最後の砦です．「この疾患についてしっかり学びたい」「この疾患の治療に難渋していて，どうしたらいいだろう…？」というときに，机に向かってじっくり読みたい本です．1,600ページあり，その重さ・ボリュームに圧倒されます．

d) 「日本語版 サンフォード感染症治療ガイド2015」(Gilbert DN, 他/著, 菊池 賢, 橋本正良/日本語版監修), ライフサイエンス出版, 2015
   ▶ 世界の標準的治療を知ることができます．日本で承認されていない薬剤・用量の記載がしばしばみられることに注意が必要です．毎年改訂されていますが，私は2～3年に1回購入しています．

Profile

山内　純　Jun Yamauchi

町立南幌病院 内科
専門：総合内科，消化器内科
初期研修後に6年間消化器内科医として診療に従事した後，総合内科の「ジェネラルに診る」ところに魅力を感じ，総合内科の門を叩きました．患者さんとかかわるうちに，その方の歩んできた人生やご家族との絆，そして地域の姿まで見えてくることが，この上なく楽しい毎日です．

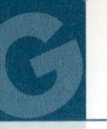

第3章 総合診療でよくある悩ましい状況における感染症診療

4 小児の感冒
～総合診療医・家庭医はこうみる

山田康介

> **Point**
> - 小児の感冒は総合診療医，特に診療所や小病院に勤務する家庭医の外来では頻度の高い疾患（common disease）の1つです．だからこそ詳細な病歴聴取と身体診察で診断のための検査を必要最小限にとどめつつ，重大な疾患を除外する必要があります
> - 感冒の診断は不確実性を多分に含んだものですから診察時に適切にセーフティネットを準備して診療することが家庭医にとって非常に重要です
> - 小児の感冒は家庭医にとって地域の若い家族との出会いと信頼関係の構築，健康教育の貴重な機会ととらえましょう

Keyword 小児　感冒　かぜ　上気道炎　総合診療医　家庭医　不確実性　セーフティネット

はじめに

　プライマリ・ケア診療所における疾患の頻度を取り扱った複数の研究を分析した文献1では成人・小児をあわせた感冒，感冒様症状が「特に頻度の高い疾患」「特に頻度の高い愁訴」にあげられています．また，日本において小児は成人と比較して医療機関を2倍の頻度で，救急外来を3倍の頻度で受診し，米国と比較しても2.5倍の頻度で医療機関を受診する傾向にあることが示されています[2]．

　患者さんが医療機関を自由に選び受診することができるフリーアクセスであること，国内の多くの市区町村が小児の医療費助成を行っていることなどがこういった傾向の背景にあると考えられ，総合診療医，特に診療所や小病院に勤務する家庭医が小児の感冒を診療する機会は非常に多いと言えます．

　本稿では家庭医が家庭医の専門性を発揮して小児の感冒を診療するうえでのポイントを解説したいと思います．

症例

生来健康な2歳男児のアキラくん（仮名）が母親に連れられて38.5℃の発熱，咳嗽，鼻汁を訴えて受診した．咳嗽，鼻汁が受診前日の午後からみられ，今朝になり発熱していたため，保育園を休んで来院．全身状態は良好で食欲も平常時と変わりない．保育園の同じ年齢の子どもたち数人が同じような症状で保育園を休んでいる，という．アキラくんは4カ月前に保育園に入園したばかりで，お薬手帳を見せてもらうと入園以降本日までに他院も含めて6回，同様の症状で受診している．母親は「うちは共働きなので，すぐ治るようにお薬をもらわなければ，と思いまして…」と言う．

家庭医の外来ではこのような症例にどのようにアプローチすべきでしょうか？

① commonだからこそ詳細な病歴聴取と身体診察を

家庭医の診療所において受診した小児の主訴が「咳嗽，鼻汁」であったとき，それだけで「診断は感冒です」と答えても90％くらいの確率で「正解！」という印象をもっているのは筆者だけではないでしょう．オランダの研究では家庭医を咳で受診した小児の診断に肺炎が占める割合は0～4歳で1.9％，5～14歳で2.6％[3]，それに比して救急外来を受診した小児では8.6％[4]と重症疾患の有病率は診療の場が異なると大きく変化することが示されています．

つまり，家庭医の診療の場では咳嗽や鼻汁といった感冒様症状を主訴として受診する患者数が多いため，重症疾患が潜んでいる確率は低くても適切に重症疾患を除外できなければ「見逃し」症例の絶対数は増える，ということになります．しかし重症疾患を除外するために検査を多用すると，検査にかかる費用，痛みや被爆などの侵襲，検査に関連する有害事象や擬陽性の増加といった問題も生じるのです．

以上より，診療所の家庭医にとって病歴と身体診察により小児の感冒の鑑別を進めていくことは非常に重要と言えます．

以下に小児の感冒様症状の主要な鑑別疾患の病歴と身体診察のポイントを紹介します（各疾患の治療は他書を参照してください）．

1）最重症

敗血症，細菌性髄膜炎，脳炎，急性喉頭蓋炎，気管内異物などが鑑別すべき最重症の病態のカテゴリーに分類されます．このような状態を疑ったら，診断よりも早急な高次医療機関への搬送を考えるべきです．生後2カ月から5歳児では表1[5]の状態に該当する場合，最重症の病態を疑うべきとされています．

表1 ◆ 最重症を疑う症状

以下のいずれかにあてはまるときに最重症の病態を疑う
● 水分摂取が全くできない
● 痙攣
● 異常な傾眠，または覚醒不良
● 安静にしていてもストライダー※が聴かれる
● 重度の低栄養

※ストライダー：上気道由来の吸気時に聴取される喘鳴
（文献5より筆者が和訳して引用）

表2 ◆ WHOの頻呼吸基準

年齢	正常の呼吸数（回/分）	頻呼吸の閾値（回/分）
2カ月以上〜12カ月未満	25〜40	50
1歳以上〜5歳未満	20〜30	40
5歳以上	15〜25	20

（文献5より筆者が和訳して引用）

2）肺炎

　小児の肺炎の鑑別においては頻呼吸の有無が有用です．世界保健機構（WHO）の頻呼吸基準（表2）を用いて判断した場合，陽性尤度比（LR＋）が2.8，陰性尤度比（LR－）が0.91と報告されています．同様に（ぶーぶー言うような）うなり，陥没呼吸の所見は肺炎の可能性を高める所見としてあげられています[6]．これらの所見から肺炎を疑う場合は胸部X線検査を実施し，より診断を確実にします．

3）細気管支炎

　秋期から冬期にかけて2歳未満の小児が2〜3日の感冒様症状に引き続き，努力呼吸や喘鳴を主訴に受診したときは細気管支炎を疑います．細気管支炎の診断に通常検査は不要です．

4）クループ症候群

　救急外来で勤務したり，時間外診療を受け入れている診療所や夜間外来を開いている診療所に勤務している家庭医であれば軽症から中等度のクループ症候群を診療する機会は比較的多いのではないでしょうか？ 感冒症状からはじまり，犬吠様咳嗽とさまざまな程度の呼吸苦（鼻翼呼吸，陥没呼吸，ストライダーなど）を特徴とする感染症です．通常，病歴と身体所見から診断可能で検査は不要なことが多い疾患です．

5）溶連菌感染症

　咽頭痛が主要な症状の場合，溶連菌感染症の鑑別が重要です．病歴と身体所見による鑑別のツールとしてCentor criteriaが有名ですが，成人をもとに開発されたものであり小児では有用ではないとされています．そこで迅速抗原テストが用いられるのですが，特異度が高く（96％）感度は高くないため（86％）[7]，陰性の場合は咽頭培養も追加することが推奨されています[8]．しかし，日本の保険診療においては両方の実施は認められていません．こういった現実のため実際の診察場面における迅速抗原テストの用い方は家庭医によって違いがあると思われます．筆者は病歴と身体所見の段階で溶連菌感染症に対する検査前確率が高い（65％以上）と判断した場合は迅速抗原テストを行わずに抗菌薬を処方し，検査前確率が低め（50％以下）のときにのみ迅速抗原テストを行うこととし，陰性と出た場合は抗菌薬を処方しないことにしており，溶連菌感染の診断のために咽頭培養を用いることは滅多にありません．

　流行時期によって咽頭結膜熱や手足口病，ヘルパンギーナ，ヘルペス口内炎といったウイルス疾患，重症なものとして川崎病や咽後膿瘍，扁桃周囲膿瘍も鑑別として考慮します．

表3 ◆ 細菌性の急性鼻副鼻腔炎を疑う病歴

急性上気道炎の小児の経過が次のいずれかにあてはまる場合，細菌性の急性鼻副鼻腔炎を疑う
● 症状の遷延 　例：鼻水（性状を問わない）や日中の咳嗽が改善することなく10日以上持続する場合 ● 症状の増悪 　例：鼻水や咳嗽，発熱が悪化した場合，またはいったん改善したにもかかわらず再燃した場合（double sickening） ● 発症時から重症のもの 　例：39℃以上の発熱と膿性鼻汁が少なくとも3日連続で続く場合

（文献13より筆者が和訳して引用）

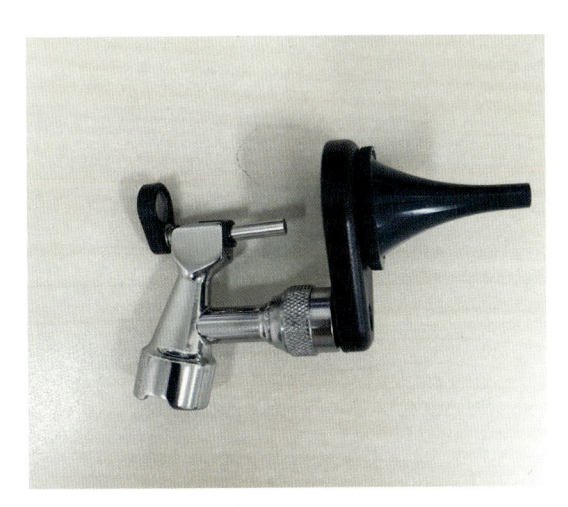

図 ◆ オペレーティング型耳鏡

6）急性中耳炎

　小児では耳痛の存在以外に病歴で急性中耳炎の診断に迫ることは難しく[9]，感冒様症状，特に発熱している小児を診察したときは，急性中耳炎を除外するために必ず鼓膜を観察するべきです．鼓膜の観察の障壁となるのが耳垢です．安全に耳垢を除去するための複数の方法を習得することをお勧めします．筆者は主にオペレーティング型耳鏡（図）と耳垢鉗子を用いて耳垢を除去していますが，児がじっとしていられず外耳道を傷つける可能性がある場合は洗浄法[10]で除去しています．

　鼓膜所見の評価については文献11，12などのガイドラインを参考にし，重症度に応じて治療します．

7）急性鼻副鼻腔炎

　急性鼻副鼻腔炎も感冒症状に合併しやすいcommonな疾患です．臨床的に感冒（ウイルス性の上気道炎）とウイルス性の副鼻腔炎を鑑別することは困難であることから，近年は「急性鼻副鼻腔炎」と統合された疾患概念でとらえられるようになり，抗菌薬を必要としない「ウイルス性」と，抗菌薬を必要とする「細菌性」を鑑別することに焦点があてられます．

　X線やCTスキャンといった画像検査でウイルス性と細菌性を区別することは困難であり，病歴を重視して診断することが推奨されており[13]，表3に示すような病歴が認められるときは細菌性の急性鼻副鼻腔炎を疑い抗菌薬の投与を考慮すべきです．

> **ここが総合診療のpoint**
> 小児の感冒は検査を多用せず，効率的な病歴聴取と身体所見で鑑別を進めること！

❷ 意外と知らない治療のエビデンス

文献14では小児の感冒に対する治療がエビデンスに基づき整理されています．これを見るとこれまであまり疑問をもたずに処方してきた薬剤の効果に十分なエビデンスがないことがわかります．

1) 無効なもの

a) 処方薬

抗菌薬をはじめとして去痰薬（カルボシステイン），鎮咳薬（デキストロメトルファン），抗ヒスタミン薬（ジフェンヒドラミン）など日本国内で感冒に対して頻繁に処方されている対症療法薬は小児において無効であることが示されています．

b) 市販薬

米国FDA（Food and Drug Administration）では4歳未満の小児の感冒に市販薬を使用することを規制しています．

c) 水分摂取

脱水の所見のない感冒の小児に対して水分摂取を勧めることは低ナトリウム血症を発症する可能性があるため推奨されていません．

2) 有効である可能性のあるもの

日本国内で入手可能なものを紹介します．

a) Vapor rub（日本国内ではヴィックスベポラップ®）

前胸部や頸部に塗布することで咳の程度を軽くし睡眠を改善させる可能性がありますが，においが強く小児は好まないかもしれません．

b) 蜂蜜（そば蜂蜜）

小児においてやっかいな咳の頻度を減らし，睡眠を改善することが示されています．
2～5歳児では1日1回2.5 mL内服します．蜂蜜はボツリヌス中毒のリスクがあるため2歳未満の小児には使用できません．

c) 塩水による鼻腔洗浄

咽頭痛，鼻汁を軽減し，鼻呼吸を改善します．3～9 mLをそれぞれの鼻腔に使用し，1日3回までとします．

3) 小児の感冒における家庭医と患者さん・家族とのコミュニケーション

家庭医や小児科医による十分な情報提供と安心の提供が患児や保護者の満足度を向上させ，不要な抗菌薬の使用を減らすことがエビデンスとして示されつつあります．
オランダの51の家庭医の診療所で家庭医による十分な情報と安心の提供，抗菌薬の処方，患者の（抗菌薬に対する）希望，診察への満足度の関連を調べた横断研究[15]では，家庭医による

十分な情報と安心の提供は抗菌薬の処方よりも強く患児や保護者の満足度に関連していることが明らかにされました．

米国の小児科を受診した上気道感染症の小児1,285名を対象とした研究[16]では保護者への患児の症状を緩和するための具体的な指導（positive treatment recommendations）と抗菌薬を処方することのデメリットの指導（negative treatment recommendations）の両方を行うことがどちらか単独を行うことと比較して有意に不要な抗菌薬の使用を減らし，保護者が医師によいケアを受けたと答える傾向にありました．

❸ セーフティネットを上手に利用しよう

適切に小児の感冒を診断し，適切なケアを指導したところで診察が終了，ではありません．小児は状態が変化しやすく，数時間後，数日後には別の病態に変化していることはよく経験します．診察時にはこういった病態の変化の可能性について説明しておく必要があります．

例えば下記のような説明をするとよいでしょう．

> 私はこう説明しています！

- 「今日の時点ではかぜと診断しましたが，今週の○曜日までの段階でまだお熱がある場合は中耳炎や副鼻腔炎などを併発している可能性もありますから，もう一度診察にいらしてください」
- 「○○といった所見が気になっていて，ほかにいくつか所見が重なると川崎病の可能性も考えなくてはいけないと思っています．明日か明後日にもう一度診察をさせていただけませんか？」
- 「あと数日で改善すると思っているのですが，悪化していないか2日後にこちらからお電話させていただいてもよろしいでしょうか？」

病状の変化をすでに予想していて対応する準備がある，ということを保護者に示すことにより保護者に安心感を与え，信頼が築かれることになるでしょう．

こうしたコミュニケーションは「セーフティネット」と呼ばれ，家庭医の医療面接における重要なスキルとしてあげられています[17]．

> **ここが総合診療のpoint**
> - 小児の感冒では安易な投薬を行わず，患児と保護者としっかりコミュニケーションを！
> - セーフティネットを準備し，患児や保護者との信頼関係構築に努めましょう！

症例の経過

アキラくんの全身状態は良好で身体診察に特記すべき所見は認められず，感冒と考えられました．

医師：今回もかぜのようですね．今日は症状を軽くする薬をいくつかお出ししましょう．

＜筆者の実際の診療では十分なエビデンスがないと知りながら対症療法のための薬剤をまだ処方しているのが現状です．処方する場合は安全性，コスト等に配慮した処方を心がけるべきです．
例：体重12 kgとして カルボシステイン（ムコダイン®DS 50％）1回0.24 g 1日3回 チペピジンヒベンズ酸塩（アスベリン®散10％）1回0.08 g 1日3回＞

母　：ほかの病院では抗生物質をもらったのですが….

医師：かぜはウイルスが体に侵入することによりかかる病気なのですが，抗生物質は残念ながら効果がありません．かえって下痢や発疹などの副作用の危険もありますので，最近の医学研究ではかぜに対して抗生物質を使うべきではないと言われるようになっているんです．ご自宅でできるケアをいくつかお教えしますから少しやってみませんか？

母　：抗生物質のことを説明されたのははじめてでした．よくわかりました．ありがとうございます．でもどうしてこんなにかぜが治らないんでしょうか？せっかくアキラを保育園に入れて仕事をはじめたのに休みが多くて困っているんです．

医師：お母さんはお仕事をはじめて，アキラくんは保育園に通いはじめたところなのでしたね．たくさんの子どもたちのなかで生活するようになると，かぜを頻繁にひくようになるものです．何度もくり返していくうちに強くなってかぜにかかりにくくなりますので，もう少しの辛抱ですね．お母さんがタバコを吸っているとさらにかぜをひきやすくなることも知られているのですが，どうですか？

母　：あ，1日5〜6本ですけれど，吸ってます….

医師：アキラくんがなるべくかぜをひかないように禁煙に取り組むのもいいかもしれませんね．

母　：妊娠中から授乳していたときまでは禁煙していたのに，ふとしたきっかけで吸いはじめてしまったんです．せっかく先生が言ってくださったので，また止めます．

医師：そう言っていただけて嬉しいです．禁煙で難しさを感じるようでしたらいつでも相談に乗りますから気軽にお知らせくださいね．アキラくんですが，数日たってもお熱が改善しない場合は中耳炎などの確認が必要と思いますからまた診察させていただけませんか？

母　：わかりました．ありがとうございました．

❹ まとめ 〜家庭医にとって「小児の感冒」は「若い家族の支援の場」〜

ここまで小児の感冒の診断とその治療について概観してきましたが，今求められるのは感冒の小児とその保護者に適切な情報を提供し，家庭内で行われる子どものケアを支え，ともに乗り越えようとする医師の姿ではないでしょうか？

「はじめに」の項で日本では小児は頻回に医療機関を受診すると紹介しました．私たち診療所の家庭医はこの事実を地域の若い家族との出会い，診療を通じた信頼関係の構築，そして健康教育のための貴重な機会ととらえたいと考えています．受診時には母子手帳を確認し予防接種の指導を行ったり，事故の予防について話し合うことができます．お母さんのがん検診の受診状況や喫煙問題，さらには次の出産に向けた準備についても話し合うことも可能です．

家庭医はまた地域の健康に関する資源の窓口としても機能します．家庭医の診療所で解決できない課題については専門医や地域の保健師，子育て支援センターを紹介することが解決に繋がることもあります．

　単なる「小児の感冒」の受診を「若い家族の支援」の場へ．これこそが家庭医の醍醐味ではないでしょうか？

◆ 文 献

1) 田中勝巳，他：プライマリ・ケア診療所における症候および疾患の頻度順位の同定に関する研究．日本プライマリ・ケア学会誌，30：344-351，2007
2) Ishida Y, et al：Factors affecting health care utilization for children in Japan. Pediatrics, 129：e113-e119, 2012
3) Okkes IM, et al：The probability of specific diagnoses for patients presenting with common symptoms to Dutch family physicians. J Fam Pract, 51：31-36, 2002
4) Mahabee-Gittens EM, et al：Identifying children with pneumonia in the emergency department. Clin Pediatr (Phila), 44：427-435, 2005
5) World Health Organization：The Management of Acute Respiratory Infections in Children: Practical Guidelines for Outpatient Care. World Health Organization, 1995
6) Margolis P & Gadomski A：The rational clinical examination. Does this infant have pneumonia? JAMA, 279：308-313, 1998
7) Lean WL, et al：Rapid diagnostic tests for group A streptococcal pharyngitis: a meta-analysis. Pediatrics, 134：771-781, 2014
8) Streptococcal pharyngitis. DynaMed http://web.a.ebscohost.com/dynamed/detail?vid=8&sid=e40cf861-8285-422f-8097-41d0e96eefbe%40sessionmgr4002&hid=4209&bdata=Jmxhbmc9amEmc2l0ZT1keW5hbWVkLWxpdmUmc2NvcGU9c2l0ZQ%3d%3d#AN=115782&db=dme （2015年9月閲覧）
9) Rothman R, et al：Does this child have acute otitis media? JAMA, 290：1633-1640, 2003
10) Buttaravoli P：耳垢栓塞．「マイナーエマージェンシー 原著第3版」（Buttaravoli P & Leffler SM/著，大滝純司/監訳，齊藤裕之/編），pp105-107，医歯薬出版，2015
11) 「小児急性中耳炎診療ガイドライン」（日本耳科学会，他/編），金原出版，2013
12) 草刈 章，他：小児上気道炎および関連疾患に対する抗菌薬使用ガイドライン―私たちの提案―．外来小児科，8：146-173, 2005
13) Wald ER, et al：Clinical practice guideline for the diagnosis and management of acute bacterial sinusitis in children aged 1 to 18 years. Pediatrics, 132：e262-e280, 2013
 必読 14) Fashner J, et al：Treatment of the common cold in children and adults. Am Fam Physician, 86：153-159, 2012
15) Welschen I, et al：Antibiotics for acute respiratory tract symptoms: patients' expectations, GPs' management and patient satisfaction. Fam Pract, 21：234-237, 2004
16) Mangione-Smith R, et al：Communication practices and antibiotic use for acute respiratory tract infections in children. Ann Fam Med, 13：221-227, 2015
 必読 17) Neighbour R：チェックポイント4（セーフティネット）：先を予測するスキル．「The Inner Consultation 内なる診療」（Neighbour R/著，草場鉄周/監訳），pp295-303，カイ書林，2014

山田康介　Kosuke Yamada

北海道家庭医療学センター／更別村国民健康保険診療所
家庭医療が専門です．医師4年目で現在の診療所に赴任し2016年春で15年になります．「家庭医が地域で十分に機能したら地域はどんなふうに変わるのか？」という一例を示すことに妙な使命感を感じています．「入れ込み過ぎない」「得意分野をあえてもたない」ことが信条，かな？

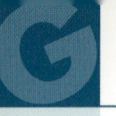

第3章　総合診療でよくある悩ましい状況における感染症診療

5　がんターミナル患者の感染症

東　光久

> **Point**
> - 終末期の定義を知る
> - 高齢者のillness trajectory（終末期の軌跡）を知り，これからの予後を「月単位」「週単位」「日単位」で予測する
> - 終末期がん患者の治療目標としての"3つのP"を知る
> - 終末期がん患者の感染症診療では，抗菌薬治療を行うかどうかも含めて，臨床倫理の4分割表を用いるなどして包括的に議論する必要がある

Keyword　終末期　illness trajectory　3つのP

はじめに ～がん終末期における感染症診療の原則～

がん終末期においては，いかなる問題も画一的ではなく，より個別性をもって対応した方がよいと考えられます．以下は筆者なりのプラクティスパターンです．

① 患者さん（特に高齢者）のこれまでの経過を振り返って，5つのillness trajectory（後述）のどれにあてはまるかを考える
② 終末期のなかで，今が「月単位」「週単位」「日単位」のどの時期にあてはまるかを考える
③ 現在の治療目標は「3つのP」（後述）のどれにあてはまるかを考える
④ 感染症診療の4つの原則と終末期がん患者の病態（後述）に基づいてアセスメントする
⑤ 上記①～③と④のバランスを考えながら，患者さん・家族と今後のadvance care planning（ACP）を話し合うなかで方針を決定する
⑥ 適切な緩和ケアを並行して行う

本稿ではこれらについて，限られたエビデンスとこれまでの筆者の経験をもとに概説します．

症例

村田さん（仮名）は75歳，男性．1年前（X−1年10月）に診断された，肝・骨・脳転移を有する転移進行肺がん（腺がん）の患者さんで，すでに抗がん薬に不応となり，best supportive careのみの対応となっている．ここ1カ月で徐々に食事量は減り，痩せてきて，身の回りのことをするぐらいのADLは保たれているが何事をするのも億劫になってきていた．認知能は保たれており，病状も十分理解している．主治医であるあなたは，抗がん薬治療を中止した2カ月前（X年10月）の時点で，本人と家族に予後として，3カ月後のお正月（X＋1年1月）は大丈夫だと思うが，6カ月後の桜（X＋1年4月）を見るのは難しいかもしれないと説明している．本人は，来春に初孫が小学校に入学するので，そのときまでは何とか生きてお祝いをしてあげたいと考えている一方，苦しまずに最期を迎えたいとも考えている．村田さんは2週間に1回の頻度であなたの勤務するA病院総合診療科に通院していたが，周囲にホスピスはなく，介護保険も利用していない．

村田さんは2日前から黄疸が出現し，1日前から悪寒を伴い経口摂取できず，動けない状態となった．当日朝より呼びかけに反応しなくなったため救急受診し，各種検査の結果，肝門部リンパ節転移による閉塞性黄疸で急性閉塞性化膿性胆管炎をきたし，敗血症性ショック＋多臓器不全と診断された．DNARかどうかの確認は本人からはできていない．

あなたは入院と判断したうえでどのように対応しますか．下記の①〜③のうちどれが適切と考えますか？

① 本人の以前の意向（「孫の入学式までは生きていたい」）を考慮し，可能なすべての治療（人工呼吸管理，血液浄化療法を含む）を集学的に行う
② 抗菌薬，輸液，昇圧薬投与までは行う
③ 救命困難と判断し，家族との協議で本人の意思を推定したうえで，症状緩和に専念する

1 がん患者の"ターミナル"とは？

"ターミナル"つまり人生の"終末期"とはいつの時期をさすのか明確にすることは難しいです．そこには定義，予測，認識の3つの問題が存在すると考えられます．

1）"終末期"の定義の問題

"終末期"は，「終末期医療に関するガイドライン」[1]において，次の3つの条件を満たす場合と定義され，疾患や経過の多様性からある一定の期間でもって定義することの難しさ・危うさが指摘されています．

① 医師が客観的な情報をもとに，治療により病気の回復が期待できないと判断すること
② 患者が意識や判断力を失った場合を除き，患者・家族・医師・看護師等の関係者が納得すること
③ 患者・家族・医師・看護師等の関係者が死を予測し対応を考えること

上記3要件は，独立したものではなく，実際に臨床現場では①→②→③の順に進んでいきま

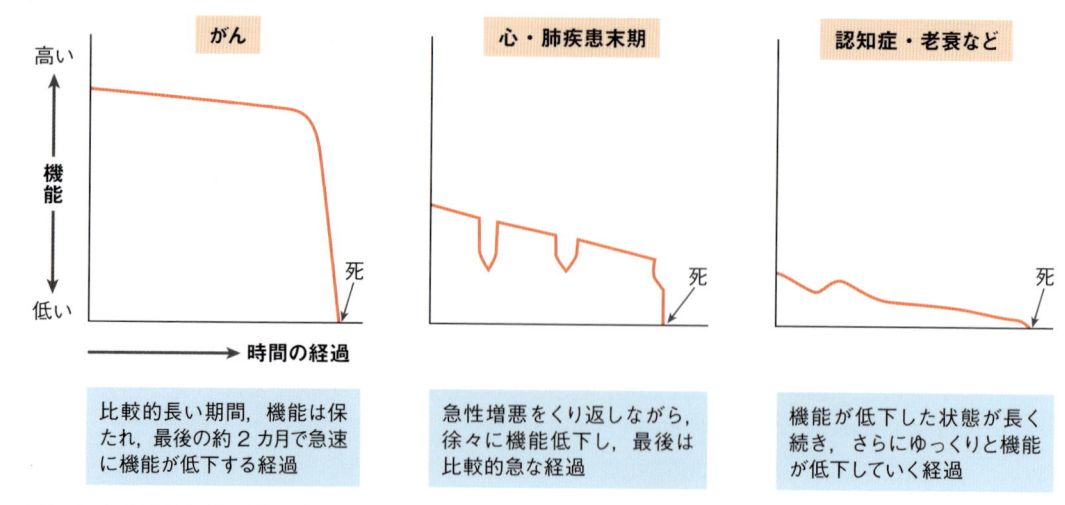

がん	心・肺疾患末期	認知症・老衰など
比較的長い期間，機能は保たれ，最後の約2カ月で急速に機能が低下する経過	急性増悪をくり返しながら，徐々に機能低下し，最後は比較的急な経過	機能が低下した状態が長く続き，さらにゆっくりと機能が低下していく経過

図1 ◆ 疾患群別予後予測モデル
（文献4を参考に作成した文献3より引用）

す．根治不能な進行がんの場合は，その点で①，②を満たしたとしても，すぐに③が必要になる訳ではありません．また，このガイドラインに先立ち，介護保険の特定疾病認定に必要な要件として「がんの末期」の定義がなされました（2005年）[2]．この要件は，がんの自律増殖性，浸潤性，転移性，そして致死性から構成され，診断基準としては次のように定められています．

① 組織診断，細胞診，または臨床的にがんと診断（自律増殖性，浸潤性）され，
② 治癒を目的とした治療に反応せず，進行性かつ治癒困難な状態（転移性）にあり，
③ おおむね6カ月程度で死が訪れると判断される場合（致死性）です．

なお，治癒を目的としていない治療の場合は，上述の「治癒困難な状態」に相当すると判断する，とあります．

これら「終末期医療に関するガイドライン」や，「がんの末期の定義と診断基準」を総合的に判断すると，がん終末期とは，**進行性かつ治癒困難ながんを有し，6カ月程度で死が訪れると判断され，患者・家族・医療者がその認識を共有し対応を考える時期**」をさすことになります．

2）"終末期"の予後予測が困難であること

一般に医療者も患者さん・家族も正確な予後予測が困難であることを認識すべきです．終末期の経過（illness trajectory）は疾患によって大きく異なり（図1）[3]，がんの場合は終末期であっても，直前まで日常生活動作（activity of daily living：ADL）が保たれていることが多いとされます．Gillらによる詳細な研究によれば，実際の高齢者終末期におけるADL低下は5つのパターン（死亡1カ月前まで悪化なし群，急速悪化群，加速悪化群，進行悪化群，重度障害群）に分類され（図2），がん患者はそれぞれ，20.3 %，33.8 %，21.6 %，20.3 %，4.1 %であったと言います[5]．またさまざまな予後予測モデルを用いても，予測精度は70 %程度であ

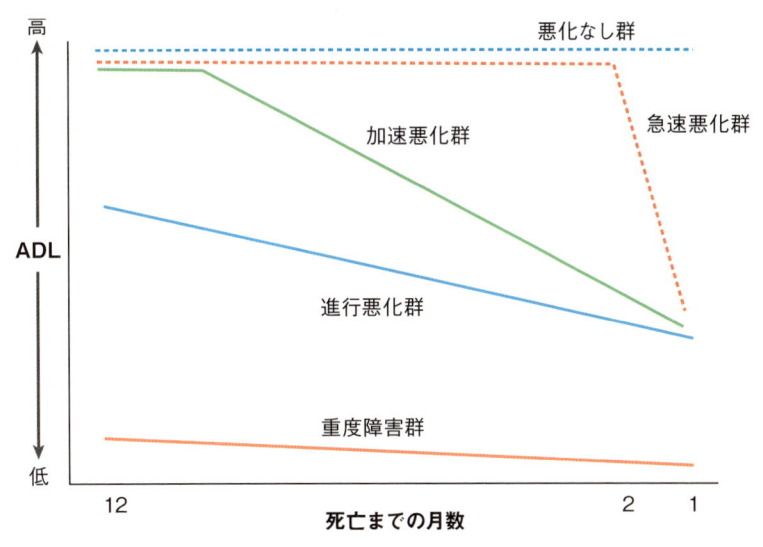

図2 ◆ 終末期高齢者のillness trajectoryパターン
(文献5を参考に作成)

り[6]，正確に予後予測するのはまだまだ困難です．実際には，死期が近づくにつれ，予後予測もそれなりに正確になってくると考えられますが，筆者の場合は**月・週・日の単位で大まかに説明するようにしています**．つまり，1カ月経っても大きな変化がなければ「月」の単位であり，1週間前と比べて明らかに悪化していれば「週」の単位であり，日々悪化していれば「日」の単位と説明するのがわかりやすく，がんの自然経過を考えれば妥当と思われます．

3) 患者さん・家族と医療者との"終末期"に対する認識の乖離

患者さん・家族に「Ⅳ期の◯◯がんです」と説明して，「先生，それって末期っていうことですか？」と聞かれた経験はないでしょうか．多くの一般人は「根治不能＝末期＝打つ手なし」と考えることが多く，**患者さん・家族との面談時には認識を確認し，Ⅳ期でも延命を可能にする抗がん薬治療は多くのがん種で存在すること，診断時から適切な緩和ケアを受ければQOLの維持・向上だけでなく，生命予後の延長も可能になる**[7]ことを説明し，必要な緩和ケアを遅滞なく提供することが望ましいです．

以上，「終末期」という用語の曖昧さをある程度共有したうえで，「終末期」を月単位，週単位，日単位と分けてさらに議論を進めます．

❷ 3つのP

感染症を含め，終末期の医療を議論するとき，その治療目標が最も重要です．根治不能の進行がん患者の治療を考えるとき，筆者は「3つのP」という考え方を重要視しており，これを終

末期にもあてはめます[8]．つまり，

> ① Prolong survival（生命予後延長）
> ② Palliate symptoms（症状緩和）
> ③ Prevent symptoms（症状発現の予防）

がそれで，目の前の患者さんに対して行うべきはこのうちのどれなのか，それを常に考えながら治療しています．仮にそのどれにもあてはまらなければ，その治療には正当性がないと考えています．もちろん，患者さんの病状により，どのPを最重要視するかは変わってきます．ここでは上述の月・週・日の単位の3つの終末期に分けて考えてみましょう．

1）月単位の場合

この時期は3つのPのうち①，②を治療目標にして，重症症例も含めて，基本的には抗菌薬を含め感染症に対する積極的治療を行うことになると思われます．ADLが基本的には保たれており，いつ急速に悪化する状況になるか予測がつかないため，単に「終末期」というだけの判断で安易な治療の差し控えは避けたいものです．

2）週単位の場合

この時期は感染症治療判断の難しいところです．ただ週の単位と予想される時期に入ったとすれば，感染症が治癒したとしても3つのPの①を達成するのは事実上困難であり，治療目標は②のみになります．その場合は，発熱・呼吸困難などに対して，アセトアミノフェンや酸素，モルヒネ等での対応となりますが，実際には抗菌薬治療も行っている場合が多いと思われます．

3）日単位の場合

基本的には3つのPの②に徹することになります．上述の薬剤に加え，倦怠感が強い場合はミダゾラム持続投与も検討します．抗菌薬治療は行いません．

また③に関連して，肺炎球菌ワクチンやインフルエンザワクチンは状態が安定しているときに接種してもよいと思います．

❸ がん終末期における感染症診療の原則

がん終末期とはいえ，適切なアセスメントにより治療方針を決定するのが原則です．「発熱＝感染症＝抗菌薬治療」ではなく，① どの臓器の感染症か，② 推定される起炎菌は何か，③ 適切な抗菌薬は何か，④ 効果判定の指標に何を用いるか，いつ終了（または中止）するのか，これら4つの軸で考える必要があります．そのうえで，終末期がん患者の病態を以下の3通りに分けて考えることになります．

1）がんとは直接関係のない感染症

誤嚥性肺炎，単純性腎盂腎炎など，がんとは直接関係のない感染症では，がんの推定される予後をもとに感染症に対する治療可否を判断することができます．

2）がんの病変と関連する感染症

閉塞性肺炎，閉塞性化膿性胆管炎，複雑性腎盂腎炎，穿孔性腹膜炎はがんの病変進行に伴って発症した感染症のため，治療困難な場合や患者さんのQOLを落とす場合が多いです（腎瘻や人工肛門造設など）．上記の「がんと関係のない感染症」に比べ末期がんとしての予後は短い場合が多く，重症度も高いため，急速に悪化する可能性が高いです．

3）抗がん薬治療と関連する感染症

発熱性好中球減少症，偽膜性腸炎は抗がん剤治療と関連し発症する感染症です．

末期がんで抗がん薬治療が行われている場合は意外に多く，死亡1カ月以内の抗がん薬治療の割合は20％程度とされます[9]．全身状態が不良ななかで抗がん薬治療が行われれば，その分，感染症を発症する確率も高く致死率も高くなります．抗がん薬治療を行った経緯にもよりますが，発症した場合には基本的に治療を行うことになると思われます．

❹ がん終末期における抗菌薬治療のエビデンス

1）治療効果

がん終末期における抗菌薬の有効性や有害性を検討した，台湾の緩和ケア病棟（単一施設）での前向き研究があります[10]．これによれば，がん終末期の入院時に何らかの感染症の診断で抗菌薬治療を開始した場合の予後延長効果に関して，1週間以上生存した患者については効果があり（hazard ratio[HR]：0.66, 95％ confidence Interval [CI]：0.46–0.95），2日以内に死亡した患者については，むしろその有害性（HR：1.54, 95％ CI：1.22–1.94）が指摘されています．

2）治療中止

米国での単一施設後ろ向き研究では[11]，がん関連死した入院患者のうち，86.9％が平均12.5（±12.9）日程度の抗菌薬治療を受けていましたが，51.2％はエンピリックに治療されていたと言います．さらに，看取りのケア（comfort care）に移行しても35.4％が抗菌薬治療は継続されていました．またドイツの緩和ケア病棟における多施設前向き研究では[12]，入院患者の63.8％が抗菌薬治療を受けており，そのうち31.1％が抗菌薬治療を中止していました．その理由として，全身状態の悪化（41.4％），無効（25.7％），患者意思（14.3％）があがりました．抗菌薬治療開始は主治医が決断しますが，中止決定には主治医以外の関与も大きかったと考察されています．これらの事実は，終末期における抗菌薬治療中止の難しさを示唆しています．

3）患者さんの希望

予後6カ月程度と想定される終末期がん患者に対し，感染症が疑われる場合に，感染症に対する治療を受けるかどうか調べた研究があります[13]．この研究では，患者の80％近くが積極的治療を希望しませんでした．安易な抗菌薬治療は患者の希望に反する可能性があり，事前に確認しておく必要があるのかもしれません．

❺ ACPと意思決定の重要性

前述したように，高齢がん患者の死亡1カ月前までのillness trajectoryは，悪化なし群＋急速悪化群で約半数を占めます．言い換えれば，元気なときから予後1カ月の時期を想定して，ACPを行っておく必要があります．その際重要なのが，患者さんの意思決定であり，私たち医療者はそれをサポートする役割を担います．終末期の意思決定には多様性があり，さまざまな個別事情も考慮する必要が生じます．その場合に役立つのが，Jonsenらが提唱した，臨床倫理4分割表です（表）．筆者は，次のような場合に4分割表を用いています．①患者・家族の希望と医療者の認識に乖離がある場合，②医師間あるいは多職種間で治療方針に乖離がある場合，③考慮すべき因子が多数あり，問題点がわかりにくい場合，などでいずれも何となくモヤモヤして，そのまま医療を続けるには少しひっかかりを感じるような場合です．そのような場合はそこに何らかの倫理的問題が潜んでいることが多く，4分割表を用いることで，そのモヤモヤが，医学的問題なのか，心理・社会的背景が問題なのかが明確になる場合が多いのです．

❻ 症例についての考察

以上の議論をふまえて，最初に提示した症例について考察します．

これまで保たれていた食事量とADLがここ1カ月で低下傾向にあることから，❶で言及したillness trajectoryを考慮すると，村田さんの経過は「死亡1カ月前まで障害なし」群または「急速増悪」群となり，予後1〜2カ月の可能性が高いと予想されます．そんななかでの重症感染症に対し，どこまで積極的に感染症を治療するかという問いです．村田さんの治療目標を3つのPから考えると，prolong survivalとpalliate symptomsが考えられますが，抗菌薬治療がこれらに寄与すると考えるのであれば抗菌薬治療を行うことになります．ただし❹で述べたように，抗菌薬治療は予後により有害となる可能性もあることから無条件に抗菌薬治療を行うことにもなりません．感染症診療の原則からすると，転移リンパ節に起因する急性閉塞性化膿性胆管炎であり，腸内細菌を想定した抗菌薬治療だけでなくショックや多臓器不全に対する全身管理，閉塞機転解除が必要となります．これらを総合的に考えると，感染症をコントロールし救命するのは困難であると判断せざるを得ません．村田さんの現時点での意向は意識障害のため確認できませんが，これまでの村田さんの言動，家族による意思推定に基づけば，おそらく抗菌薬は用いず，症状緩和を中心とした治療を行うのが妥当と考えます．

表 ◆ 臨床倫理4分割表

医学的適応 (medical indications)	患者の意向 (patient preferences)
善行と無危害の原則 1. 患者の医学的問題は何か？ 病歴は？ 診断は？ 予後は？ 2. 急性か，慢性か，重体か，救急か？ 可逆的か？ 3. 治療の目標は何か？ 4. 治療が成功する確率は？ 5. 治療が奏功しない場合の計画は何か？ 6. 要約すると，この患者が医学的および看護的ケアからどのくらいの利益を得られるか？ また，どのように害を避けることができるか？	**自律性尊重の原則** 1. 患者には精神的判断能力と法的対応能力があるか？ 能力がないという証拠はあるか？ 2. 対応能力がある場合，患者は治療への意向についてどう言っているか？ 3. 患者は利益とリスクについて知られ，それを理解し，同意しているか？ 4. 対応能力がない場合，適切な代理人は誰か？ その代理人は意思決定に関して適切な基準を用いているか？ 5. 患者は以前に意向を示したことがあるか？ 事前指示はあるか？ 6. 患者は治療に非協力的か，または協力できない状態か？ その場合，なぜか？ 7. 要約すると，患者の選択権は倫理・法律上，最大限に尊重されているか？
QOL (quality of life)	**周囲の状況 (contextual features)**
善行と無危害と自律性尊重の原則 1. 治療した場合，あるいはしなかった場合に，通常の生活に復帰できる見込みはどの程度か？ 2. 治療が成功した場合，患者にとって身体的，精神的，社会的に失うものは何か？ 3. 医療者による患者のQOL評価に偏見を抱かせる要因はあるか？ 4. 患者の現在の状態と予測される将来像は延命が望ましくないと判断されるかもしれない状態か？ 5. 治療をやめる計画やその理論的根拠はあるか？ 6. 緩和ケアの計画はあるか？	**忠実義務と公正の原則** 1. 治療に関する決定に影響する家族の要因はあるか？ 2. 治療に関する決定に影響する医療者側（医師・看護師）の要因はあるか？ 3. 財政的・経済的要因はあるか？ 4. 宗教的・文化的要因はあるか？ 5. 守秘義務を制限する要因はあるか？ 6. 資源配分の問題はあるか？ 7. 治療に関する決定に法律はどのように影響するか？ 8. 臨床研究や教育は関係しているか？ 9. 医療者や施設側で利害対立はあるか？

（文献14より引用）

症例の経過・その後

村田さんはこれまで苦しまずに最期を迎えたいと言っていました．家族に病状をお伝えし，本人の意向を家族と医療者で推定し，積極的治療を希望しないだろうと考えられました．以上より解熱剤や輸液のみで経過観察としたところ入院3日目に永眠されました．

7 まとめ

終末期がん患者の感染症診療について概説しました．感染症診療そのものよりも，終末期がもつ多様性，限られたエビデンス，倫理的側面などが問題を一見複雑にしています．しかし，illness trajectoryに注目し，これまでの経過からこれからの経過を大まかに推測し，そこに治療目標を3つのPの視点から設定し，臨床倫理の4分割表を用いて包括的に議論することで対応可能と考えます．

◆ 文 献

1) 社団法人全日本病院協会 終末期医療に関するガイドライン策定委員会：終末期医療に関するガイドライン，2009
http://www.ajha.or.jp/topics/info/pdf/2009/090618.pdf

2) 特定疾病におけるがん末期の取り扱いに関する研究班：「がんの末期」の定義と診断基準
http://www.wam.go.jp/wamappl/bb11GS20.nsf/0/4b6721f6b468676f492570bc002c061e/$FILE/betten1.pdf

3) 関根龍一：前疾患を対象とした，緩和ケアサポートチームの横断的活動．週刊医学界新聞，第3047号．2013年10月14日
https://www.igaku-shoin.co.jp/paperDetail.do?id=PA03047_03#bun2

4) 「Living well at the end of life：adapting health care to serious chronic illness in old age」（Lynn J & AdamsonDM）Rand health, 2003

必読 5) Gill TM, et al：Trajectories of disability in the last year of life. N Engl J Med, 362：1173-1180, 2010

6) Baba M, et al：Survival prediction for advanced cancer patients in the real world: A comparison of the Palliative Prognostic Score, Delirium-Palliative Prognostic Score, Palliative Prognostic Index and modified Prognosis in Palliative Care Study predictor model. Eur J Cancer, 51：1618-1629, 2015

7) Temel JS, et al：Early palliative care for patients with metastatic non-small-cell lung cancer. N Engl J Med, 363：733-742, 2010

8) 渡辺 亨：乳がんの「アバスチン＋パクリタキセル療法」で起こる副作用と対策＆セルフケア―副作用をうまくコントロール！再発乳がん治療を長く続けるコツ．がんサポート，2012
http://gansupport.jp/article/cancer/breast/breast05/2648.html

9) Näppä U, et al：Palliative chemotherapy during the last month of life. Ann Oncol, 22：2375-2380, 2011

必読 10) Chih AH, et al：Is it appropriate to withdraw antibiotics in terminal patients with cancer with infection? J Palliat Med, 16：1417-1422, 2013

11) Thompson AJ, et al：Antimicrobial use at the end of life among hospitalized patients with advanced cancer. Am J Hosp Palliat Care, 29：599-603, 2012

必読 12) Stiel S, et al：Antibiotics in palliative medicine--results from a prospective epidemiological investigation from the HOPE survey. Support Care Cancer, 20：325-333, 2012

必読 13) White PH, et al：Antimicrobial use in patients with advanced cancer receiving hospice care. J Pain Symptom Manage, 25：438-443, 2003

14) 「臨床論理学 第5版」（Jonsen AR ほか/著，赤林 朗 ほか/監訳），p13，新興医学出版社，2006

Profile

東 光久　Teruhisa Azuma

福島県立医科大学 白河総合診療アカデミー
専門：総合診療，腫瘍内科，膠原病，血液，緩和ケア
総合診療を軸足に各専門領域をつなぎ，互いにオーバーラップするコンピテンシーを養成するのが私の夢です．また，白河総合診療アカデミーでは臨床研究と総合診療を両立するシステムで新たな総合診療医を養成する試みが始まりました！興味のある方は，info@fuji-future.jpまでご連絡ください．

第3章　総合診療でよくある悩ましい状況における感染症診療

6　入院できない患者，させられない患者

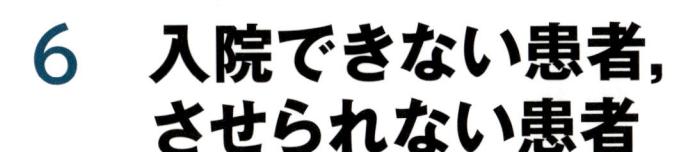

神廣憲記

> **Point**
> - 入院できない・させられない場合も感染症診療の原則は変わらない
> - 各セッティングのリソースを有効に活用しよう
> - 適切な治療・経過観察プランを立て，患者さん・家族と決断を共有しよう

Keyword　外来・在宅医療　　不確実性　　決断の共有

はじめに

　感染症診療において，本来入院が望ましいものの何らかの理由で患者さんが入院を希望しない，あるいは入院をさせることのデメリットが大きいため，外来や在宅で治療を行うといったケースは皆さんにも経験があるのではないでしょうか．
　そういったケースで皆さんに留意いただきたいポイントをご紹介したいと思います．

> **症例**
> 　あなたは人口4,000人のA町の唯一の医療機関である有床診療所に勤めている．後方支援病院のあるB市とは車で1時間の距離がある．ある日の外来に80歳男性が発熱と咳嗽を主訴に来院した．普段のADLは自立しており，自宅で息子と二人暮らし．意識清明，血圧138/80 mmHg，脈拍100回/分，体温37.8℃，呼吸数24回/分，SpO_2 91%．胸部X線では右下肺野に陰影を認め，肺炎と診断した．高齢者で頻脈・頻呼吸・SpO_2低下も伴っているため入院を勧めたいところ．
> 　あなたは患者さんと息子さんに対して「肺炎と考えられます．酸素の値も低めであり，ご年齢も考えると入院をお勧めします．ただ，あいにく当診療所のベッドが満床で…．B市内の病院へ入院をお願いしようと思いますがいかがでしょうか」と提案したが，本人は「入院は嫌いだ」と言い，息子さんは「以前，B市の病院に入院したときにせん妄になって大変だった．わが家は経済的にも苦しい．B市に見舞いに行くのも難しい．どうしても入院しないといけないならこちらの診療所でお願いしたい」とのことだった．

　このようなケースではどのように対応したらいいでしょうか？

表1 ● 感染症診療の原則

- 患者背景を理解
- どの臓器の感染？
- 原因となる微生物は？
- どの抗菌薬を選択？
- 適切な経過観察

（文献1より引用）

1 医学的な判断

1）感染症診療の原則

　　　入院をする・しないにかかわらず，感染症診療の原則は変わりません．感染症診療では表1に示されているような要素を意識しながら診療されている先生方が多いのではないでしょうか．
　これらは「そもそも外来や在宅で戦える感染症か？」を判定するうえでも非常に重要な要素です．これらに加えて重症度を評価しつつ，後述するような外来・在宅での限界を照らし合わせて，療養の場の選択を慎重に行うべきでしょう．そしていったん外来や在宅で加療がはじまった後も，この基本原則に則った診療を行うことになります．

> **ここが総合診療のpoint**
> 外来や在宅であっても，感染症診療の原則は変わらない．

2）重症度の見積もり

　　　入院適応の判断に重症度の見積もりは大きくかかわります．肺炎を例にあげると，pneumonia severity index（PSI），CURB-65，A-DROPといった肺炎患者の重症度・死亡率の見積もりに有用なスコアリングシステムがあります[1]．すでに実臨床の場で入院適応の判断材料にされている方もいらっしゃるかと思います．さらにCURB-65[2]のBUN測定を省いたCRB-65[3]というスコアリングシステムもあります〔「第3章-2．高齢者の感染症（診療所編）」参照〕．CRB-65は採血不要であるため，忙しいプライマリ・ケア外来においても簡便に用いることができます．

3）入院することの医学的なデメリット

　　　認知症患者，過去に入院でせん妄を起こしたことのある患者，普段のADLが低い患者の場合は，認知症の悪化の防止，せん妄の予防，ADLの悪化の防止のために入院をできるだけ回避したいところです．一方で，せん妄を例にとると，せん妄は入院などの環境変化だけでなく，感染症に伴う身体症状（発熱など）・睡眠障害・新たな医療行為（点滴など）があれば在宅でもせん妄は十分に起こりえます．入院に伴う健康状態への悪影響を懸念している患者さん・家族とお話しする際には，入院するかしないかだけにこだわらず，できるだけその悪影響を予防す

るためにどうすればよいかという共通の問題意識をもちながら，医療者と患者さん・家族が一緒になって対策を検討できるとよいでしょう．

> **ここがpitfall**
> せん妄の予防のためには入院回避という視点だけでなく，身体疾患の治療や睡眠障害の改善など多角的な視点での対策を忘れないこと．

4) 入院適応に関する医師の価値観・過去の経験

例えば月曜日の朝9時に来た患者さんと，金曜日の夕方17時に来た患者さんとでは医師の入院適応の考え方も変わるかもしれません．

また精神科領域のやや古い論文ではありますが，経験豊富な医師と経験の浅い医師を比較した場合に，経験の浅い医師の方が患者さんを入院させる決断をする傾向が強かったという報告があります[4]．重症肺炎患者を外来で加療完遂した経験のあるベテラン医師と，軽症肺炎を外来加療としていたら重症化してしまった経験のある若手医師では，入院適応の考え方に違いが出るかもしれません．このように入院適応を判断する際には患者さんの要素だけでなく自分自身の要素にも目を向けたうえで判断するとよいでしょう．

❷ 外来・在宅医療と入院医療の違い

1) 外来や在宅でできること / できないことは何か？

在宅医療は患者さんが住み慣れた空間で医療が展開されますし，外来医療も1日の大部分は住み慣れた空間で過ごせます．**入院医療に比べて精神的な安楽が得られる**などの利点があるでしょう．

検査という点では，採血・採尿・各種検体採取やポータブルエコーであれば在宅でも施行可能です．診断のためにX線・CT・MRIなどの画像検査が必要な在宅患者も，まずは検査のために外来に通院するという対応も考えられます．

治療という点では，経口投与（あるいは経腸投与），外来通院あるいは訪問看護による連日の点滴，皮膚膿瘍のドレナージ・デブリ，関節穿刺などは外来・在宅で十分対応可能です．一方で外来・在宅での治療が難しいのは，感染症の治療に特殊な処置が必要な場合（膿胸，総胆管結石など），1日に複数回の抗菌薬静脈投与が必要な場合，感染症に対して抗菌薬投与を行っているが改善しない場合，酸素投与が不可欠になった場合，経口摂取不可能などで水分・電解質管理が困難になった場合，バイタルやADLが低下していく場合などがあげられます．また，**自宅で急変した場合には即座に対応することは困難**と言えるでしょう．

2) その診療セッティングでどのようなリソースが利用可能か？

外来・在宅で利用できるリソースや急変時に頼れるリソースは何でしょうか．これについては各地域で状況は違うと思います．自施設は無床でしょうか？ 有床でしょうか？ 血液検査や

画像検査はどこまで自施設で施行可能でしょうか？ 時間外の対応はどうなっているでしょうか？（電話対応のみ可能？ 救急外来を開設している？ 臨時往診が可能？），地域の中では夜間救急を行っている医療機関はどこでしょうか？ 急変時に入院をお願いできる病院はどこでしょうか？ 地域に連日の点滴をお願いできる訪問看護ステーションはあるでしょうか？ **これらを確認しておくことは診療の質と患者さんの安全の確保のためにとても重要です．**

経過次第では入院や急変の対応が予想される感染症を外来・在宅で加療する場合，ぜひ自施設内外のリソースを上手く使いながら乗り越えるという発想をもってください．そして，普段から地域の各リソースと良好な関係性を築いておきましょう．

> **ここが総合診療のpoint**
> 地域の中で頼れるリソースを把握し，良好な関係性を普段から築いておこう．

❸ 患者さん・家族の思いやコンテクストを確認する

患者さん・家族が入院を希望しない場合，その理由は何でしょうか？ 患者さん・家族の健康観，病体験，治療への希望，家族背景・経済状況・職業などのコンテクストを丁寧に確認していきましょう．著者は「入院はあまり気が進まないとのことですが，どうしてそうお感じなるか，教えていただけますか？」「ご家族はあなたの病状をどのようにとらえていらっしゃいますか？」などのように聞くようにしています．

❹ 決断の共有と個別ケアの提供

上記の❶〜❸をふまえて医療者および患者さん・家族がともに納得のいくマネジメントプランを模索し，決断を共有しましょう（図）．今回のテーマのように，医学的な推奨から少し外れるような決断が必要な場合，すなわち不確実性やリスクがより高いような選択肢を選ぶ必要がある場合には，**患者さん・家族をその意思決定に巻き込みながら双方が歩み寄った理解に基づいて決断していく必要があります**．最も大切なことは，**最終的に双方が満足できる，win-winの決断をめざすべきである**ということです．医師が医学的な観点から推奨するプランを患者さん・家族が希望されなかったら，それで終わりというわけにはいかないのです．骨の折れる作業ではありますが，ある意味，そこでいかに個別性の高いケアを提供できるかという点において，**家庭医・総合診療医らしさが発揮される部分**でもあると言えます．

> **ここが総合診療のpoint**
> 医療者および患者さん・家族がともに納得のいくマネジメントプランを模索し，決断を共有すること．

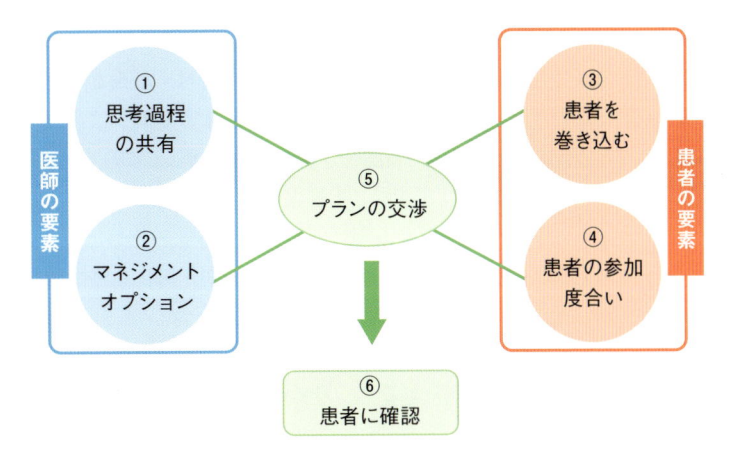

図 ◆「決断の共有」の技法
（文献5より引用）

①思考過程の共有
②マネジメントオプション
医師の要素
⑤プランの交渉
③患者を巻き込む
④患者の参加度合い
患者の要素
⑥患者に確認

表2 ◆ 経過観察プランのポイント

- 感染臓器ごとの効果判定を行う（症状, バイタルサイン, 身体所見など）
- 典型的な経過をたどっているか確認する
  例：腎盂腎炎の場合は治療開始から解熱までには典型的には72時間前後かかる
- 異常な経過の場合には再度診断・治療を見直す
- 次回診察日を決める
- 電話フォローも考慮する
- 具体的にどのような症状に注意すべきか伝える
  例：敗血症への進展を危惧する場合は「ふとんをかぶってもふるえが止まないとき（Shaking chill）」「ボーッとしたりつじつまの合わないことを言うとき（意識障害）」などに注意するように説明する
- 急変時の窓口を明確にする
- 必要に応じてadvance care planningを確認する
- 他の医師が次回診察しても継続した診療内容となるように丁寧にカルテ記載を行う

　本症例の場合はある程度重症度の高い感染症を扱うことになるので，現実的には**短時間での病状変化を想定したマネジメントプラン**が必要になります．その際にやはり感染症診療の原則に立ち返り，表1の特に5番目の**適切な経過観察のプランを立てることが重要**となります．経過観察プランのポイントを表2にまとめます．

> **ここが総合診療のpoint**
> 重症度が高い場合は，短時間での病状変化を想定した適切な経過観察プランを立てること．

> **症例の経過・その後**
>
> 患者さん・息子さんと話をした後，あなたは「それでは…状態が落ち着くまでしばらく毎朝外来で点滴を受けていただき，もし途中で悪化してしまうようであれば再度その時点で入院をご相談するのはいかがでしょうか．また毎日看護師が夕方にお電話しますので，息子さんの方で血圧・脈拍・体温を測定しておいていただけますか」と提案し，本人と息子さんはそのプランに同意された．喀痰グラム染色ではGeckler IVでグラム陽性双球菌の貪食像を認めた．セフトリアキソン（ロセフィン®）1回1g 1日1回の点滴を開始．毎夕の電話フォロー時にも特に状態の悪化はみられず，息子さんからは「少しずつ楽になってきている」と報告があった．第3病日にはBT 36.3℃，SpO$_2$ 95％，呼吸回数16回/分と改善がみられたため，アモキシシリン（サワシリン®）1回250 mg 1日3回内服に切り替えた．第7病日に再度診察し，状態の悪化がないことを確認し，加療終了とした．

5 まとめ

　本来は入院が望ましいケースにおいて，外来や在宅療養を選択する場合，医師としては「ちゃんと良くなるだろうか．悪化しないだろうか」と内心ドキドキしながら数日を過ごすことになります．でももちろん患者さん・家族も同じように感じながら自宅で過ごしているはずです．ある意味そういった心境も共有しながらともに乗り越えようとすることが医療者に求められている姿勢かもしれません．

◆ 文　献

1）「感染症診療のロジック―患者さんのモンダイを解決するキホンとアプローチ法」（大曲貴夫/著），南山堂，2010
2）Lim WS, et al：Defining community acquired pneumonia severity on presentation to hospital: an international derivation and validation study. Thorax, 58：377-382, 2003
3）Capelastegui A, et al：Validation of a predictive rule for the management of community-acquired pneumonia. Eur Respir J, 27：151-157, 2006
4）Streiner DL, et al：Correlates the hospitalization decision: a replicative study. Can J Public Health, 66：411-415, 1975
5）**必読** 草場鉄周：個別ケアと患者中心の医療．「Generalist Masters 7 家庭医療のエッセンス」（草場鉄周/編），pp37-88，カイ書林，2012

Profile
神廣憲記　Noriki Kamihiro

淀さんせん会 金井病院 総合診療科
家庭医療専門医（2015年度優秀ポートフォリオ賞）
2010年 京都大学医学部卒業．伊勢赤十字病院，北海道家庭医療学センターで研修．2015年4月から後期研修プログラム「関西家庭医療学センター家庭医療学専門医コース」の研修施設でもある金井病院に赴任．日本の中小病院でいかに総合診療・家庭医療を実践していくべきか，その1つのモデルを示したいと思っています．

第4章 特殊感染症の患者さんに出会ったら

1 ターニングポイントで考える結核診療

稲熊 良仁

Point
- 結核菌の検出感度を上げるのは医療者のしつこさである
- 感染・発病・排菌を区別し，入院治療の判断と外来での基本的治療を行う
- 医療介護従業者への感染防止と接触者感染への対応を行う

Keyword 結核の病態生理　結核診療のターニングポイント　IGRA（QFT・T-SPOT）
多剤併用療法

はじめに

　総合診療医がプライマリ・ケアの現場で結核をすみやかに診断し治療に繋げることは患者利益のみならず院内や地域社会を守ることにも繋がります．本稿では結核診療について要点をまとめています．本稿で知識を整理し詳細は成書にあたってください．

1）結核診療の難しさ

　結核診療は多くの医師の方が「難しい」「やっかい」と感じているのではないでしょうか．診療の困難さは結核菌の特異な生態によるところが大きいです．つまり，図1〜3のように結核にはさまざまなステージがあり，全身に感染し，宿主の免疫状態により発病リスクも変わってしまうということです．

　第二次大戦後に先進国では呼吸器感染症に占める結核の割合が大幅に減少しました．そのため現在，患者の自己判断によるpatient's delay，さらに医療者の診断遅れdoctor's delayが起きています．さらに病床削減や結核専門医不在による隔離入院施設が減少し，一般施設で結核の対応に苦慮することがあります．

　一方で，IGRA（interferon-gamma release assay）など新しい検査が可能になったり診断後の公衆衛生学的対応なども変化しています．そのため医療者もその変化に対応していく必要があります．

　また結核感染のリスクの高い免疫抑制状態の患者さんや典型的症状をきたさない高齢再燃患者も増加しています．国際化による異なる株の輸入結核菌があることも結核診療の難しさの1つです．

2）結核とは 〜敵を知り己を知れば百戦すれどもまた危うからず〜

結核を知ることは診断・検査・治療戦略を理解するうえで非常に重要です．

① 結核菌とは：抗酸菌は遅発育菌群，迅速発育菌群，培養不能菌（らい菌のみ）の3つに大別され，結核菌は遅発育菌群に属する好気性グラム陽性桿菌です．
② 結核の疫学：紀元前8000年頃に中近東で始まったとされる牛の家畜化により人に感染し伝播したと考えられています．紀元前600年頃の古代エジプト，紀元前168年頃の中国のミイラ，鳥取県の青谷上寺地遺跡（弥生時代）の人骨にも結核病変が発見されています．
③ 結核はHIV/AIDS，マラリアとならび世界3大感染症の1つです．世界人口の1/3が既感染者で，年間900万人が新規発症し（途上国が95％），途上国を中心に150万人が死亡しています[1]．
④ 日本は結核の中蔓延国です．罹患率は先進国平均の約4倍（15.4人/人口10万人）です[2]．
⑤ 日本の新規登録患者は約2万人（排菌患者40％）で，毎年約2,000人が死亡しています．新規登録患者のうち60歳以上が約70％を占めますが青壮年者にも緩いピークがあります．5％は外国人で近年増加傾向にあります．地域分布は西高東低で都市に集中しています[3]．

3）結核菌は1種類ではない

結核菌群（*Mycobacterium tuberculosis* complex）のうち結核菌（*M. tuberculosis*，ヒト型結核菌），ウシ型結核菌（*M. bovis*，ウシ型菌・ウシ菌），マイコバクテリウム・アフリカンス

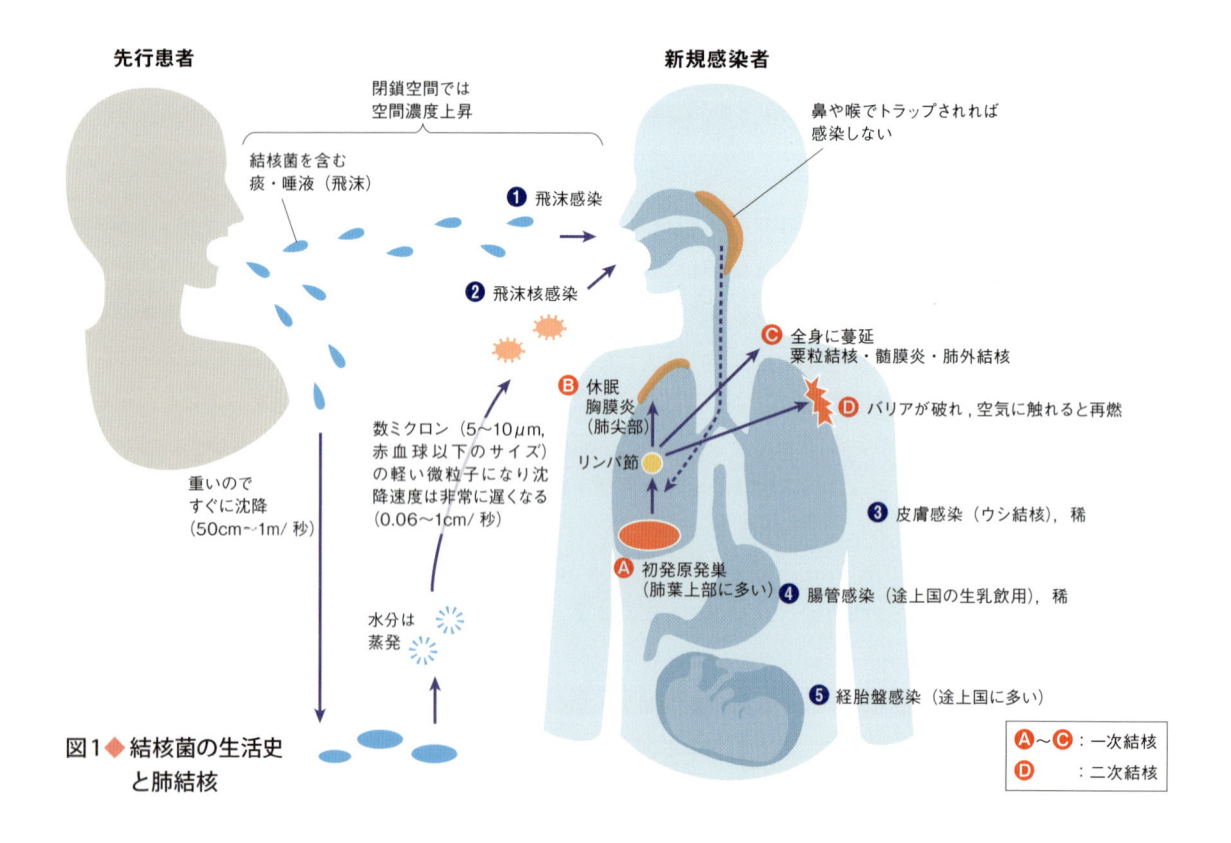

図1◆結核菌の生活史と肺結核

(*M. africans*) の3種類が人への病原性をもちます．人への感染はヒト型結核菌が主であり，他の2種類は稀です．

他にネズミ型結核菌（*M. microti*），*M. pinnipedii*（南半球の海獣類），*M. canetii*（結核菌群の原種）があります．

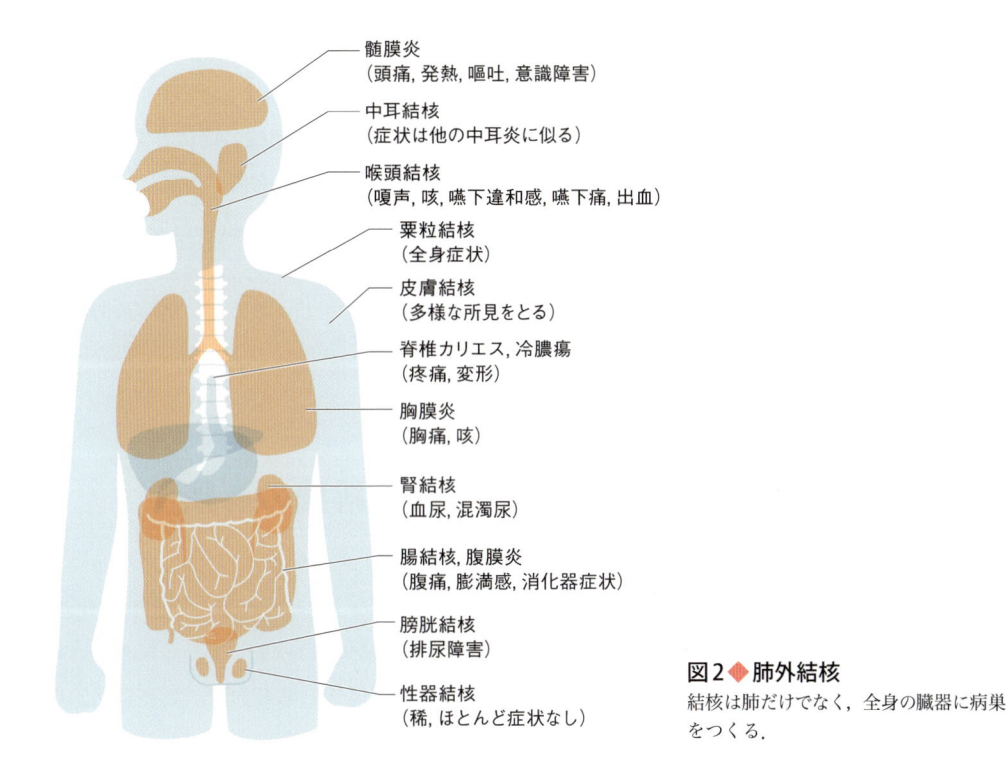

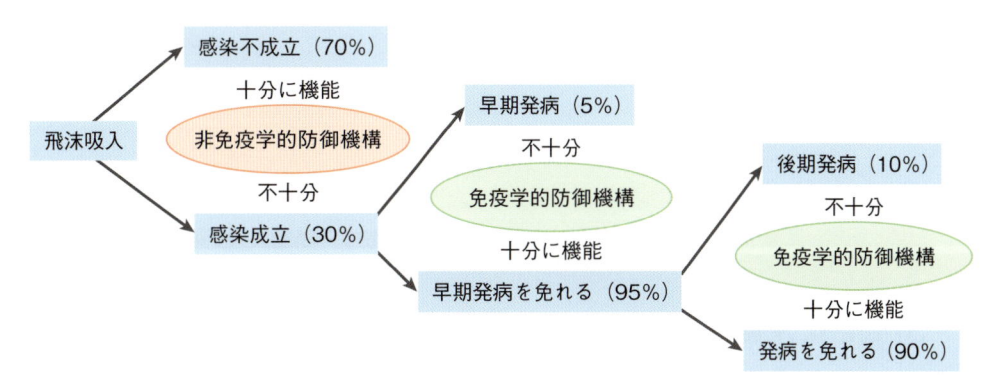

髄膜炎
（頭痛, 発熱, 嘔吐, 意識障害）

中耳結核
（症状は他の中耳炎に似る）

喉頭結核
（嗄声, 咳, 嚥下違和感, 嚥下痛, 出血）

粟粒結核
（全身症状）

皮膚結核
（多様な所見をとる）

脊椎カリエス, 冷膿瘍
（疼痛, 変形）

胸膜炎
（胸痛, 咳）

腎結核
（血尿, 混濁尿）

腸結核, 腹膜炎
（腹痛, 膨満感, 消化器症状）

膀胱結核
（排尿障害）

性器結核
（稀, ほとんど症状なし）

図2● 肺外結核
結核は肺だけでなく，全身の臓器に病巣をつくる．

飛沫吸入 → 非免疫学的防御機構
- 十分に機能 → 感染不成立（70％）
- 不十分 → 感染成立（30％） → 免疫学的防御機構
  - 不十分 → 早期発病（5％）
  - 十分に機能 → 早期発病を免れる（95％） → 免疫学的防御機構
    - 不十分 → 後期発病（10％）
    - 十分に機能 → 発病を免れる（90％）

図3● 結核菌曝露後の流れ
結核の臨床病態のほとんどは「自己の免疫反応」で起こる

> **症例①**
> 77歳，男性．喫煙者で3カ月前から微熱としつこい咳があり，抗菌薬（レボフロキサシン）を投与され，いったん軽快したが，1カ月前から再び増悪してきた．胸部X線では右肺尖部に空洞形成を伴う胸膜肥厚を認めたため近医のクリニックより市中病院総合診療科へ紹介となった．

あなたならどのように診断しますか．

❶ 臨床ターニングポイント1：結核の診断はまずはしつこく疑うべし！

日本では結核患者の80％が有症状で受診します（すでに排菌しているかもしれません！）．咳，痰が2週間以上続く患者さんの鑑別には必ず結核を入れましょう．そのほか発熱，盗汗（夜間大量発汗），体重減少，食欲不振，倦怠感，衰弱などが結核の症状です．進行例は，①乾性咳嗽→②膿性痰→③血性膿性痰，胸膜に病変が接した場合は胸痛，の順に症状を認めますが，近年は高齢患者が増え，高齢者では症状の訴えが乏しいため，教科書で言う "非典型" が臨床では典型になりつつあります．また結核患者の採血検査では軽度の貧血と白血球減少を認めることが最も多いですが，ウイルス感染とも紛らわしいです．そのため結核菌の検出感度を上げるには臨床医が執念深く疑うことです．

❷ 臨床ターニングポイント2：判断の決め手は患者さんの感染力＝排菌の有無

1）診断の原則

活動性結核の診断はすべて細菌学的に行います．「ツベルクリン反応強陽性だから」「IGRA陽性だから」といってすぐに呼吸器科紹介とするのはやめましょう．IGRAは結核感染の時期は判別できず，免疫抑制患者では偽陰性になる可能性もあるので，現在は活動性結核の診断には使えません．基本的な検査，治療の流れを図4に示します．

2）ここをキチンと区別する

結核の診断において，感染・発病・排菌を区別することは治療方針の決定にかかわるため重要です．

- 感染：臨床所見なし，排菌なし
- 発病：臨床所見あり，排菌なし→入院必要なし，外来で治療可能
- 排菌：臨床所見の有無を問わず，排菌あり→隔離入院の必要あり

3）ここに注意①：結核だけに目をとられない

2次結核の場合には「休眠状態にあった結核菌がなぜ再燃したか？」と疑うことが重要です．すなわち，結節内で低酸素状態で封じ込められていた結核菌が何らかの原因でバリアが破壊さ

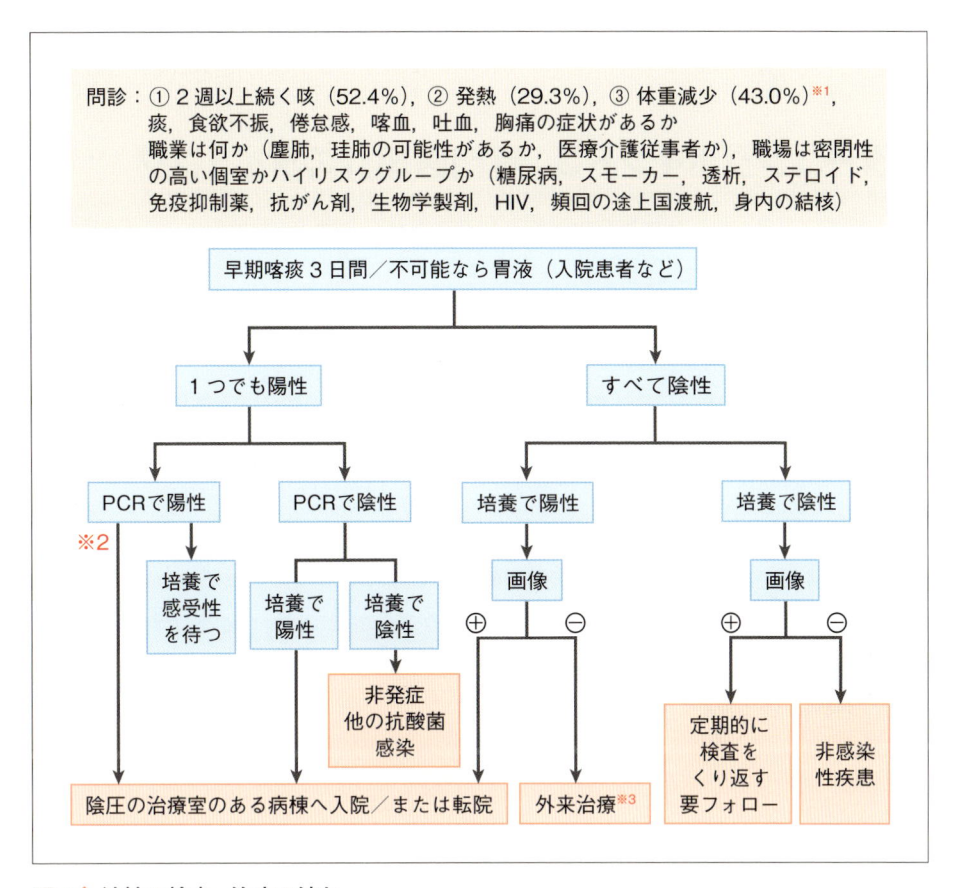

図4 ◆ 結核の検査・治療の流れ
※1 ①〜③は初診時によく認められる症状．（ ）内は初診の結核診断患者で，その症状が認められる割合
※2 結核陽性であり，かつ高感染性をもつため（確定診断）入院
※3 結核陽性であるが，感染性は高くないため外来治療可
（文献4を参考に作成）

れ好気性環境に曝されたために活動を再開したわけです．当面は結核治療を優先するとして，そのコントロールがついたらがんなど免疫にかかわる疾患の検索も大切です．

4) ここに注意②：呼吸器症状に対する安易な抗菌薬使用に注意

　結核治療薬の基幹薬であるリファンピシン（リファジン®）とイソニアジド（イスコチン®，ヒドラ®）に耐性をもつ結核菌を多剤耐性結核菌と呼び，多剤耐性結核菌でもニューキノロン系抗菌薬1種類以上かつ注射可能な抗結核薬（カナマイシン，アミカシン，カプレオマイシン※）の1種類以上に耐性のある菌を超多剤耐性結核菌と呼びます．超多剤耐性結核菌に感染した場合は薬物治療が事実上不可能となり，治癒率は通常株の80％前後から30％前後に激減します．
　またすべての抗菌薬は結核の症状をマスクします．肺結核の患者の48％は何らかの抗菌薬投与で症状改善がみられています[5]．特に結核のセカンドライン治療薬にもなっているニューキ

※　カプレオマイシンは現在，日本では販売中止となっています．

ノロン系抗菌薬は結核患者に気づかずに単剤使用すると治療を遅らせ死亡率も上げます[6].

❸ 臨床ターニングポイント3：専門医紹介のタイミング

筆者は下記の場合に感染症専門医へ紹介としています．
① 喀痰塗抹検査陽性，PCR検査陽性
② 喀痰塗抹検査陰性，培養検査陽性
③ 喀痰塗抹検査陰性，PCR検査陽性，培養検査陰性
④ 細菌学的検査が陰性でもそれでも，結核を否定できないとき
⑤ 外来治療開始時

筆者は排菌患者でなくても治療のスタート地点では専門医との連携をとることにしています．可能性は低いですが病院検査で排菌が確認できなくても（排菌量が少ない）実は活動性結核で集団発生ということもあります．プライマリ・ケアの現場では後方連携は確実にしておきましょう．

症例①の経過・その後
喀痰塗抹検査で3検体中2例で結核陽性，その日のうちにPCR検査でも陽性と判明しました．すぐに入院隔離のできる病院へ転送の処置を行い，入院となりました．

❹ 臨床ターニングポイント4：若年結核に特有の背景を考慮する

症例②
31歳，女性．若い頃からバックパッカーで海外旅行に行き，8カ月前までは途上国中心に1年間旅してきた．最近2カ月での感冒様症状（咳，微熱，倦怠感）と体重減少を訴えて受診．恋人と同居中．

基本的な診断の流れは**図4**の通りですが，若年者の結核は背景が大事です．性交渉が活発な年代でありHIV感染後AIDSの合併症として結核を発症し受診する患者さんも増えています．

青年の結核を疑う場合には患者さんにきちんと説明したうえでHIVと妊娠検査（女性）は必須です（結核，HIVとも胎児に影響するため）．

結核は「結核菌に対する自己免疫反応」により引き起こされます．すなわち**AIDSを含む免疫低下者では画像や検査所見（IGRAなど）が典型的な結果とならないことがあります**．胸部X線では一般患者は90％肺結核の症状をきたしますが，AIDS発症者の結核は半数が肺外結核で発症します．

AIDSにより結核発症率は上がりますが，その前に結核自体がCD4/CD8比率を低下させAIDS発症率を上げるという，何とも質の悪い組み合わせです．

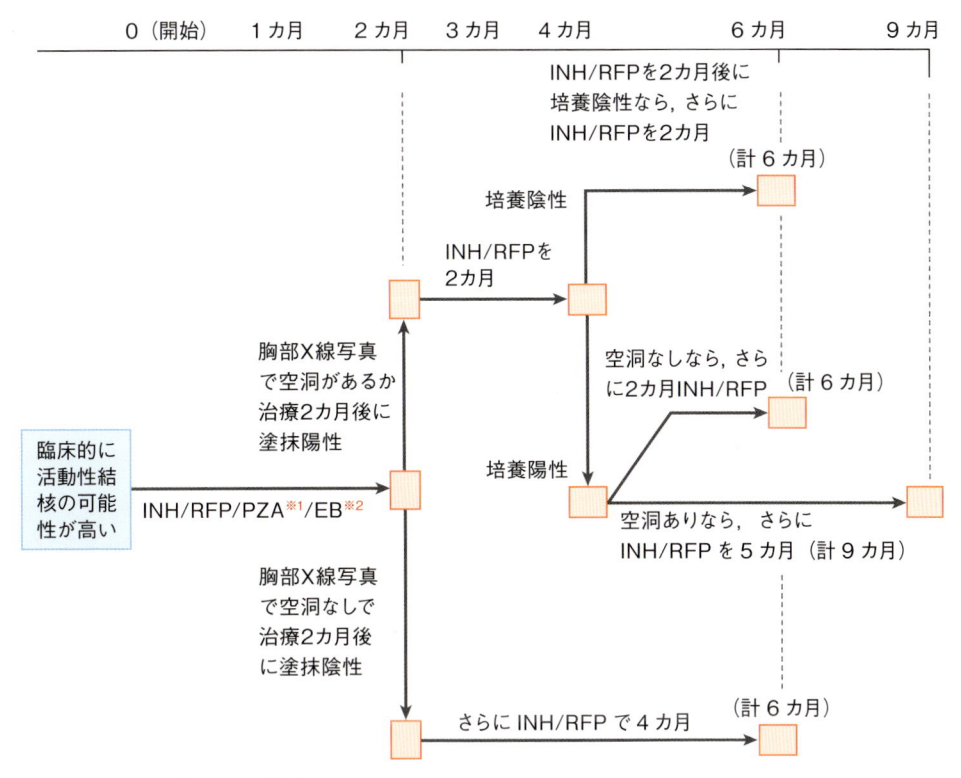

図5 ◆ 活動性結核の治療戦略
※1：PZAは最初の2カ月で中止可能
※2：EBは感受性検査でINH，RFPに耐性がなければ中止可能
INH：イソニアジド，RFP：リファンピシン，PZA：ピラジナミド，EB：エタンブトール
（文献9を参考に作成した文献10より引用）

　この症例のように途上国を，費用を抑えてバックパッカー旅行すると1つの部屋にベッドを多数備えたドミトリーなどに宿泊することもあります．長期滞在者や地元の旅行者も利用し，リネンの使い回しなど衛生環境の悪い宿もあり感染リスクは高まります．
　海外では抗菌薬を処方箋なしで安易に薬局で購入できる国もあります．結核の診断も受けずに抗菌薬を乱用したり，症状が消えて自己中断するなどは首都など一部を除いては日本の比ではありません．したがって，こうした地域の結核患者は多剤耐性菌に感染していることがあります．残念ながら耐性菌感染患者から感染したら最初から耐性菌感染であり，抗菌薬が無効です．また，BCG接種/既感染者でも菌株が異なれば感染する可能性はあります．
　結核患者において，必ず多剤併用療法が基本です（図5）．耐性菌をつくらないためいったんはじめた治療は必ず完遂させましょう．なお，4剤併用療法での治療成績は治療開始2カ月後の菌陰性化率は70〜90％とされ[7]，再発率は0〜5％とされます[7, 8]．

> **DOTS (directly observed treatment)**
> 　1989年，WHOの古知 新 博士により普及した，医療者の前で患者さんに内服させる方法です．経済的理由，症状軽快での自己判断による治療中断が減少し世界標準の治療法になりました．
>
> **IGRA (interferon-γ release assay) とは**
> 　結核菌に感染しているか否かを調べる検査です．以下の通り，QFTとT-SPOTの2種類があります．
>
> | | QFT | T-SPOT |
> | --- | --- | --- |
> | 結核菌特異抗原 | 3種類 | 2種類 |
> | 測定 | 産生されたインターフェロン-γを定量 | インターフェロンγを産生している細胞をカウント |
>
> 　メリットとしては，①BCG接種や結核以外のほとんどの抗酸菌感染の影響を受けないこと，②感度・特異度が高いことがあげられます．
> 　限界としては，結核に感染したことは判明するが，活動性の有無や感染時期はわからないということです．

❺ 臨床ターニングポイント5：診断後の感染防御・公衆衛生

1）仲間を守れ！

　医療介護従事者の結核感染危険度は一般の人の3〜4倍に上ります．隔離病棟のない施設では排菌患者はすみやかに転送したいところですが，患者さんが軽症なら受け入れ側の状況により最悪数日待機しなければならない場合も経験します．その場合には当院では以下のようにしています．

- 個室入院として冬でも頻回に換気（飛沫核濃度を下げるためです）
- 患者さんはサージカルマスク着用，入室者は標準予防策に加えN95マスクを着用
- 医療材は個室に置かず都度持ち込み，密閉して廃棄または消毒に回す
- 転院の際は軽症なら窓を開けて自家用車で移動．運転者にはN95マスクを着用してもらう（これは陸の孤島が多く救急車が少ない北海道の僻地特有かもしれません）

2）患者周囲の接触者感染について

　患者さんの排菌量が多い場合には患者さんを中心にした人間関係で同心円状に接触者検診を広げていきましょう．接触者検診の手順を図6に示します．IGRAはツベルクリン反応より優秀な検査ですが過去と現在の感染の区別はつけられません．さらに「判定保留」という場合もある点には注意しましょう．また接触者への対応は各施設のマニュアルに従いましょう．

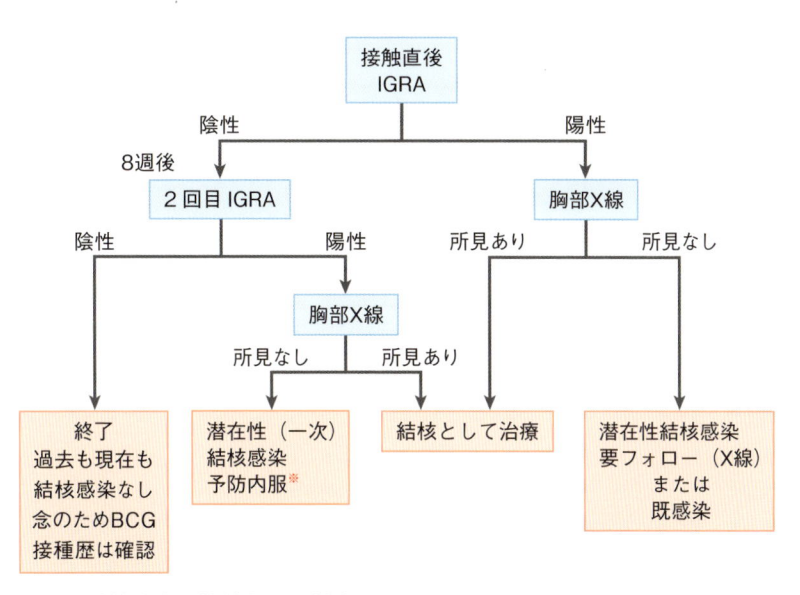

```
                        接触直後
                        IGRA
              陰性 ┌──────┴──────┐ 陽性
         8週後 │                             │
         2回目IGRA                      胸部X線
    陰性 ┌───┴───┐ 陽性         所見あり ┌──┴──┐ 所見なし
         │             │                        │          │
         │         胸部X線                   │          │
         │    所見なし ┌┴┐ 所見あり        │          │
```

図6 ◆ 結核患者の接触者への対応

- 終了 過去も現在も結核感染なし 念のためBCG接種歴は確認
- 潜在性（一次）結核感染 予防内服※
- 結核として治療
- 潜在性結核感染 要フォロー（X線）または既感染

※もし2回目IGRAの前に患者からの薬剤感受性検査で耐性菌が出たら専門医療紹介／コンサルトする

> **ここが総合診療のpoint**
> - 届け出義務（感染症法第12条）：結核は診断した医師がすみやかに保健所に届け出なければなりません．
> - 公費負担申請（感染症法第37条2項）：結核患者の治療には公費負担があります．患者さんに必要な情報を提供できるようにしておきましょう．

3）潜在性結核（LTBI）をどう扱うか

　潜在性結核（latent tuberculosis infection：LTBI）とは「結核菌に感染したが，臨床的に発症していない状態」のことです．IGRAの開発でより特異的に診断されるようになりました．初感染なら今後1～2年に1次結核を発症する可能性はあり，2次結核も免疫抑制などの条件が重なれば若年でも起きます．結核は発症したら周囲への影響は甚大です．この点からLTBIは積極的治療を行う方針となりました．2007年より日本でもLTBIを治療する場合には届け出制となり公費助成も行われています．

症例②の経過・その後

　患者さんに話を聞いたところ，旅行中に多国籍不特定複数の異性との性的接触があったことがわかった．妊娠はしていなかったが結核，HIVとも陽性であった．専門医に転送し結核とHIV両方の治療を開始した．帰国後にできた恋人には症状はなくHIVは陰性であったがクォンティフェロン（QFT）陽性であった．結核が多剤耐性菌である場合に通常の予防内服では危険なことやHIV感染のブラインドピリオドも考慮し潜在性結核患者として専門医紹介とした．

6 まとめ

　結核診療についてできるだけ簡略に流れをつかめるよう解説してきましたが，なかなかまとめるのは大変でした．これらは結核診療の骨格でしかありません．

　臨床医として，特に読者の若手の医師に伝えたいのは「成書を紐解いて，さらに知識を深めていくこと」と「結核を呼吸器症状の鑑別に入れること，刑事のような執念深さでくり返し疑うことが結核診断には大切であること」です．

◆文　献

- [必読] 1）WHO：Global tuberculosis report 2014
  http://www.who.int/tb/publications/global_report/en/
- 2）厚生労働省：平成26年結核登録者情報調査年報集計結果
  http://www.mhlw.go.jp/bunya/kenkou/kekkaku-kansenshou03/14.html
- 3）「結核の統計2010」（公益財団法人 結核予防会／編），公益財団法人結核予防会，2010
- 4）Miller LG et al：A Population-Based Survey of Tuberculosis Symptoms: How Atypical Are Atypical Presentations? Clin Infec Dis, 30：293-299, 2000
- [必読] 5）Craig SE, et al：Think TB! Is the diagnosis of pulmonary tuberculosis delayed by the use of antibiotics? Int J Tuberc Lung Dis, 13：208-213, 2009
- 6）van der Heijden YF, et al：Fluoroquinolone exposure prior to tuberculosis diagnosis is associated with an increased risk of death. Int J Tuberc Lung Dis, 16：1162-1167, 2012
- 7）和田雅子：pyrazinamideを加えた初期強化短期化学療法．結核，72：587-595, 1997
- 8）Chang KC, et al：Dosing schedules of 6-month regimens and relapse for pulmonary tuberculosis. Am J Respir Crit Care Med, 174：1153-1158, 2006
- [必読] 9）American Thoracic Society; CDC; Infectious Diseases Society of America.：Treatment of tuberculosis.MMWR Recomm Rep, 52:1-77, 2003
- [必読] 10）「レジデントのための感染症診療マニュアル 第3版」（青木 眞／著），p1071, 医学書院，2015

Profile

稲熊良仁　Yoshihito Inakuma

JA北海道厚生連 倶知安厚生病院 総合診療科
倶知安厚生病院は日本と世界の地域医療で活躍する総合医の教育センターを目指して「教育＝共育」をモットーに現在7名の総合医で頑張っています．病院のあるニセコ地域は近年国際的なリゾートタウンとして発展しています．北海道の雄大な自然の中で四季のアウトドアを楽しみながらキャリアを積んでみませんか．

第4章 特殊感染症の患者さんに出会ったら

2 HIV診療

米本仁史, 上田剛士

> **Point**
> - HIV感染の診断は症状と患者背景から感染を疑えるかどうかにかかっている
> - スクリーニング検査と確認監査を使い分けられるようになろう

Keyword HIV（ヒト免疫不全ウイルス）　AIDS（後天性免疫不全症候群）
エイズ指標疾患　MSM（男性と性行為をする男性）

はじめに

2014年末までに国内のHIV[※1]感染者/AIDS[※2]患者を合わせた累計報告数（凝固因子製剤による感染例を除く）は2.4万人に達し，毎年約1,500人が新規に報告されています[1]．**HIV診療における総合診療医の最大の役割は，さまざまな症状で医療機関を受診する患者さんのなかから，HIV感染が疑われる患者さんを見落とさずに拾い上げ，適切に専門医に紹介することです．**本稿では，総合診療医が知っておきたい，HIV感染を疑うきっかけとなる症状や患者背景，およびその診断方法について述べてゆきます．

なお，HIVにはHIV-1とHIV-2が存在しますが，国内の流行株の大半がHIV-1であり，本稿では特に断わりがない限りHIVはHIV-1をさすものとして扱います．

症例
脂漏性皮膚炎で皮膚科通院中の40歳代男性が，前日から左腰背部に痛みを伴う水疱疹が出現したと言って外来を受診した．

このような患者さんに対してどのようにアプローチするのがよいでしょうか．

※1 HIV：human immunodeficiency virus
※2 AIDS：acquired immunodeficiency syndrome

1 どのような患者さんにHIV検査を行うか

1) HIV感染を示唆する症状

　　HIV感染の早期発見は患者さんの生命予後改善，感染拡大防止の観点から非常に重要です．2006年に米国疾病予防管理センター（Centers for Disease Control and Prevention：CDC）は医療機関を訪れた13歳から64歳のすべての患者さんに対し，拒否のない限りルーチンでHIV検査を行うように推奨しました[2]．推奨の根拠として，有病率が0.1％以上の集団に対してはルーチン検査が費用対効果に優れるという研究結果[3, 4]があげられています（米国での有病率は0.5％程度[5]）．しかし，有病率が0.02％程度と低く，スクリーニング目的のHIV検査に保険適用が認められていない日本において，CDCの推奨通りに検査を行うことは適切とは思えません．われわれは，実際には次のような患者さんに対してHIV検査を考慮しています．

表1 ◆ エイズ指標疾患一覧

A. 真菌症	1. カンジダ症（食道，気管，気管支，肺） 2. クリプトコックス症（肺以外） 3. コクシジオイデス症[※1] 4. ヒストプラズマ症[※1] 5. ニューモシスチス肺炎
B. 原虫感染症	6. トキソプラズマ脳症（生後1カ月以降） 7. クリプトスポリジウム症（1カ月以上続く下痢を伴ったもの） 8. イソスポラ症（1カ月以上続く下痢を伴ったもの）
C. 細菌感染症	9. 化膿性細菌感染症[※2] 10. サルモネラ菌血症（再発をくり返すもので，チフス菌によるものを除く） 11. 活動性結核（肺結核または肺外結核）[※1, 3] 12. 非結核性抗酸菌症[※1]
D. ウイルス感染症	13. サイトメガロウイルス感染症（生後1カ月以降で，肝，脾，リンパ節以外） 14. 単純ヘルペスウイルス感染症[※4] 15. 進行性多巣性白質脳症
E. 腫瘍	16. カポジ肉腫 17. 原発性脳リンパ腫 18. 非ホジキンリンパ腫（a. 大細胞型・免疫芽球型，b. Burkitt型） 19. 浸潤性子宮頸がん[※3]
F. その他	20. 反復性肺炎 21. リンパ性間質性肺炎／肺リンパ過形成：LIP/PLH complex（13歳未満） 22. HIV脳症（痴呆または亜急性脳炎） 23. HIV消耗性症候群（全身衰弱またはスリム病）

※1　a：全身に播種したもの，b：肺，頸部，肺門リンパ節以外の部位に起こったもの
※2　13歳未満で，ヘモフィルス，連鎖球菌等の化膿性細菌により以下のいずれかが2年以内に，2つ以上多発あるいはくり返して起こったもの．
　　　a：敗血症，b：肺炎，c：髄膜炎，d：骨関節炎，e：中耳・皮膚粘膜以外の部位や深在臓器の膿瘍
※3　C11活動性結核のうち肺結核，およびE19浸潤性子宮頸がんについては，HIVによる免疫不全を示唆する症状または所見がみられる場合に限る
※4　a：1カ月以上持続する粘膜，皮膚の潰瘍を呈するもの
　　　b：生後1カ月以降で気管支炎，肺炎，食道炎を併発するもの
（文献6より引用）

a) HIV感染による細胞性免疫不全と関連した症状を呈した患者さん

HIV感染による細胞性免疫不全が進行すると，表1に示した疾患を発症しやすくなり，これらはエイズ指標疾患と呼ばれます．したがって**エイズ指標疾患を診断した際にはHIV検査を考慮する必要があります**．口腔カンジダ症や帯状疱疹，脂漏性皮膚炎など指標疾患に指定されていないものの免疫不全を示唆する疾患もあり，これらも若年者や壮年者に認められればHIV検査を考慮すべきです．

b) HIVと感染経路の共通する疾患に罹患した患者さん

HIVは性行為や注射器の回し打ちを介して感染します．そのため，ウイルス性肝炎，梅毒，クラミジア，淋菌，陰部ヘルペス，赤痢アメーバ症，尖圭コンジローマなど感染経路の共通する疾患に罹患した患者さんに対してはHIV検査を考慮します．

c) その他，HIV感染との関連が示唆される症状を呈した患者さん

HIVに初感染した際に伝染性単核球症様の症状を呈する場合があり[7]，**伝染性単核球症を診断した際にもHIV検査を考慮します**．また，好酸球性毛嚢炎，口腔粘膜の毛状白板症などもHIV感染者にみられやすい症状であり，これらを契機にHIV感染が判明する場合もあります．

欧州ではHIV感染と関連の深い特定の疾患・病態を呈した患者さんに対してルーチンでHIV検査を行う方法が提案されており，実際に表2に示した8つの疾患・病態を呈した患者さんにおいてHIV感染の有病率が高いことが示されています[8]．有病率が日本より高い国々で行われた研究ではありますが，参考になると思います．

⮕ 伝染性単核球症様疾患の鑑別としての急性HIV感染症

HIVに初感染すると1〜4週間の潜伏期間の後に50〜90％の患者さんが何らかの急性感染徴候（表3）を呈します[9, 10]．これは急性レトロウイルス症候群（acute retroviral syndrome：ARS）と呼ばれ，高度のウイルス血症と高サイトカイン状態によりしばしば伝染性単核症様の症状を呈します．システマティックレビュー[11]では陰部潰瘍，体重減少，嘔吐，リンパ節腫脹が比較的高い陽性尤度比を示しましたが，どれも非特異的であり，個々の症状からARSを疑うことは困難です．脳炎・髄膜炎や壊死性食道炎など非典型的な症状を呈する例もあります[12]．伝染性単核球症，原因不明の脳炎・髄膜炎，原因不明のリンパ節腫脹などのキーワードからARSを連想できるようにしておきたいところです．治療は多くの場合，対症療法が中心となります．

なお，急性HIV感染症という用語は，感染早期（おおむね30日以内）の新規HIV感染患者をさすことが一般的ですが，明確な定義はありません．症状の有無は問わないため，有症状者に対し用いるARSと区別します．

表2 ◆ HIV感染の有病率が高い疾患・病態

疾患・病態	HIV感染の有病率 （%）（95％信頼区間）	研究の行われた地域での HIV感染の有病率（%）	研究の行われた国々での HIV感染の有病率（%）
性感染症	4.06（2.78〜5.71）	0.8〜3.0	0.2〜0.3
伝染性単核球症様疾患	3.85（2.26〜6.10）	0.2〜0.9	0.3〜1.1
説明できない白血球減少症／血小板減少症	3.19（0.66〜9.04）	0.3〜0.8	0.1〜0.4
帯状疱疹	2.89（1.07〜6.21）	0.3〜0.9	0.1〜0.4
脂漏性皮膚炎	2.06（0.25〜7.24）	0.3〜0.8	0.2〜0.4
子宮頸部／肛門の異形成／がん	0.37（0.04〜1.32）	0.8	0.1〜0.2
B型肝炎／C型肝炎	0.36（0.10〜0.93）	0.2〜2.8	0.1〜1.1
悪性リンパ腫	0.29（0.006〜1.61）	0.8	0.1〜0.2
計	1.84（1.42〜2.34）	―	0.1〜1.1

（文献8を参考に作成）

表3 ◆ 急性HIV感染症でみられる主な臨床症状

症状・検査所見	頻度
発熱	96％
リンパ節腫脹	74％
咽頭炎	70％
皮疹	70％
筋痛・関節痛	54％
血小板減少	45％
白血球減少	38％
下痢	32％
頭痛	32％
悪心・嘔吐	27％
肝機能異常	21％
肝脾腫	14％
口腔カンジダ症	12％
神経症状	6％
脳症	6％

（文献10より引用）

2）患者背景

　　HIV検査の適応を考えるうえで，日本におけるHIV感染者/AIDS患者の患者背景を知ることは重要です．2014年末までに報告された日本国籍のHIV感染者/AIDS患者に占める女性の割合は6.0％であり，2014年の報告例に限ると3.4％のみです[1]．**日本人女性の患者さんが非常に少ない**ことがわかります．それら女性の主な感染経路は異性間の性的接触でした．

　　2014年に報告された日本国籍のHIV感染者/AIDS患者の96.6％を男性患者が占めますが，

そのうち，HIV感染者の76.7％，AIDS患者の60.6％が男性と性行為をする男性（men who have sex with men：MSM）であり，その割合は年々増加傾向にあります[1]．日本人のMSMにおけるHIV感染の有病率は不明ですが，HIV検査を受けたMSMの3～5％程度が陽性であったという報告[13]や，MSMはMSMでない男性と比べてHIV感染症，AIDSの有病率がそれぞれ96倍，33倍高かったという報告[14]があり，患者背景という観点では**MSMは最大のリスク因子**と考えられます．静注薬物使用による感染は年に1～5件程度と日本では少数です[1]．海外には女性患者の比率が高い国，性産業従事者や静注薬物使用者での流行が目立つ国々もあり，そういった国々での（または出身者との）異性間の性行為歴，静注薬物使用歴はHIV感染のリスクとして考えなければなりません．

3）実際の対応

わが国においては，**HIV感染を示唆する疾患・病態・症状を呈した患者さんのなかから，HIV感染のリスクと考えられる患者背景を有する患者さんを選んでHIV検査を行う**のが適切だと思います．リスクの度合いについては個別に判断しなければなりません．また，検査を行う際は，他の検査と同様にあらかじめ本人に了承を得てから行うようにしましょう．

2 性行為歴の問診

性行為歴の問診を苦手にしている先生は少なくないと思います．特にHIV感染のリスクとなる性行為歴は性的嗜好や国籍など非常にセンシティブな情報を含んでいます．しかし，性行為歴はHIV検査をするか，しないかというクリティカルな判断の根拠となるため省略できません．質問の焦点を「HIV感染のリスク」に向けている限りは相手に過度の不快感を与えにくいだろうと筆者は考えています．「HIVというウイルスに感染しているときに，今のあなたと同じような症状が出ることがあります．男性同士で性行為をすることがある人に多い病気なのですが，そのような機会はありませんか」というような聞き方をします．当然ながら，プライバシーに配慮した環境で問診することも大切です．

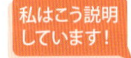

> **ここが総合診療のpoint**
> 性行為歴を尋ねる理由をうまく相手に伝えよう！

3 HIV検査

1）スクリーニング検査

HIV検査はスクリーニング検査と確認検査に大別され，基本的に**スクリーニング検査で陽性となった患者さんに対して確認検査を行う**流れになります（図）．スクリーニング検査は「HIV抗体検査」と呼ばれることがありますが，現在国内の主な検査室で使用されている第4世代のスクリーニング検査は，HIV抗体だけでなくHIV抗原も検出するため「HIV抗原・抗体検査」

```
                    ┌─────────────────────────────┐           ┌──────────────────────────────┐
                    │  HIV-1/2 スクリーニング検査法※1 │ ← ─ ─ ─ ─ │  感度が十分に高い検査法であること※1 │
                    │       ELISA・PA など          │           └──────────────────────────────┘
                    └─────────────────────────────┘
                         │       │       │
                       陽性     保留    陰性 ────→ ┌──────────────────────────┐
                         │       │                │  非感染またはウインドウピリオド※2 │
                         ▼       ▼                └──────────────────────────┘
                 ┌──────────────────────────────────────┐
                 │         HIV-1 確認検査                │
                 │ ウエスタンブロット法および核酸増幅検査法（RT-PCR 法など）│
                 │         （両法を同時に行う）           │
                 └──────────────────────────────────────┘
```

HIV-1 検査結果		
ウエスタンブロット法	核酸増幅検査法	判定・指示事項
陽性	陽性	HIV-1 感染者
	検出せず*	HIV-1 感染者※3
保留	陽性	急性 HIV-1 感染者※4
	検出せず*	HIV-2 の確認検査を実施，陰性時は保留とし 2 週間後に再検査※5
陰性	陽性	急性 HIV-1 感染者※4
	検出せず*	HIV-2 の確認検査を実施，陰性時は保留とし 2 週間後に再検査※5

→ HIV-2 の確認試験が陽性の場合は HIV-2 感染者

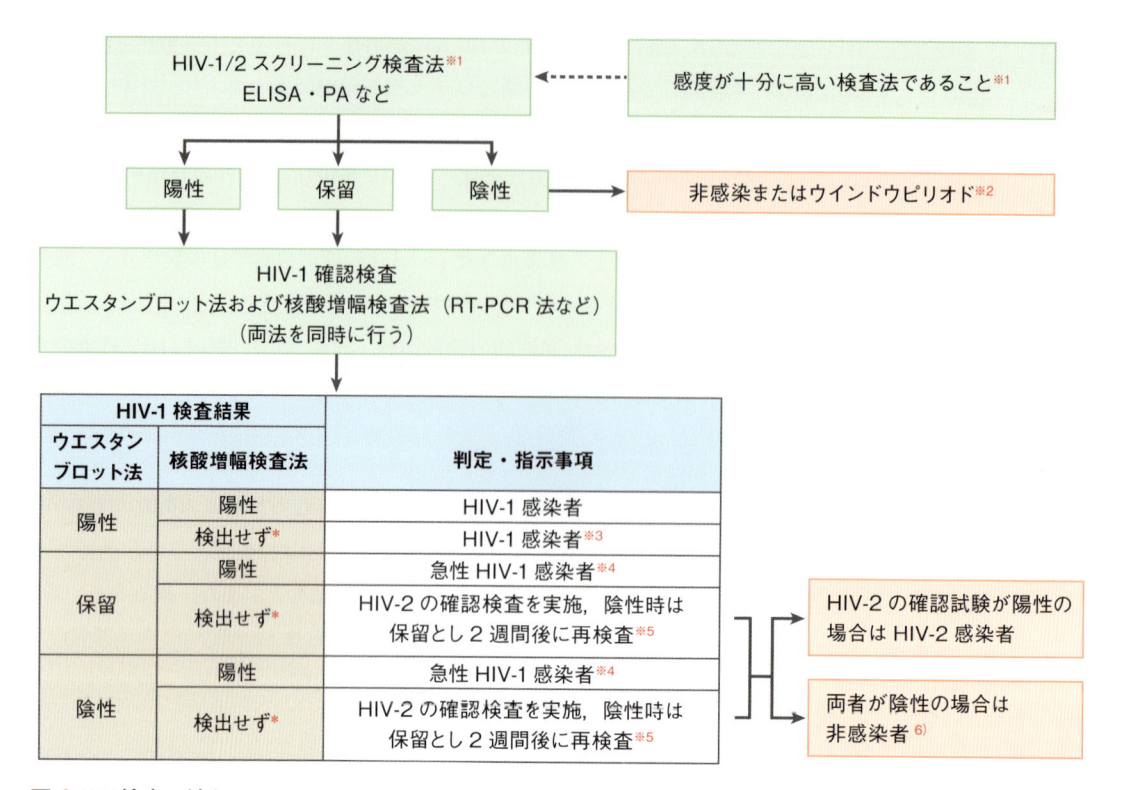

→ 両者が陰性の場合は非感染者 6)

図 ◆ HIV 検査の流れ

※1 明らかな感染のリスクがある場合や急性感染を疑う症状がある場合は抗原・抗体同時検査法によるスクリーニング検査に加え HIV-1 核酸増幅検査法による検査も考慮する必要がある（ただし，現時点では保険適用がない）．

※2 急性感染を疑って検査し，HIV-1/2 スクリーニング検査とウエスタンブロット法が陰性または保留であり，しかも，HIV-1 核酸増幅検査法（RT-PCR 法）が陽性であった場合は，HIV-1 の急性感染と診断できるが，後日，HIV-1/2 スクリーニング検査とウエスタンブロット法にて陽性を確認する．

※3 HIV-1 感染者とするが，HIV-1 核酸増幅検査法（RT-PCR：リアルタイム PCR 法または従来法の通常感度法）で「検出せず*」の場合（従来法で実施した場合は，リアルタイム PCR 法または従来法の高感度法における再確認を推奨）は HIV-2 ウエスタンブロット法を実施し，陽性であれば HIV-2 の感染者であることが否定できない（交差反応が認められるため）．このような症例に遭遇した場合は，専門医，専門機関に相談することを推奨する．

※4 後日，適切な時期にウエスタンブロット法で陽性を確認する．

※5 2 週間後の再検査において，スクリーニング検査が陰性であるか，HIV-1/2 の確認検査が陰性/保留であれば，初回のスクリーニング検査は偽陽性であり，「非感染（感染はない）」と判定する．

※6 感染のリスクがある場合や急性感染を疑う症状がある場合は保留として再検査が必要である．また，同様な症状を来たす他の原因も平行して検索する必要がある．

注1 妊婦健診，術前検査等の場合にはスクリーニング検査陽性例の多くが偽陽性反応によるため，その結果説明には注意が必要．

注2 母子感染の診断は，移行抗体が存在するため抗体検査は有用でなく，児の血液中の HIV-1 抗原，または HIV-1 核酸増幅検査法により確認する必要がある．

（文献 15 より引用）

が正しい呼び方です．第1～3世代のHIVスクリーニング検査のウインドウピリオドが3～8週間程度であったのに対し，**第4世代では2週間程度まで短縮されています**．急性HIV感染症では結果が「陰性」や「保留」となることがあり，検査結果を解釈する際は，検査室がどの検査法を利用しているのかを確認する必要があります．**スクリーニング検査には偽陽性が0.3％程度存在する**ことにも注意が必要です．

2）確認検査

確認検査には，ウエスタンブロット法（WB法）と核酸増幅検査（PCR法）があり，基本的に両者を同時に行います（図）．WB法は特異性が非常に高いものの，陽性化に数週間を要します（個人差が大きいです）．PCR法はウインドウピリオドが約11日と短いという利点があります．WB法が「陰性」または「保留」で，PCR法が「陽性」であれば急性HIV感染症の可能性が高くなります．

> **ここがpitfall**
> 各検査法のウインドウピリオドを把握しておこう！

4 陽性告知について

HIV感染の告知は患者さんに対し多大な精神的負担を与えるものであり，正しい知識をもった医療者が適切な環境で行う必要があります．感染が判明した状況や患者さんの理解度にもよりますが，筆者は最低限，次のことを伝えるようにしています．

- HIV感染症の治療は進歩しており，適切な治療を行えば生命予後は悪くないこと
- HIVは性行為により他人に感染するが，コンドームの確実な着用により予防できること
- HIVは日常生活では他人に感染しないこと
- 性行為のパートナーに感染の事実を伝え，HIV検査を勧めてほしいこと

5 専門医への紹介のタイミング

HIV感染が判明した患者さんに対しては，疾患の進行状況や合併疾患の有無を評価したうえで適切な時期に抗HIV療法を開始する必要があります．また，疾患の進行状況によっては，合併症の予防〔ニューモシスチス肺炎予防のためのST合剤（バクタ®）投与など〕が必要な場合もあります．これらは専門的な知識や判断を要し，HIV診療に慣れた他職種のサポートも必要であるため，筆者は基本的には**HIV感染が判明した患者さんはなるべく早い段階で専門医のいる施設に紹介することが望ましい**と考えています．しかしながら，急性HIV感染症に対する対症療法や，合併した帯状疱疹，アメーバ肝膿瘍の治療など，総合診療医でも十分に担当できる領域もあり，最終的な紹介のタイミングは個々の診療経験によるところが大きいと思います．

患者さんの経過・その後

水疱疹は帯状疱疹と診断した．脂漏性皮膚炎の既往もあったため，性行為歴を問診すると，この患者さんはMSMであり，複数の男性との性行為歴があることがわかった．HIVスクリーニング検査の結果は陽性で，確認検査も陽性であり，HIV感染が確定した．

患者さんに陽性告知を行い，専門医へ紹介させていただく了承を得た．患者さんは帯状疱疹の治療後に専門医を紹介受診した．

6 まとめ

HIV感染には確立された検査法が存在するため，早期発見の鍵となるのはHIV感染を疑い検査をオーダーできるかどうかです．まだ感染に気づいていない患者さんに接する機会が多いと思われる，われわれ総合診療医の腕にかかっているのです．

◆ 文 献

1) 厚生労働省エイズ動向委員会：平成26（2014）年エイズ発生動向年報．2015
   http://api-net.jfap.or.jp/status/2014/14nenpo/14nenpo_menu.html
2) Branson BM, et al：Revised recommendations for HIV testing of adults, adolescents, and pregnant women in health-care settings. MMWR Recomm Rep, 55：1-17; quiz CE1-4, 2006
3) Paltiel AD, et al：Expanded screening for HIV in the United States--an analysis of cost-effectiveness. N Engl J Med, 352：586-595, 2005
4) Sanders GD, et al：Cost-effectiveness of screening for HIV in the era of highly active antiretroviral therapy. N Engl J Med, 352：570-585, 2005
5) WHO：Prevalence of HIV among adults aged 15-49(%).
   http://www.who.int/gho/hiv/epidemic_status/prevalence/en/
6) 平成26年度厚生労働省科学研究費補助金エイズ対策研究事業（エイズ対策政策研究事業）HIV感染症及びその合併症の課題を克服する研究班：抗HIV治療ガイドライン．2015年3月
7) Hurt C & Tammaro D：Diagnostic evaluation of mononucleosis-like illnesses. Am J Med, 120：911. e1-8, 2007
8) Sullivan AK, et al：Feasibility and effectiveness of indicator condition-guided testing for HIV: results from HIDES I (HIV indicator diseases across Europe study). PLoS One, 8：e52845, 2013
9) **必読** Chu C & Selwyn PA：Diagnosis and initial management of acute HIV infection. Am Fam Physician, 81：1239-1244, 2010
10) Niu MT, et al：Primary human immunodeficiency virus type 1 infection: review of pathogenesis and early treatment intervention in humans and animal retrovirus infections. J Infect Dis, 168：1490-1501, 1993
11) Wood E, et al：Does this adult patient have early HIV infection?: The Rational Clinical Examination systematic review. JAMA, 312：278-285, 2014
12) Braun DL, et al：Frequency and Spectrum of Unexpected Clinical Manifestations of Primary HIV-1 Infection. Clin Infect Dis, 61：1013-1021, 2015
13) 市川誠一：男性同性間のHIV感染対策とその介入効果について．IASR, 29：147-148, 2008
14) 塩野徳史，他：日本成人男性におけるHIVおよびAIDS感染拡大の状況―MSM (Men who have sex with men) とMSM以外の男性との比較―．厚生の指標，58：12-19, 2011
15) 日本エイズ学会，日本臨床検査医学会：診療におけるHIV-1/2感染症の診断 ガイドライン 2008．日本エイズ学会誌, 11：70-72, 2009

Profile

米本仁史 Hitoshi Yonemoto

洛和会丸太町病院 救急・総合診療科 医員
自身が5日間続く原因不明の発熱と皮疹に見舞われた際，これといったリスク因子はなかったのですが，上司はHIVスクリーニングをオーダーしました．例えリスクがなくても，他に説明がつかない場合には検査しておくべきというメッセージだったのかもしれません．

上田剛士 Takeshi Ueda

洛和会丸太町病院 救急・総合診療科 医長
当院でHIV感染症を診断した症例の多くはリスク因子を検査前の問診では確認できませんでした．特に初対面の相手に借金や性嗜好の話を正直にすることは少ないので，他に説明がつかない場合にはHIV検査をしています．たとえそれが自分の部下であっても．

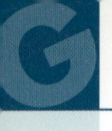

第4章 特殊感染症の患者さんに出会ったら

3 免疫低下患者の感染症診療

都築誠一郎, 植西憲達

Point
- 免疫低下患者の感染症は重症化しやすいため, まず重症かどうかの判断をしましょう
- 免疫低下のタイプは大きく分けて4つあり, どのタイプかを考えましょう
- 重症化しやすい感染症として発熱性好中球減少症やOPSIをおさえておきましょう

Keyword 皮膚バリア障害　好中球減少　細胞性免疫障害　液性免疫障害　関節リウマチ

はじめに

　免疫低下患者であっても感染症診療の基本は変わりません．まず患者背景を把握し罹患臓器や起炎菌を想定します．免疫低下患者ではこのなかで特に**背景を理解することが重要**になります．なぜなら免疫低下のタイプによって想起する起炎菌が違ってくるからです．また**免疫低下患者の感染症は重症化することが多いため迅速に対応する必要があります**．

　本稿では免疫低下患者の感染症診療について, 関節リウマチを例に解説していきます．

　では実際に症例を見ながら何をポイントとしてどのような管理をすべきなのかを考えていきましょう．

> **症例**
> 　関節リウマチでメトトレキサート（メソトレキセート®）とエタネルセプト（エンブレル®）にて治療通院中の78歳の女性が2日前から39℃の発熱と呼吸苦を訴え来院．来院時ぐったりとしており, 血圧120/70 mmHg, 脈拍70回/分, 体温36.8℃, 呼吸数35回/分, SpO_2 80％（室内気下）の状態であった．咳や痰は認めないものの呼吸音は両側でfine cracklesを聴取した．

　このような患者さんに, どのような対応をしたらよいでしょうか．

❶ まず対応すべきことは

　関節リウマチ患者は日本国内に50～100万人程度いると言われており，総合診療科や内科外来で出会うことはよくあります．関節リウマチ自体が免疫機能を低下させうると言われており，**関節リウマチ患者は健常人に比べ感染症のリスクが高い〔HR1.70（95％CI 1.42-2.03）〕ため**[1]，患者背景を考えると重症感染症である可能性も十分にあると考えて対応する必要があります．

　またどんな患者さんでもまずは重症度を判断する必要があります．軽症であればじっくりと話を聞いたり身体診察を行い，検査の結果をみて治療の是非を判断すればよいですが，重症の場合は重要なポイントをついた迅速な問診と身体所見で素早く検査を行いすぐに治療を開始しなければいけません．**重症度を判断するにはABC（Airway, Breathing, Circulation）の確認が重要**であり，これらに異常を認める場合は重症である可能性が高く，早期の対応が必要になります．また，来院時に重症そうでなくても，数時間のうちにバイタルサインが崩れてくるなど重症化するようなこともあり，診察時にこまめに患者さんの症状やバイタルサインを確認するなど注意が必要です．

　本症例では呼吸数増加と低酸素血症を認めBreathingの異常を認めることから重症と判断し，「これは急いで治療を開始しなければいけない」と対応を切り替えます．設備の整っていない施設であれば場合によっては救急で対応できる病院への早期搬送を考える必要があります．ぐったりとしてハアハアしている患者さんが来たら「これは危ないかも」とか「早めにいろいろと検査しようかな」とか思いますよね．重症度の判断にはその感覚が大事になります．そして一度重症と判断したら頭のスイッチを切り替えて迅速な治療開始をめざしましょう．

> **ここが総合診療のpoint**
> 「ABC」に異常がある場合は頭を切り替えてすみやかに検査と治療の開始を！！

❷ 免疫低下のタイプは

　本症例の場合，抗菌薬の選択で重要になってくる点は抗リウマチ薬と生物学的製剤を使用している関節リウマチ患者という点です．「免疫抑制がありそう」というのは想像がつくと思いますが，免疫抑制のタイプによって想起する起炎菌が違ってくるため具体的にどのようなタイプの免疫抑制があるのかを考える必要があります．

1）免疫とは

　免疫には大きく分けて**自然免疫**と**獲得免疫**があります．

　自然免疫にはまず体表面のバリアとしての皮膚や粘膜があります．皮膚や粘膜にいる常在細菌叢も外からの病原体の定着を防ぐ役割を果たしています．これらをすり抜けて体内に病原体が入ると免疫反応が起こり好中球やマクロファージ，NK細胞などが働きます．このような抗原非特異的な反応を自然免疫といい，これらを抑制する薬剤が抗がん剤やステロイドです．

自然免疫で対処しきれなかった病原体に対して特異的に働くものが獲得免疫です．獲得免疫には液性免疫と細胞性免疫があります．B細胞による抗体産生や補体活性化，それらによるオプソニン化を担うのが液性免疫です．オプソニン化とはマクロファージによる貪食作用に抵抗性を示す莢膜をもつ細菌（肺炎球菌やインフルエンザ桿菌，髄膜炎菌など）が侵入した際，これらの貪食を手助けする働きのことを言います．脾臓摘出後や脾機能低下症患者ではオプソニン化に障害が起こるためこれらの細菌感染が重症化しやすいと言われています．

一方，活性化マクロファージや細胞傷害性T細胞などの細胞成分による抗原特異的な免疫反応を細胞性免疫といいます．活性化マクロファージは通常のマクロファージや好中球の殺菌作用に抵抗性をもつ細胞内寄生菌や真菌などの殺菌において重要な役割を果たし，細胞傷害性T細胞はウイルス感染細胞を傷害しアポトーシスを引き起こす役割を果たすため，細胞性免疫低下患者では細胞内寄生菌や真菌，ウイルス感染などが問題となります．

2）免疫能低下の分類

免疫能が低下した患者さんをみる場合，ただ漠然と「免疫抑制状態」や「免疫不全」と考えるのではなく上記のうちのどのようなタイプの免疫が障害されているのかを考える必要があります．免疫不全の種類は大きく分けて4つあります．表に免疫不全の種類とその原因となるもの，感染時の代表的な起炎菌を示します．実際には複数の病態が重なったりすることもあります．

a）皮膚粘膜バリア障害

皮膚や粘膜は外敵の体内への侵入を防ぐ最も大切な働きをしています．重症熱傷や重度の褥瘡では皮膚のバリア機構が破綻し皮膚常在菌が容易に侵入できるようになります．カテーテル

表 ◆ 免疫不全の種類と原因，起炎菌

種類	原因	代表的な起炎菌
皮膚粘膜バリア障害	重症熱傷 カテーテル挿入 皮膚粘膜障害（重度の褥瘡，重症薬疹など）	皮膚常在菌：ブドウ球菌，緑膿菌，アシネトバクター，ステノトロフォモナス　など 真菌：カンジダ　など
好中球減少	抗がん剤 放射線治療 再生不良性貧血　など	グラム陽性球菌：黄色ブドウ球菌，肺炎球菌，腸球菌　など グラム陰性桿菌：大腸菌，クレブシエラ，緑膿菌，アシネトバクター　など 真菌：カンジダ，アスペルギルス　など
細胞性免疫障害	抗がん剤 免疫抑制薬 ステロイド 悪性リンパ腫 成人T細胞性白血病 腎不全　など	抗酸菌，レジオネラ，リステリア，ノカルジア，サルモネラ　など 真菌：ニューモシスチス，アスペルギルス，クリプトコッカス，ムコール　など ウイルス：単純ヘルペスウイルス，水痘・帯状疱疹ウイルス，サイトメガロウイルス，EBウイルス　など
液性免疫障害	脾臓摘出 多発性骨髄腫 慢性リンパ性白血病　など	肺炎球菌 インフルエンザ桿菌 髄膜炎菌 カプノサイトファーガ　など

関連血流感染症は医原性の皮膚バリア障害によるものと言えます．**ブドウ球菌だけでなく，ときには緑膿菌を含むグラム陰性桿菌**までカバーする必要があります．皮膚バリア機構が改善されない限り感染をくり返すため，皮膚バリアが改善するまでは常に感染症に注意を払う必要があります．

> 🖊 **ここがpitfall**
> 　皮膚バリアは最も重要な免疫機構であるものの見逃されていることが多いため，原因のはっきりとしない発熱患者をみた場合は必ず皮膚所見も確認を．

b）好中球減少

好中球減少の原因は薬剤性が最も多く，その他には放射線治療後や血液疾患などでも起こりえます．特に発熱性好中球減少症は重症化しやすいため早期の対応が必要となります．

● 発熱性好中球減少症

発熱性好中球減少症は1回の腋窩温37.5℃以上で好中球数が500/μL未満，あるいは1,000/μL未満で近日中に500/μL未満に減少する可能性がある状態と定義されています[2]．感染源は20～30％程度の患者さんでしか特定ができず，そのなかでも菌血症が全体の10～25％と多いこと[3]から血液培養の採取は必須です．詳細は成書に譲りますが，リスクを評価し**グラム陽性球菌やグラム陰性桿菌**を念頭におき抗菌薬を使用します．グラム陰性桿菌では特に**緑膿菌**を含めた抗菌薬の選択が必要で，皮膚軟部組織感染やカテーテル関連血流感染症では**メチシリン耐性黄色ブドウ球菌（MRSA）**をカバーする必要があります．

c）細胞性免疫障害

細胞性免疫障害では細胞内寄生菌感染やさまざまな真菌感染，ウイルス感染など起炎菌は多岐にわたり，また好中球減少時と比べ急激に重症化させる起炎菌が少ないため確実な診断をつけることが重要となってきます．また治療薬も副作用の強いものが多いため使用には注意が必要です．各種培養検査だけでなくウイルスに対する抗体や必要に応じて生体検査なども考える必要があります．なかには重症化するものもあるため，やはり「ABC」に異常がある場合や患者さんの状態が悪ければ治療を急ぐ必要があります．

d）液性免疫障害

液性免疫障害は多発性骨髄腫や慢性リンパ性白血病などの免疫グロブリン機能低下や脾臓摘出後といった病歴がある場合に考えます．このなかでも特に脾臓摘出後の感染症は重症化しやすく注意が必要となります．

● 脾臓摘出後重症感染症（overwhelming postsplenectomy infection：OPSI）

OPSIは脾臓摘出患者の5％程度に発症し，特に脾臓摘出後2～3年で発症すると言われていますが，なかには脾臓摘出後何十年も経ってから発症することもあるため注意が必要です．**肺炎球菌**が起炎菌の50％以上を占め致死率は50％にも上る[4]と言われており迅速な対応が必要となります．その他には**髄膜炎菌，インフルエンザ桿菌，A群β溶血性連鎖球菌**なども起炎菌

となります[5]．また犬との接触歴がある場合は**カプノサイトファーガ感染症**を考慮する必要があり，カプノサイトファーガ感染症は致死率が26％程度[6]と言われ，特に脾臓摘出後患者で重症化しやすいという特徴があります．OPSIは非常に進行が早く，前日まで元気にしていた人が突然ショックを起こすこともしばしばあります．急激に進行する重症感染症をみた場合，必ずOPSIを鑑別にあげ手術歴や腹部手術痕などがないかどうか確認する必要があります．OPSIはワクチン接種による予防が大切で肺炎球菌ワクチンやHIBワクチン，髄膜炎菌ワクチンなどの接種が勧められています．

> **ここが総合診療のpoint**
> 急速に進行する重症感染症患者をみた場合は脾臓摘出されていないか確認し，脾臓摘出患者であればOPSIを考慮する必要がある．

e）その他

免疫低下をきたす状態としてHIV感染や臓器移植も重要です．HIV感染に関しては他稿（「第4章-2．HIV診療」）をご参照ください．臓器移植患者では移植後6カ月以内の感染症が多く，時期により感染症の種類も違ってきます．詳細は成書に譲りますが移植1カ月以内では免疫抑制状態にはなくMRSAやバイコマイシン耐性腸球菌（VRE）のような耐性菌や誤嚥性肺炎，カテーテル関連血流感染症，創部感染，*Clostridiun difficile*感染症などが問題になります．移植1～6カ月では強力な免疫抑制療法による免疫能低下によりニューモシスチス肺炎やEBウイルス，サイトメガロウイルス（CMV），B型肝炎ウイルス（HBV），C型肝炎ウイルス（HCV）などのさまざまなウイルス感染，アスペルギルスやクリプトコッカスなどの真菌感染が問題となってきます．移植6カ月以降では通常免疫抑制療法は徐々に減量されるため上記の感染リスクは低下するものの，免疫抑制療法は続くため市中感染のリスクは健常人と比べると高い状態が続きます[7]．

③ 関節リウマチ患者における感染症

関節リウマチ患者は前述の通り健常人に比べ感染症のリスクが高く，特に敗血症性関節炎〔RR 14.89（95％ CI 6.12-73.71）〕や骨髄炎〔RR 10.63（95％ CI 3.39-126.81）〕のリスクが高いとの報告があります[1]．また関節リウマチ患者で入院が必要な感染症を発症するリスクはシクロスポリン〔RR 3.26（95％ CI 2.28-4.67）〕や副腎皮質ステロイド〔RR 2.56（95％ CI 2.29-2.85）〕，アザチオプリン〔RR 1.52（95％ CI 1.18-1.97）〕の使用で増加したとの報告[8]があります．低用量メトトレキサートの使用は感染のリスクは上昇させないとも言われています[9]が，ニューモシスチス肺炎の発生報告もある[10]ため注意は必要です．また最近使用頻度の増加している生物学的製剤は従来の疾患修飾性抗リウマチ薬（disease modified anti-rheumatic-drugs：DMARDs）に比べ感染症の発生率が高いとも言われており，関節リウマチ患者における生物学的製剤の感染症のリスクに関するメタアナリシスでは従来のDMARDsで治療を行っ

ている患者の重症感染症の発症例は1年間で1,000人中20人で，低用量の生物学的製剤の使用は感染のリスクを増加させないものの，DMARDsの治療と比べ通常量の生物学的製剤を使用していると1年間で0.6％（1,000人中6人）の増加，高用量の生物学的製剤を使用していると1年間で1.7％（1,000人中17人）の増加，生物学的製剤の併用を行っていると1年間で5.5％（1,000人中55人）の増加がみられると言われています[11]．その他にも年齢，関節外症状の有無，白血球減少，慢性肺疾患・アルコール多飲・器質的頭蓋内疾患・糖尿病などの合併症が感染症のリスクと関連があるとの報告もあります[12]．感染症の種類を調べたコホート研究では呼吸器感染症（特に細菌性肺炎）が最も多く，それに続いて水痘・帯状疱疹ウイルス感染や皮膚軟部組織感染，菌血症が多いとの報告があります[13]．ニューモシスチス肺炎の発症も生物学的製剤の使用で報告されており，TNF-α阻害薬であるインフリキシマブ（レミケード®）で0.4％，エタネルセプト（エンブレル®）で0.2％，アダリムマブ（ヒュミラ®）で0.3％と言われています．また抗IL-6受容体抗体であるトシリズマブ（アクテムラ®）ではニューモシスチス肺炎について1年間で0.28％の発症率と言われ，最近，使用頻度が増えてきているリツキシマブ（リツキサン®）やアバタセプト（オレンシア®）での報告例も認められます[14]．

患者さんの経過・その後

酸素化不良が高度で酸素投与でも呼吸状態が改善しないため気管挿管を行い人工呼吸器管理を行った．胸部CTでは両側びまん性のすりガラス陰影を認めたため，気管支肺胞洗浄を行いグラム染色も施行したが有意な菌は認めなかった．抗リウマチ薬や生物学的製剤を使用しており細胞性免疫障害があると判断した．重症肺炎として非定型肺炎，ニューモシスチス肺炎を考慮しミノサイクリン（ミノマイシン®）1回100 mg 1日2回，セフォゾプラン（ファーストシン®）1回1 g 1日2回，スルファメトキサゾール/トリメトプリム（バクトラミン®）をトリメトプリム量で1回240 mg 1日3回で治療開始した．メトトレキサートによる薬剤性肺障害や間質性肺炎も考慮しステロイド投与（mPSL 1,000 mg/日）も合わせて行った．気管支肺胞洗浄液のグロコット染色で後日 *Pneumocystis jirovecii* 陽性と判明したためスルファメトキサゾール/トリメトプリムのみ21日間継続投与を行い，呼吸状態も改善し24日目に抜管となった．

4 まとめ

免疫低下患者の感染症は重症化することも多く「ABC」で異常を認めた場合は迅速な対応が必要となります．また患者背景を確認することで免疫能低下の種類を考え，起こりうる感染や原因となる起炎菌を推定しましょう．

◆文献

必読 1) Doran MF, et al：Frequency of infection in patients with rheumatoid arthritis compared with controls: a population-based study. Arthritis Rheum, 46：2287-2293, 2002

2) Masaoka T：Evidence-based recommendations for antimicrobial use in febrile neutropenia in Japan: executive summary. Clin Infect Dis, 39 Suppl 1：S49-S52, 2004

3) Freifeld AG, et al：Clinical practice guideline for the use of antimicrobial agents in neutropenic patients with cancer: 2010 update by the infectious diseases society of america. Clin Infect Dis, 52：e56-e93, 2011

必読 4) Jones P, et al：Postsplenectomy infection – strategies for prevention in general practice. Aust Fam Physician, 39：383-386, 2010

5) Okabayashi T & Hanazaki K：Overwhelming postsplenectomy infection syndrome in adults – a clinically preventable disease. World J Gastroenterol, 14：176-179, 2008

6) Butler T：Capnocytophaga canimorsus: an emerging cause of sepsis, meningitis, and post-splenectomy infection after dog bites. Eur J Clin Microbiol Infect Dis, 34：1271-1280, 2015

必読 7) Fishman JA：Infection in solid-organ transplant recipients. N Engl J Med, 357：2601-2614, 2007

8) Bernatsky S, et al：Anti-rheumatic drug use and risk of serious infections in rheumatoid arthritis. Rheumatology (Oxford), 46：1157-1160, 2007

9) McLean-Tooke A, et al：Methotrexate, rheumatoid arthritis and infection risk: what is the evidence? Rheumatology (Oxford), 48：867-871, 2009

10) Kaneko Y, et al：Pneumocystis jiroveci pneumonia associated with low-dose methotrexate treatment for rheumatoid arthritis: report of two cases and review of the literature. Mod Rheumatol, 16：36-38, 2006

11) Singh JA, et al：Risk of serious infection in biological treatment of patients with rheumatoid arthritis: a systematic review and meta-analysis. Lancet, 386：258-265, 2015

12) Doran MF, et al：Predictors of infection in rheumatoid arthritis. Arthritis Rheum, 46：2294-2300, 2002

13) Widdifield J, et al：Serious infections in a population-based cohort of 86,039 seniors with rheumatoid arthritis. Arthritis Care Res (Hoboken), 65：353-361, 2013

14) Mori S & Sugimoto M：Pneumocystis jirovecii Pneumonia in Rheumatoid Arthritis Patients: Risks and Prophylaxis Recommendations. Clin Med Insights Circ Respir Pulm Med, 9：29-40, 2015

Profile

都築誠一郎 Seiichiro Tsuzuki
藤田保健衛生大学病院 救急総合内科 助教
専門：総合内科・集中治療・救急
総合内科医を中心として構成された集中治療室で奮闘中．救急外来からの緊急入院がほとんどで内科疾患のみならず外傷や外科術後，精神疾患など幅広く対応しています．疾患の幅が広く総合内科医として日々刺激を受けつつも，重症管理もできる総合内科医をめざして切磋琢磨しながら診療を行っています．

植西憲達 Norimichi Uenishi
藤田保健衛生大学病院 救急総合内科 教授

第4章 特殊感染症の患者さんに出会ったら

4 輸入感染症

濱口杉大

> **Point**
> - 渡航者が来院しても根拠のない恐怖感をもたずにプロとして対応する
> - 来院したすべての患者さんに渡航歴を聞く
> - 病歴では各感染症の潜伏期の関係で，渡航日程と発症のタイミングが最も大切

Keyword 渡航歴の有無　渡航日程　潜伏期間　渡航場所　現地での行動　予防策の有無

はじめに

　海外渡航後に症状が発生した患者さんのほとんどは一般の医療機関を受診し，総合診療医が診療にあたることがあります．輸入感染症の多くは日本ではめずらしい疾患であっても現地ではありふれた病気であり，また人から人に直接感染しないものが比較的多いのも事実です．問診のポイントをおさえておけば総合診療医でもほとんどの例で適切な対応が可能となります．聴取すべきポイントが多いのでぜひ「渡航患者問診セット」というようなものをつくっておき，次々と聞いていきましょう．

> **症例**
> 　22歳の健康男性が大学の夏休みにカンボジアをバックパックで1週間旅行していた．都市部を中心に旅行し，屋台などで現地料理を食べたりしたが，生ものの摂取はなかった．旅行前のワクチンなどの予防対策は何もしていなかった．帰国2日後から急に39℃台の発熱，頭痛，悪寒戦慄，筋肉痛が出現した．翌日になっても改善がないため夜間急病センターを受診し感冒薬と解熱鎮痛薬を処方され，その翌日に総合病院内科外来を受診した．

　このような患者さんにどのように対応したらよいでしょうか．

1 輸入感染症診療の基本

1）根拠のない恐れをもたない

　　輸入感染症というと「何か得体の知れない病原体がやってくる」という漠然とした恐怖感をもつ医療者が多いように感じます．第一類感染症のように伝播したときの影響力の高い感染症を想像してしまうのかもしれません．しかし実際にはこのような感染症が輸入されることはきわめて稀であり，**ほとんどは直接人から人には感染しない病原体が原因なのです**[1]．例えば輸入感染症として多い，マラリア，デング熱は蚊が媒介し，腸チフスやA型肝炎は経口摂取によって伝染します．プロとして知識をもち冷静に対応することが必要と考えます．

2）海外渡航歴をすべての患者さんに聞く

　　「最近，海外に行きましたか」という数秒ですむ質問はすべての受診患者に行ってもいいでしょう．患者さんは必ずしも渡航歴を自ら語ってくれるわけではありません．後になって，「患者さんの方から申告がなかった」というのはNGです．医師はプロとして自らこの簡単な質問をするべきだと思います．

3）輸入でない感染症の可能性も忘れない

　　渡航歴があったからといって100％それに引っ張られると本来の診断から外れてしまうことがありえます．輸入感染症に神経を払いながらも**常に症候からの鑑別診断は基本に則って行い**ましょう．

2 渡航歴があった場合の問診のポイント[2]

　　「渡航患者問診セット」（図1）といったものをつくっておくと，聞き漏らしのない情報収集ができます．

1）渡航日程

　　これが最も重要と考えます．**病原体には特異的な潜伏期があるため渡航日程に発症のタイミングが合わない場合はほぼその疾患を否定できます**．したがって，「いつ出国していつ帰国したのか」と「帰国して何日後に発症したのか」を聞きます．例えば帰国後1カ月経ってから発熱した場合，デング熱は完全に除外できます．3日間の旅行で帰国後翌日に発熱した場合，A型肝炎は完全に除外できます．輸入感染症として比較的多い病原体の潜伏期をある程度知っておくことが必要です（後述）．

2）渡航場所

　　渡航した国だけでなく**その国のどこに行ったのかを聴取すべきです**．日本でも北海道と沖縄は疾病分布が違います．そしてその地域の情報をインターネットなどで可能な限り収集します．しかしながらプライベート機関が作成している旅行者用の各種感染症の危険地域マップなどは

```
渡航患者問診セット
                                                  記入日 ___年___月___日
● 患者名 _____  年齢____  性別 男／女
● 来院日 ___年___月___日
● 発症日 ___年___月___日,症状 _____

● 渡航日程
   ___年___月___日に日本を出発
   ① ___年___月___日に_____ （国名）に到着し,___年___月___日に出発
   ② ___年___月___日に_____ （国名）に到着し,___年___月___日に出発
   ③ ___年___月___日に_____ （国名）に到着し,___年___月___日に出発
   ___年___月___日に日本に到着

● 渡航場所
   ①
   _____ （地名）に___月___日～___月___日まで滞在  滞在施設 _____
   _____ （地名）に___月___日～___月___日まで滞在  滞在施設 _____
   _____ （地名）に___月___日～___月___日まで滞在  滞在施設 _____
   ②
   _____ （地名）に___月___日～___月___日まで滞在  滞在施設 _____
   _____ （地名）に___月___日～___月___日まで滞在  滞在施設 _____
   _____ （地名）に___月___日～___月___日まで滞在  滞在施設 _____
   ③
   _____ （地名）に___月___日～___月___日まで滞在  滞在施設 _____
   _____ （地名）に___月___日～___月___日まで滞在  滞在施設 _____
   _____ （地名）に___月___日～___月___日まで滞在  滞在施設 _____

● 現地での行動
   虫刺され    ：あり／なし（　　月　　日）_____
   自然との接触：あり／なし（　　月　　日）_____
   薬剤使用    ：あり／なし（　　月　　日）_____
   性活動      ：あり／なし（　　月　　日）_____
   食事（生，調理不十分，水／氷）：あり／なし（　　月　　日）_____
   その他      ：_____

● 予防
   ワクチン：あり／なし（　　月　　日）：_____
   予防内服：あり／なし（　　月　　日）：_____
   虫よけ　：あり／なし
   その他　：_____
```

図1 ◆ 渡航患者問診セットの例

正確でないことも経験します[3]．そこで現地にいる外務省医務官が情報収集して作成しているウェブサイト（http://www.mofa.go.jp/mofaj/toko/medi/index.html）をお勧めいたします．また現在その地域に特別な感染症の流行があるのかを確認することも重要です．また市街冠水などの自然災害に遭遇したかどうかもレプトスピラ症などの水を介して伝播する感染症を疑ううえで重要です．

3) 現地での行動

現地での行動が診断のヒントになることがあります．屋台などでの食事，氷の入った飲み物などの摂取は，調理が不十分な食事を介して感染する，腸チフス，A型肝炎，細菌性下痢症，コレラなどを想定します．山や海，湖，洞窟などの自然との接触はダニやネズミ（ネズミの尿）を介したリケッチア症やレプトスピラ症，水を介した住血吸虫症などを想定します．昆虫や動物との接触（犬咬傷，蚊，ダニなど）は噛まれたり刺されたりすることで伝播する狂犬病，マラリア，デング熱，リケッチア症などを想定します．性行為活動（commercial sex workerとの接触，コンドームの不使用など）はHIV感染症，アメーバ赤痢，淋菌，クラミジア，梅毒，ヘルペスなどを想定します．注射器，カミソリなどの使い回しで生じる血液との接触はB型肝炎，HIV感染症などを想定します．

4) ワクチンなどの予防策の有無

ワクチン，予防内服，虫除け剤，衣服（長袖長ズボン），靴（サンダル）などの情報も収集するべきです．A型肝炎のワクチンは非常に効果が高く，十分な回数と期間があればほぼ100％予防できます[4]．ワクチンを行った時期についても聞いておき，十分効果が望めるかの考察をするべきです．なお，腸チフスワクチンなどワクチンのなかには通常日本で行うことが難しいものもあり日本で個人輸入している医療機関にかかるか現地で行うなどの方法があります．予防接種実施機関は，個人開業医から大病院までさまざまあり，厚生労働省検疫所FORTHのホームページで検索ができます（https://www.forth.go.jp/moreinfo/vaccination.html）．

❸ 頻度の高い疾患の各論

輸入感染症として比較的頻度の高いマラリア，デング熱，腸チフス，A型肝炎について表にまとめます．それぞれ渡航期間，渡航場所，現地での行動と予防策，臨床症状を以下に解説します．

1) マラリア[5]

a) 渡航期間

マラリアの種類によって潜伏期間は変わりますが，日本出国日から5日以内の発熱であれば否定的です．またマラリア原虫のなかには肝臓にとどまり数カ月〜数年経ってから再活性するタイプもあるので渡航歴が最近でなくとも否定できません．

b) 渡航場所

マラリアを媒介するハマダラ蚊は都市部よりも田園，山間部に多く夕方から明け方にかけて人を刺す習性があるため，蔓延地域であるサハラ砂漠以南のアフリカ地域を除いては，日中を中心に都市部で生活する分には危険は少ないです．

表 ◆ 輸入感染症として比較的頻度の高い疾患の特徴

特徴	マラリア	デング熱	腸チフス	A型肝炎
渡航先	●熱帯地域全域 ●アフリカ（サハラ以南） ●田園山間部	●熱帯地域全域 ●東南アジア ●都市部	●熱帯地域全域 ●南中央アジア	●熱帯地域全域 ●南中央アジア
病原菌の潜伏期間	中	短	中	長
渡航期間	7〜14日間程度	4〜7日程度	10〜14日程度	25〜30日程度
渡航者（リスク）	●予防内服なし ●半袖半ズボン ●虫よけなし ●夜の外出	●半袖半ズボン ●虫よけなし	●胃切除 ●制酸薬 ●アイスクリーム ●ワクチン非接種	●ワクチン非接種
確率を下げる所見	●渡航日から5日以内の発症 ●リンパ節腫脹，皮疹，咽頭炎	●帰国後14日以上後の発症 ●発熱10日以上	●激しい悪寒戦慄 ●渡航日から7日以内の発症	●渡航日から14日以内の発症
補助所見	ー	WBC減少，血小板減少	WBC減少	ALTが高値（発症数日後）

WBC：白血球，ALT：トランスアミナーゼ

c）現地での行動と予防策

　虫除けはDEET（N,N-diethyl-meta-toluamide）が30〜50％入っているものを使用するべきですが，日本ではこの濃度のものは入手困難なので現地で購入する必要があります．予防内服は渡航地域にもよりますが（耐性マラリアの有無による），メフロキン（メファキン），ドキシサイクリン（ビブラマイシン®），アトバコン/プログアニル（マラロン®）などが用いられます．

d）臨床症状

　発熱があれば全例に疑います．特にマラリアの種類によっては発熱が周期的にならないことも多いです．リンパ節腫脹，皮疹，咽頭炎（痛）はマラリアの可能性を下げる所見とされますが，他疾患と同時に感染している場合もあり絶対的なものではありません．

2）デング熱[6, 7]

a）渡航期間

　潜伏期間は比較的短いため，帰国日から2週間経ってからの発熱ではほぼ否定できます．

b）渡航場所

　特に雨季に感染する可能性が高くなります．デングウイルスを媒介する熱帯シマ蚊やヒトスジシマ蚊は日中に人を刺す習性があり雨季に多く，田園，山間部だけでなく都市部でも刺されます．

c）現地での行動と予防策

現在までのところ有効なワクチンはなく，服装や蚊よけ使用の有無に左右されます．

d）臨床症状

発熱，頭痛，筋関節痛とともに，典型的には日焼けのような紅斑性皮疹が出現します．白血球数と血小板数が低下することが多いです．発熱は通常1週間以内には改善するため，10日以上発熱が続いていたらほぼ否定できると言われています．稀ではありますが臨床症状が改善する頃に出血傾向や血圧低下などが生じる重症型があるため注意が必要です．

3）腸チフス[8, 9]

a）渡航期間

潜伏期間は通常10〜14日（7〜23日の場合もあります）であり，渡航日から7日以内の発熱であればほぼ否定できます．

b）渡航場所

熱帯地域全域で感染の可能性がありますが，衛生水準の低い地域ではより危険性が高いです．

c）現地での行動と予防策

屋台のアイスクリームや冷たい飲み物などから経口感染することが多く，また胃切除後や制酸薬内服者はかかりやすいと言われています．

d）臨床症状

発熱は徐々に現れ，悪寒戦慄は稀です．典型的な症状として，だるくてボーっとなりぐったりとする（ひどくなった状態をtyphoid faceといいます），腹痛，下痢，咳嗽，皮疹（体幹部に多い，数mmのピンク疹），比較的徐脈（高熱なのに心拍数100回を超えることは稀）などがありますが，発熱以外の症状の発生頻度は患者さんや環境によってさまざまです．発熱3週間目にはパイエル板の炎症で腸穿孔，出血などが起こりえますが，先進国からの渡航者ではほとんどがこの段階より前に診断に至り抗菌薬が投与されるため稀な症状です．

4）A型肝炎[10, 11]

a）渡航期間

潜伏期間が比較的長いため，出国日から2週間以内の発熱ではほぼ否定できます．

b）渡航場所

南・中央アジアが多いですが，熱帯地域であればどこでも感染の可能性があります．日本でもカキなどの海産物を介してのわずかな発生がみられています．

c）現地での行動と予防策

小児では感染してもほとんど症状がないため，途上国の多くの住民がA型肝炎に感染していると言われています．経口感染であるため未・不完全調理食品摂取によって起こりますが，ワクチンが著効するためワクチン非接種者は感染のリスクが高まります．

d) 臨床症状

成人はまず有症状，小児は無症状が多くなります．成人の発症初期は発熱と非特異的症状のみ（頭痛，倦怠感，腹痛）でその後，トランスアミナーゼが上昇し黄疸が出てきます．

5) その他の感染症

渡航先，報告元によって頻度が異なりますが，そのほか比較的多いものとして以下のものがあげられます．

a) リケッチア症

ダニやノミなどを媒介して世界中に分布し，東南アジアではツツガムシ病，発疹熱，アフリカではアフリカダニ咬傷熱などがあります．身体診察でツツガムシ病とアフリカダニ咬傷熱は皮膚の刺し口を見つけたらより診断的となります．ドキシサイクリン（ビブラマイシン®）あるいはアジスロマイシンが著効するのも特徴です．

b) レプトスピラ症

ネズミの尿で汚染された下水，川の氾濫などで主に水につかった皮膚から感染します．
病原性レプトスピラは全世界に広がっていますが，同じ国でもほとんど患者さんのいない地域もあります．

4 発熱して受診した渡航者に実際にどうアプローチするか

ここまでのレビューから実際のアルゴリズムを考えてみました（図2）．
まずは日本でも診る疾患を検討します．次に渡航期間から除外できるものは除外して，渡航場所や行動，臨床症状，その地域の流行情報などから可能性の高い疾患を考えます．後から診断検査が必要になったときに使用できるように血清を保存しておく方が望ましいです．この時点で専門機関への紹介が望ましければ早急に対応し，そうでなければ頻度の高い疾患についての検査を行い，場合によっては治療も行います．紹介先の施設は「熱帯病治療薬研究班指定施設」と呼ばれる施設が全国に31施設（2016年1月現在）あり治療薬が常備してあります（http://trop-parasit.jp/HTML/page4.html）．

症例の経過・その後

カンボジアは地域的にはデング熱が多い．渡航初日から9日の発症なので，A型肝炎は否定的．腸チフスは可能性が低いが血培は施行した（患者さんの状態が悪ければセフトリアキソン開始）．ギムザ染色を3回してもマラリア原虫は認められずデング熱を念頭に保存療法をし，保健所にPCR検査を依頼し陽性となった．3日後には症状が改善したが，重症化を懸念してすぐに退院させずに数日入院で経過観察し軽快退院となった．

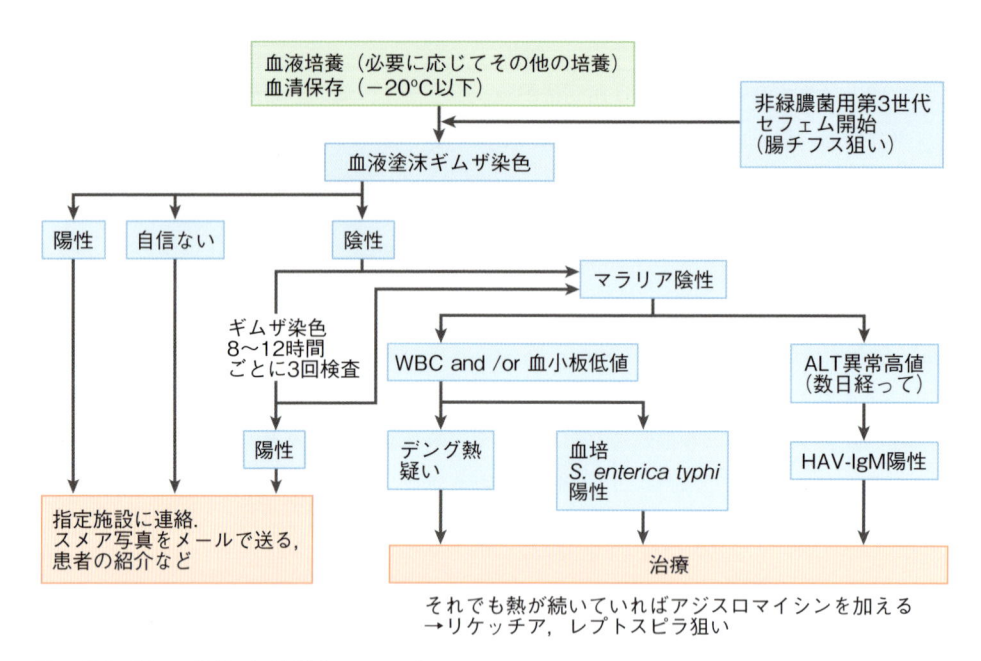

```
                    血液培養（必要に応じてその他の培養）
                    血清保存（−20℃以下）                         非緑膿菌用第3世代
                              │                                  セフェム開始
                              ▼                                  （腸チフス狙い）
                      血液塗沫ギムザ染色
            ┌────────┬────────┴────────┐
            ▼        ▼                 ▼
          陽性    自信ない            陰性
                                       │               マラリア陰性
                   ギムザ染色      ────┴──────┬──────────┐
                   8〜12時間           │          │
                   ごとに3回検査   WBC and/or  血小板低値   ALT異常高値
                          │                                  （数日経って）
                          ▼         ┌──────┐  ┌──────────┐
                         陽性       デング熱   血培        HAV-IgM陽性
                                    疑い      S. enterica typhi
                                              陽性
              ┌──────────────┐
              │指定施設に連絡. │                    治療
              │スメア写真をメールで送る,
              │患者の紹介など │
              └──────────────┘
                              それでも熱が続いていればアジスロマイシンを加える
                              →リケッチア，レプトスピラ狙い
```

図2 ● 発熱して受診した渡航者へのアプローチ

> 📞 **渡航帰りの発熱患者に対して挑戦！ 総合診療医でもできるマラリア診断**[12, 13]
>
> 　通常，マラリアの診断は血液のスメアをギムザ染色で見ます．実は途上国では医師以外でもマラリアのスメアを見て診断する施設もあります．とても簡単なことなのです．現地では血液をたらしただけの厚いスメアと，カバーグラスで血液を伸ばした薄いスメアを見ます．薄い方でも十分診断ができるため，これをギムザ染色するのですが，そのとき臨床検査技師さんに「**リン酸緩衝液のpH7.2でギムザ染色お願いします**」と言ってみましょう．これをするとスメアの赤血球が青みがかって血球内のマラリア原虫がよく見えるようになります．マラリア原虫は生殖型を除くと赤血球の中にいるので，油浸を用いた1,000倍で赤血球の中に何か変なもの（多くはリング状）がいないか見てみましょう．特に，① 細いリング状のものばかりが見える，② １つの赤血球の中に２つ以上のリングが見える，③ １つのリングの中に２つの核（点のようなもの）が見える，④ 赤血球の外に三日月状の物体が見える（生殖型）場合は重症化しやすい熱帯熱マラリアが疑われるため迅速な対応が必要となります（図3）．

❺ まとめ

　渡航者が来院したときに大切なことは素人のように「なんとも言えない恐怖」をもたずにプロとして冷静な対応をとることだと考えます．途上国によってはかぜよりも頻度の高いマラリアに対して医師以外が診断したり，市販薬で患者さん自身が治療を行っていたりしているのです．日本において医師として診療している皆さんに対応できないわけがありません．今後のグ

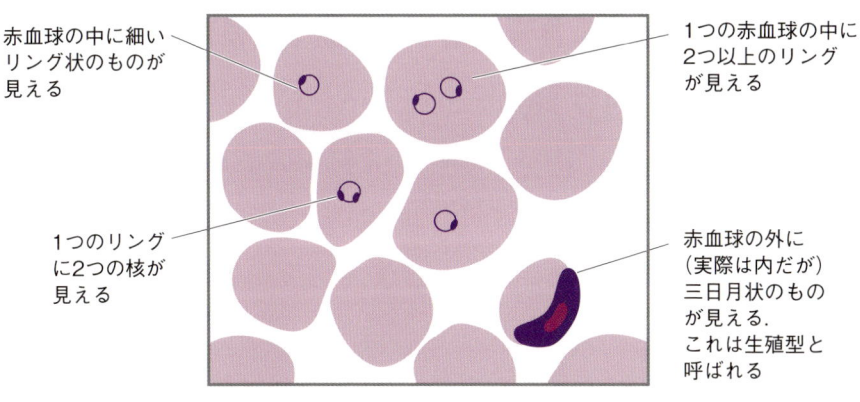

図3 ◆ 熱帯熱マラリアのスメア像
これらが確実にみえたらその日のうちに指定施設での治療が必要
(ギムザ染色,リン酸緩衝液pH7.2,1,000倍で確認する)

赤血球の中に細いリング状のものが見える

1つの赤血球の中に2つ以上のリングが見える

1つのリングに2つの核が見える

赤血球の外に(実際は内だが)三日月状のものが見える.これは生殖型と呼ばれる

ローバルな社会に向け正しい知識を身につけてぜひこのcommon diseasesに対応できるようになりましょう.

◆ 文　献

必読 1) Freedman DO, et al：Spectrum of disease and relation to place of exposure among ill returned travelers. N Engl J Med, 354：119-130, 2006
必読 2) Lo Re V 3rd & Gluckman SJ：Fever in the returned traveler. Am Fam Physician, 68：1343-1350, 2003
3) Kurt TL：Malaria prevention in short-term travelers. N Engl J Med, 359：2293; author reply 2293-2293; author reply 2294, 2008
4) Brown R, et al, Clinical inquiries：Who should get hepatitis A vaccination? J Fam Pract. 54: 624-625; discussion 624 ,2005
5) Taylor SM, et al：Does this patient have malaria? JAMA, 304：2048-2056, 2010
6) Halstead SB：Dengue. Lancet, 370：1644-1652, 2007
7) Simmons CP, et al：Dengue. N Engl J Med, 366：1423-1432, 2012
8) Parry CM, et al：Typhoid fever. N Engl J Med, 347：1770-1782, 2002
9) Bhutta ZA：Current concepts in the diagnosis and treatment of typhoid fever. BMJ, 333：78-82, 2006
10) Brundage SC & Fitzpatrick AN：Hepatitis A. Am Fam Physician, 73：2162-2168, 2006
11) Nothdurft HD：Hepatitis A vaccines. Expert Rev Vaccines, 7：535-545, 2008
12) 「Lecture Notes: Tropical Medicine 6th edition」(Gill GV & Beeching N eds), Wiley-Blackwell, 2011
13) 「Manson's Tropical Diseases: Expert Consult Basic, 21st Edition」(Cook GC & Zumla A), Saunders, 2004

Profile

濱口杉大　Sugihiro Hamaguchi

江別市立病院 総合内科 主任部長／北海道総合内科医教育研究センター長
江別市立病院でインターネットを使ってラオスのセタラート総合病院とのクリニカルカンファレンスを行っております．医療資源の乏しい環境こそ総合診療医が得意とする病歴聴取と身体診察中心の診療が大切であり，途上国医療と総合診療との融合を夢見て日夜努力しております．

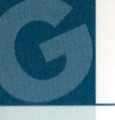

第5章 感染症科のない私たちの施設ではこうしています

1 中小規模病院の総合診療科で行う感染症診療

中川紘明

Point
- 外来で急性上気道炎，急性胃腸炎と診断することが医師の存在意義ではありません
- 肺炎，尿路感染症，胆道感染症が入院原因の3大疾患
- 中小規模病院の問題点を活かして，感染対策を行おう

Keyword 総合診療医の役割　感染対策　他職種連携

1 今回紹介する病院は

　市立根室病院は北海道の東に位置し，根室市をはじめ管内四町を医療圏とする，地域で唯一の公立病院です．135床（一般病床131床・感染症病床4床）で，地域の基幹病院の役割を担っています．内科系医師は，一般内科医5名，消化器内科医，循環器内科医がそれぞれ1名という体制ですが，すべての内科系医師が総合診療医のマインドをもって日々診療にあたっています．
　中小規模病院といっても，地域によっては病床が200床近くもあれば，大病院と位置づけられるなど，すべてのケースに当てはまる定義付けは難しいですが，診療報酬上の区分を参考に，ここでは200床未満の病院を中小規模病院と想定し，14年間地域医療に従事してきた経験をふまえて話を進めていきたいと思います．

2 どのような感染症を扱うことが多いか？

　一般外来ではやはり，急性上気道炎（インフルエンザを含む），急性胃腸炎が2大疾患でしょうか．しかし，一見**急性上気道炎，急性胃腸炎にみえても，見逃してはいけない疾患が多数あります**（表1，2）[1,2]．医師の存在意義は，急性上気道炎，急性胃腸炎と診断することよりも他疾患でないことを見抜いてあげることだと思っています．
　入院患者の疾病頻度はというと，中小規模病院では自宅で生活する一般市民（町民）だけでなく，介護老人保健施設などの施設入所者を診察する機会が多いと思います．感染症のなかで，施設入所者が入院となる最も多い原因疾患は下気道感染症（肺炎），ついで尿路感染症と言われていますが（表3）[3]，この表3にあげた頻度は，入所者以外の一般市民（町民）においても当

表1 ◆ 上気道炎症状で受診する重篤な疾患

臓器	ウイルスそのものが原因	上気道炎症状を呈する疾患
気道	－	急性喉頭蓋炎 細菌性肺炎 肺結核 COPD 急性増悪
中枢神経	ウイルス性脳髄膜炎	細菌性髄膜炎
循環器	ウイルス性心筋炎	感染性心内膜炎 急性心不全 肺塞栓症
内分泌	劇症型1型糖尿病	甲状腺中毒症 急性副腎不全
血液疾患	ウイルス関連血球貪食症候群	急性白血病
その他	急性HIV感染症	腎盂腎炎

(文献1より引用)

表2 ◆ 急性胃腸炎と誤診される可能性のある疾患

感染症	敗血症（尿路感染症，感染性心内膜炎，マラリア，溶血連鎖球菌による敗血症など），肺炎（特に非定型肺炎），結核，HIV，骨盤腹膜炎，腸腰筋膿瘍，胆道系感染症，トキシックショック症候群，小児の中耳炎
非感染症	血管系 ：心筋梗塞，肺塞栓，大動脈解離，腸間膜動脈血栓症，くも膜下出血
	悪性腫瘍：肺がんのリンパ管転移，膵臓がん，消化器系の悪性腫瘍
	消化器系：急性膵炎，虫垂炎，虚血性腸炎，消化性潰瘍
	内分泌系：糖尿病性腎不全（特に高カリウム血症を伴う），尿毒症，副腎不全
	薬剤によるもの
その他	緑内障，妊娠

赤字は特に注意すべきもの
(文献2を参考に作成)

表3 ◆ 施設入所者が入院となる原因疾患

感染症	頻度
下気道感染症（気管支炎，気管支肺炎，肺炎，膿胸など）	61.0%
尿路感染症	24.5%
胆道感染症（胆嚢炎，胆管炎）	4.0%
軟部組織感染症（蜂窩織炎など）	2.5%
その他（上気道感染症，化膿性関節炎，感染性心内膜炎，肛門周囲膿瘍）	8.0%

(文献3を参考に作成)

てはまる印象をもっています．また介護老人保健施設などの施設内でみられる，入院の適応となるものを除いた感染症としては，皮膚に関する疾患が最も多く（図）[4]，ついで尿路感染症，下気道感染症（肺炎）が続き，その他いわゆるマイナー科のよくある感染症があがってきます．中小規模病院では，皮膚科，泌尿器科，眼科，耳鼻咽喉科などの医師が常勤でいるとは限りま

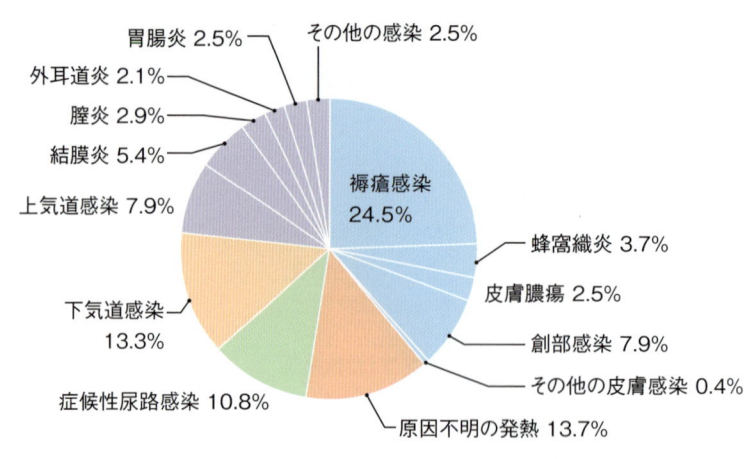

図 ◆ 施設入所者でみられる感染症の割合
(文献4より引用)

- 褥瘡感染 24.5%
- 蜂窩織炎 3.7%
- 皮膚膿瘍 2.5%
- 創部感染 7.9%
- その他の皮膚感染 0.4%
- 原因不明の発熱 13.7%
- 症候性尿路感染 10.8%
- 下気道感染 13.3%
- 上気道感染 7.9%
- 結膜炎 5.4%
- 膣炎 2.9%
- 外耳道炎 2.1%
- 胃腸炎 2.5%
- その他の感染 2.5%

表4 ◆ 入院中にみられる発熱の9大原因

感染症	❶ 院内肺炎・誤嚥性肺炎 ❷ 尿路感染症 ❸ 胆道感染症
医原性	❹ 薬剤熱 ❺ 偽膜性腸炎 ❻ ルート感染
寝たきり	❼ 深部静脈血栓症 ❽ 褥瘡感染 ❾ 偽痛風（CPPD結晶沈着）

CPPD：calcium pyrophosphate dihydrate
（ピロリン酸カルシウム）
（文献5を参考に作成）

せんので，総合診療医には，科にとらわれることなく，図にあげた疾患とそれらに併発する敗血症を管理する能力が求められていると思います．

❸ 実際どのように診療しているか？

当たり前のことですが，外来診療では，よくある疾患，見逃してはいけない疾患を常に意識しながら，病歴，バイタルサイン，身体診察を確認していき，入院のタイミングを見誤らないようにしています．

そして，上記であげた下気道感染症や尿路感染症などの患者さんの入院先はまさしく地域医療を支えている中小規模病院であります．また，外科，整形外科に入院している患者さんも高齢者が多く，入院中にみられた発熱の原因検索のため他科からコンサルテーションを受けることもあります（表4）[5]．感染症以外の非感染症疾患も考慮しながら鑑別していく，まさに総合診療医の力の見せ所です．

❹ 専門医へのコンサルテーションをどのように行っているか？

若年者ならまだしも，地方では一人暮らしの高齢者も多いため，交通機関を利用して離れた大病院を受診させることは容易ではなく，例えば，壊死性筋膜炎などでデブリードメントが必要な場合（外科的な処置が必要な場合）や，結核などの特殊な感染症を除けば，大病院の感染症専門医へコンサルテーションすることはほとんど行っていません．目の前の重篤な患者さんを何とか助けたいという一心で，全科一丸となって診療にあたっています．当院では，道内の大病院の協力を得て，放射線専門医による遠隔画像診断を利用しており，大病院へ紹介しなくても十分な体制をとっています（特に感染源の見逃しだけは避けたいところです）．

逆に，患者さんには申し訳ないですが，地方の中小規模病院側の都合で，大病院を受診してもらわないといけないこともあります．休日となれば，外科医，麻酔科医が不在となり，普段対応できることも休日には困難になる中小規模病院も多いことでしょう．また，看護師不足のため責任をもって重症患者さんの治療にあたることができないこともあります．さらに，都会に住んでいてすぐに駆けつけることができないご家族と連絡を取り合って，最適な病院を紹介しなければならないなど，疾患とは全く別問題で頭を悩ますこともあります．

臨機応変に対処のしかたを決めていくのが，地域で感染症を診ていくということなのかもしれません．

❺ 感染症診療で苦労している点

全国的にみても中小規模病院が圧倒的に多いのに，感染症専門医，感染管理認定看護師 (infection control nurse：ICN)，感染制御専門薬剤師 (board certified infection control pharmacy specialist：BCICPS)，感染制御認定臨床微生物検査技師 (infection control microbiological technologist：ICMT) は大規模病院に偏っており，地域の中小規模病院では，感染症のエキスパートが感染対策を担当しているわけではありません．しかし，感染対策はすべての医療機関で必須であり，「中小規模病院だから…」という言い訳はできません．最後に，中小規模病院ならではの問題点をいくつかあげてみたいと思います．

1つ目は，上記であげた専任者の不在と人手不足．このため，1人でいくつもの委員会を掛け持ちせざるを得ない状況が多々あります．しかしこれを逆手にとって，医療安全，栄養管理などのさまざまな知識を活かすことができる，重要な情報を短期間でスムーズに共有でき適切に指導できる，とポジティブに考えていくようにしています．2つ目は，感染対策への予算確保が困難なことが多く，常にコストを意識して活動しなければならないことです．このような状況下での行動指針として，「中小病院/診療所を対象にした医療関連感染制御策指針」が報告されていますが意外と知られていないかもしれません[6]．これには，①すべての施設が可能な限り採用すべき感染制御策，②各施設の条件を考慮して，できれば採用すべき感染制御策，③無床診療所でも採用すべき感染制御策，と具体的な指針が書かれていますので一読ください．

こうした問題点はあるものの，何といっても中小規模病院のよいところは，相手の顔がよく

わかるため，小回りが利くという点だと思います．自分たちの施設の利点を生かしつつ，地域での役割を果たしていきたいものです．

◆ 文　献

1) 本村和久：急性上気道炎．medicina, 49：1680-1683, 2012
2) 藤田芳郎：胃腸炎は難しい．medicina, 42：1020-1023, 2005
3) Kotetsu H, et al：Risk Factors For Mortality From Infectious Diseases Among Elderly From Long-Term Care Facilities．The Internet Journal of Infectious Diseases, 2：1-5, 2002
4) Magaziner J, et al：Prevalence and characteristics of nursing home-acquired infections in the aged. J Am Geriatr Soc, 39：1071-1078, 1991
5) 「高齢者診療で身体診察を強力な武器にするためのエビデンス」（上田剛士/編著），シーニュ，2014
6) [必読] 厚生労働科学研究 安全性の高い療養環境及び作業環境の確立に関する研究班：中小病院/診療所を対象にした医療関連感染制御策指針（ガイドライン）2009

中川紘明　Hiroaki Nakagawa　**Profile**

愛知医科大学病院 総合診療科 助教
専門：総合診療　地域医療　プライマリケア　研修医教育
自治医科大学医学部卒業．2015年9月に市立根室病院より現所属へ異動しました．今までの地域医療の経験を活かして，大学病院でも患者中心の総合診療を実践していきたいと思っています．

第5章 感染症科のない私たちの施設ではこうしています

2 大病院の総合診療科で行う感染症診療

石丸裕康

Point
- 大規模な病院では，幅広い種類のさまざまな重症度の感染症を経験する
- 感染症専門医がいない病院では，専門診療科間・多職種間でのチーム力が鍵となる
- 感染症専門医との連携をいかにとっていくかが今後の鍵となる

Keyword 感染症教育　チーム医療　感染症カンファレンス

1 今回紹介する病院は

　天理よろづ相談所病院は，「病める患者を精神面からも肉体面からもあらゆる角度から救う」という理念のもと，天理教により1935年に設立された病院ですが，1966年，近代的な病院に一新されました．現在では急性期病棟815床，分院（療養型病棟＋精神科）186床，診療科数26，常勤医師数230の大規模病院となっています．本院は奈良県北部の基幹医療施設であり，東和二次医療圏（人口約20万人）の中核病院であると同時に，高度医療機関として，奈良県下をはじめ近隣の三重県，京都府，大阪府からも患者さんの来院があるほか，天理教関係の患者さんは遠方から入院することもあるなど医療圏を超えた高次医療機関の性格ももちます．手術数は8,957（2013年度），救急搬送数 約5,570（2014年度）となっています．

　1966年の改築以降，臓器別の専門内科6科，専門外科4科を中心とした徹底した専門診療を行ってきましたが，一方で専門分化による弊害も目立つようになってきました．そこで1976年，患者さんの多様なニーズにこたえるべく総合外来・総合病棟を新設，同時に，全国公募によるレジデント制度を発足させました．初期研修に引き続いて，3〜4年の後期研修プログラム（シニアレジデント）も実施しており，各領域の専門医の養成を図っています．2015年度の初期研修医数は2学年で26名，後期研修医43名と多くの若手医師が研修しています．

❷ どのような感染症を扱うことが多いか？

1）病院全体では広範囲の種類・重症度の感染症を経験する

　上述のように，病院の性質上，1〜3次に近い領域まで，幅広い患者層の診療を担当しており，病院全体でみれば，よくみられる一般的感染症から稀な感染症までさまざまな感染症を扱っています．

　当院は県下では最多の救急搬送数であり，外来受診患者も多く，一般的な感染症（肺炎，尿路感染，腸炎，蜂窩織炎）は多数経験します．また高次診療に対応する病院であることを背景に，さまざまなタイプの感染症患者を診療します．救急専門医が不在であることから最重症の救急患者を扱う機会は比較的少ないものの，地域の中核病院であり，重症例がしばしば搬送・転送されます．敗血症性ショックなどの重症感染症はしばしばみられ，また劇症型A群連鎖球菌感染症やリケッチア症など重症・特殊な感染症も診療する機会があります．膠原病診療も積極的に行っており，またがん拠点病院であることから多くの化学療法治療の患者さんが通院・入院しており，血液腫瘍治療も骨髄移植を含めて扱うことから，発熱性好中球減少症や，ニューモシスチス肺炎，サイトメガロウイルス感染症，アスペルギルス症など免疫不全患者の感染症もよくみられます．手術も多数行われ，必然的に周術期の感染症も多く経験します．そのほか，カテーテル関連血流感染症や偽膜性腸炎などの医療関連感染症も頻繁に経験します．

　海外布教の関係や，市内に大学があり学生も多いこともあって，輸入感染症（マラリア，腸チフス，デング熱など）を経験することもときにあります．

　HIV感染症の診療は行っておらず，また多発外傷・熱傷などは少ないため，こうした領域に関連しておきる感染症は少ないです．

　以上のように，幅広い領域の感染症に病院として対応する必要があります．

2）総合内科の守備範囲

　当院では感染症専門医として専従している医師がおらず，感染症としては臓器が特定できるものについては該当診療科で診療し，それ以外の臓器が特定しがたい疾患や，一般的な疾患については内科系診療科と総合内科で診療する，といったおおまかな役割分担で診療しています．

　一般的な感染症（肺炎，尿路感染症，蜂窩織炎など）については，内科系診療科で患者さんを担当していますが，初診時に病態が特定しがたいような複雑なケースや，重症化した例は総合内科が診ることが多いため，その後も総合内科で診療することが結果的には多くなります．敗血症性ショックや化膿性骨髄炎，化膿性関節炎などの重篤な感染症も当科の診療範囲となっています．

　また臓器が特定できないような病態の診療は総合内科で主に診療することから，不明熱として現れる感染症患者（感染性心内膜炎，肺外結核など），非典型的感染症事例（Fitz Hugh Curtis症候群など）は当科で診療する機会が多くなります．

　総合内科では膠原病も診療対象としており，ステロイド治療など免疫抑制下の感染症も当科で扱います．

表 ● ある日の総合内科入院感染症患者のリスト

● 79歳女性	肺炎	● 83歳男性	蜂窩織炎
● 72歳女性	褥瘡感染症	● 85歳女性	結核性腹膜炎
● 101歳男性	誤嚥性肺炎	● 77歳男性	化膿性椎体炎
● 78歳女性	誤嚥性肺炎	● 75歳女性	非結核性抗酸菌感染症
● 67歳女性	サルモネラ腸炎	● 76歳女性	急性腸炎
● 80歳女性	腎盂腎炎	● 60歳女性	サイトメガロウイルス腸炎
● 75歳男性	蜂窩織炎		

44名入院中13名が感染症

　ある日の当科の患者リストから，第一病名が感染症であった患者さんの年代と診断名を示します（**表**）．総合内科ではおよそ40〜50名の患者さんを担当していますがおよそその1/3〜1/2が感染症であり，**表**に示すように高齢患者の比率が高いです．

3）その他の感染症診療

　特定臓器に起こる感染症については，上述のように各専門診療科でまず診療します．例えば肺結核は呼吸器内科，胆道系感染症は消化器内科，髄膜炎は神経内科，といった具合です．外科系診療科においてもそれぞれの領域の専門性を要する感染症については，該当診療科で担当しています．口腔・咽頭領域の感染症患者は耳鼻咽喉科，水腎症を伴う尿路感染では泌尿器科，外科的処置が必要な化膿性椎体炎では整形外科，といった形です．

❸ 実際どのように診療しているか？

1）若手医師が中心となった総合内科での感染症診療

　当科のスタッフ医師は2名のみであり，診療の中核は，初期・後期の研修医が担っています．初期・後期研修医がチームを組み，基本に忠実な診療を心がけています．佐田竜一医師（現・亀田総合病院）がスタッフ医師として当院に勤務していた当時（2008〜2013年），グラム染色の見かたの教育や，感染症診療の勉強会を開催するシステム・文化をつくり，以降後期研修医を中心に，基本的な感染症診療の知識・技術について後輩に教育するという形が綿々と続いています．

2）他の診療科・多職種との連携による対応

　感染症専門家がいない点は当院の弱点ですが，他の診療科，感染症検査室，薬剤部，感染制御チーム（ICT）との密な協力によるチーム医療で対処しているのが現状です．
　他の診療科とは垣根低く協働しており，感染性心内膜炎では循環器内科・心臓外科と，髄膜炎・脳炎であれば神経内科と，肺に感染が起きれば呼吸器内科と，といったように密接に協力しながら診療しています．大規模病院ではこのような連携が困難となりがちですが，初期・後期研修医のフットワークが軽く，各診療科にこまめにコンサルテーションしたり，臨時に複数診療科でミニカンファレンスを行ったり，さまざまな意見の調整をしたりすることで，うまく

連携がとれています．

感染症検査室は，従来より全国的にも随一の検査能力を有しており，一般細菌検査・抗酸菌検査に対応するのはもちろん，各種PCR検査なども積極的に行い，特殊な細菌や真菌などについては全国的なネットワークを利用して診断するなど，最大限の診断・治療のサポートを行っています．薬剤部には，治療薬物モニタリング（TDM）担当者がおり，適切な血中濃度測定のアドバイス・投与設計などを行います．当院のICTは専従医師・看護師1名のほか，臨床検査部医師，呼吸器内科医，総合内科医（筆者）および臨床検査技師・薬剤師で構成しています．ICTは週1回午後チームの会議を開催し，耐性菌情報，菌血症など重症事例の共有，ラウンドなどを行っています．高度耐性菌や治療難症例などの情報も共有し，方針について多面的に検討し，随時主治医チームにアドバイスを行っています．

3）コンサルテーションはどのように対処するか

上述のように感染症診療は各診療科で役割分担して診療しており，また術後感染症をはじめとする病院内感染症も基本的に主科で診療されているため，すべての診療科が何らかの感染症に関与していますが，難治・重症化や，稀な菌が出た場合の対処でコンサルテーションがしばしば必要となります．

感染症専門家がいないことの弱点は，他の診療科で感染症の診断・治療が問題となった場合の相談先が不明確となることです．当院ではICTが窓口となってコンサルテーションを受けるシステムを構築していますが，実際のところ現時点では院内の周知度が低くあまり利用されません．

総合内科で感染症を診療する経験が多いことから，院内では感染症は当科がサブスペシャリティとみなされており，感染症診療上で問題が生じた場合は当科で併診したり，当科に転科して診療したりするケースも多いです．また，抗菌薬使用については薬剤部，検査については検査部に相談がかかるといったように他科からのコンサルテーションはさまざまな窓口を経由します．現状では，総合内科・ICT・薬剤部・感染症検査室が連絡を密にしながら事例を共有し相互に相談するなどしてコンサルテーションが必要となるような事例に対処しています．このような情報共有・学習のために，週1回昼に，感染制御部部長，臨床検査部部長，総合診療教育部スタッフ，検査技師，感染管理看護師（ICN）などが集まって，感染症カンファレンスを開催し，院内で問題となった感染症ケースについて議論する機会をもっています（図）．

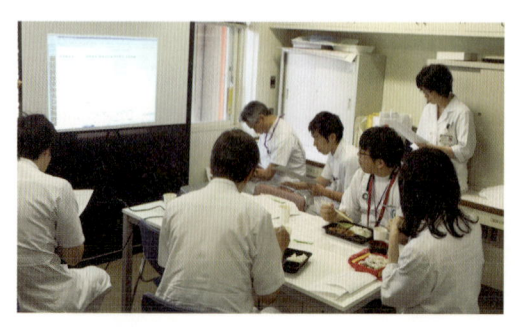

図 ● 感染症カンファレンス風景

❹ 専門医へのコンサルテーションをどのように行っているか？

　近隣の大学病院である奈良県立医科大学附属病院とは，勉強会を協同して開催するなどの交流があり，感染対策上の問題が生じた場合の相談や，稀な輸入感染症などの診療方針などで日常的に相談することも多いです．また困った場合には，各種の勉強会で知り合いになったり，当院に招いて講演いただいたりした感染症専門医に，電話やメールで直接相談することもあります．これらの連携は現在，個人的なものにとどまっており，コンサルテーションした場合，された側はボランティアとなってしまうことが問題と考えています．

❺ 感染症診療で苦労している点

　稀な感染症や，第1・第2選択の治療が困難である場合など，困難な事例については感染症専門家のアドバイスがほしい場面がしばしばあります．

　上述のように，当院での感染症診療は，検査室，ICT，薬剤部，専門診療科によるチーム医療で対処しているのが現状であり，これらの協力関係が上手くいく場合はそれほど診療で困ることはありません．一方で，このチームワークが機能しないとさまざまな問題がでてきます．特に専門診療科が主治医として診療している場合，総合内科やICTがコンサルタントとしてかかわる，といった形をとることが多いですが，その立ち位置が難しい場合があります．ともすると感染症診療については丸投げのような状態になることもあれば，逆に推奨が無視されたり，本来相談を必要とする事例でもコンサルテーションがかからなかったりすることがあります．抗菌薬適正使用の問題や外科領域の感染症対策はなかなか難しく，やはり専門医の支援を仰ぎたいと思うことも多いです．感染症専門医がいれば，各診療科にとっても相談先が明らかであり，またその距離感ももう少し改善できるのではないかと感じています．

　個人的に感染症専門医がいないことで最も問題となるのは感染症教育の面ではないかと思われます．感染症診療はレジデントや若手医師が主に担っているのが現状であり，病院の感染症診療の質向上は，その層への教育が重要であると思われますが，感染症専門家がいない当院の現状ではこの点がどうしても不足がちになっていると思われます．

　ただ国内において感染症専門医の系統的な教育・養成が行われはじめたのは最近のことであり，主要な医療機関に感染症部門ができるほどのマンパワーはまだないような印象をもっています．現状では良質な感染症専門医とのネットワークをうまく構築し，上述のような問題について，協力しながら漸次解決を試みるほかないと考えており，そのシステムを検討しているところです．

石丸裕康 Hiroyasu Ishimaru **Profile**
天理よろづ相談所病院 総合内科／総合診療教育部／感染制御チーム
感染対策，医療安全など，多職種のかかわる病院内チームでは，ジェネラリストの役割が重要と思いながら活動しています．病院内でのジェネラリストの仕事に興味ある方はぜひ連絡ください！

第5章 感染症科のない私たちの施設ではこうしています

3 診療所で行う感染症診療

谷口洋貴

Point
- 診療所で診る感染症は，比較的診療所特有なものもある
- 検査方法が限られており感染症以外の診療と同様に病歴聴取や身体所見が大切である
- 単に治療のみならず感染対策を担当することもある

Keyword 診断　検体採取　在宅診療の3大感染症　実地疫学・記述疫学

はじめに

　総合診療科がありふれた科となり，家庭医も一般市民にも浸透して研修医や若手医師にも人気が出てきている今日でも，急性期病院での診療が中心の先生方には診療所での診療はよく知られていないと思います．診療所での感染症診療は，急性期病院の外来と似ている面と似ていない面があります．これらを示しながら進めていきたいと思います．

1 今回紹介する診療所は

　まず，本稿で紹介する診療所がどのようなタイプの診療所であるのかをお話します．
　私の勤務する大津ファミリークリニックは，人口30万人強の中核市である滋賀県大津市にあります．無床診療所で在宅支援診療所です．標榜は内科・小児科ですが，一次救急診療的な観血的な処置（爪周囲炎の処置や縫合，熱傷処置など）も行っており診療内容は家庭医療全般です．外来診療とともに訪問診療も積極的に行っており，患者宅とグループホームへの訪問診療を合わせて100名以上の患者さんがいます．外来患者さんの年齢分布は2カ月の小児（乳児ワクチンや4カ月健診含む）から104歳，訪問診療も10カ月の小児から101歳となっています．

2 診療所で診る感染症

　「診療所の患者さんはかぜと腰痛ばかり」という言い回しが使われることがありますが，外来ではたしかにいわゆるかぜ症候群（インフルエンザも含む）が多いのは事実です．訪問診療では誤嚥性肺炎，尿路感染症が多い印象です（表）．

表 ◆ 診療所で診ることの多い感染症

外来	かぜ症候群（冬季）	ウイルス（90％）：ライノウイルス，コロナウイルス，パラインフルエンザウイルス，インフルエンザウイルス，アデノウイルス
		細菌など：A群β溶血性連鎖状球菌，百日咳菌，マイコプラズマ，クラミドフィラ
	夏かぜ症候群（夏季）	咽頭結膜熱（プール熱：アデノウイルス3,4,7型など），手足口病〔コクサッキーウイルスA6, A10, A16など，エンテロウイルス71（EV71）〕，ヘルパンギーナ（コクサッキーウイルスA,B群，エコーウイルス）
	ウイルス性腸炎（アデノウイルス，ロタウイルス，ノロウイルス）	
	細菌性腸炎（キャンピロバクターが多い）	
	小児：水痘，流行性耳下腺炎	
	感染性粉瘤	
	〔脂漏性皮膚炎（成人はマラセチア）〕	
在宅	誤嚥性肺炎，尿路感染症，褥瘡感染，足白癬，爪白癬，股部白癬	

1）外来での感染症診療

　外来診療に話を戻しますと，かぜ症候群が多い印象と上記しましたが，季節により多少の違いはあります．6～9月は小児を中心に咽頭結膜熱（プール熱），手足口病，ヘルパンギーナなど，夏かぜ症候群が多いです．12～3月は小児・成人ともにインフルエンザがやはり多いです．4，5月には成人百日咳も多いような印象です．

　感染性粉瘤などの皮膚科感染症もよく遭遇します．感染症として扱うかは難しいですが，脂漏性皮膚炎なども少なくありません．これらの疾患は急性期病院内科外来では皮膚科にまわってしまうため，見かけることは少ないと思います．

　一方で，急性期病院でよくみられ，診療所であまりみられないと言われる感染症にRSウイルス感染症があります．RSウイルスはインフルエンザ流行前の初冬に流行する小児呼吸器感染症で本来決して少なくありません．しかし診療所であまりみかけないのは，診療所受診時は軽症なごく普通の雑多なかぜ症候群と思われる症状で来院し，そして後日，重篤な呼吸器症状で救急病院を受診し，RSウイルスだと判明するからだと思われます．1歳未満の初感染で重症化が多いため，秋から冬にかけてこの年齢（月齢）で重症感があるときはRSウイルスを疑ってください．

2）在宅診療での感染症

　次に在宅診療で診ることの多い感染症についても少しだけご紹介します．やはり高齢者でも独歩などで受診できる外来と違い寝たきりやそれに準じた状態の方が多いため，いわゆる「在宅診療の3大感染症」が多いです．すなわち，誤嚥性肺炎，尿路感染症，皮膚感染症です．皮膚感染症は，褥瘡感染もそうなのですが，足白癬，爪白癬，股部白癬など白癬の方が多く，後述するKOH染色で真菌を証明する必要があります．おむつ皮膚炎などととても紛らわしいです．

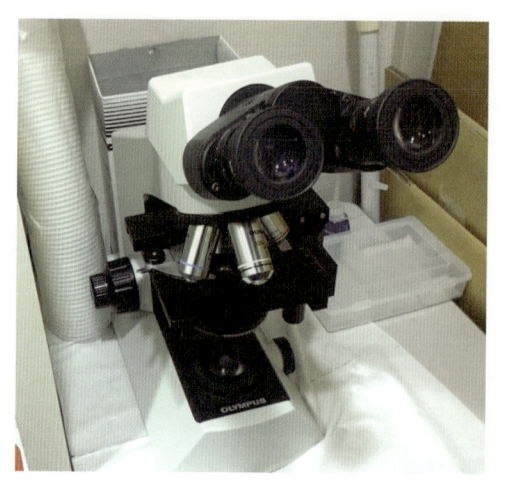

図1◆グラム染色やKOH染色検鏡のための顕微鏡

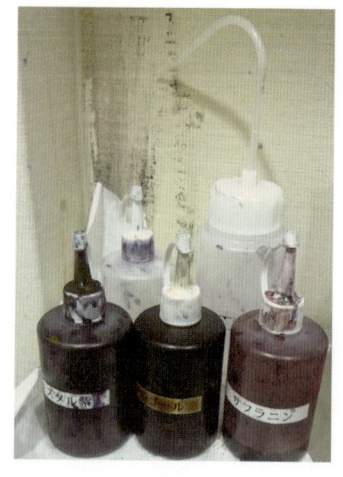

図2◆グラム染色のための染色液

❸ 診療所での感染症診療の実際

● どこまで自診療所で診療を行っているか

　一般の診療所では，採血検査などは外部業者に依頼しているため結果は早くても半日程度後にしか出ませんし，胸部X線などは撮影できますがCTを撮影できる所は多くなく，ましてやMRIはほとんどありません．当然こういった医療機器に頼ることはできません．より医療面接や身体所見をとることに重きをおかないといけません．

　細菌感染症の診断においては当クリニックではグラム染色が可能です．顕微鏡や必要な物品を置いています（図1, 2）．また白癬では，KOH染色で証明をするようにしています（図3）．インフルエンザ，溶連菌性咽頭炎，アデノウイルス感染症などでは迅速検査も可能ですが，溶連菌やアデノウイルスはインフルエンザほど使用することは当クリニックではありません．溶連菌では病歴聴取と身体所見でかなりの確率で診断できること，アデノウイルスでは迅速検査の感度・特異度があまり高くないのが理由です．

　訪問診療でも可能な限り痰や尿などの検体を得てグラム染色をしたり血液培養をとるようにしていますが，感染をくり返すことも多く，エンピリックに治療することもあります．

　診療所での感染症診療は上で述べた診断・治療とともに，予防があります．ワクチン接種がそれで，成人ではインフルエンザワクチン，肺炎球菌（ニューモバックス）ワクチンです．ところで帯状疱疹は高齢者でヘルペス後神経痛が問題となる感染症ですが，これまでも水痘ワクチンでも予防できるという文献が散見されており，さらに本年になって水痘・帯状疱疹サブユニットワクチンで帯状疱疹発症が予防できることがわかりました[1]．可及的すみやかに施行できる体制となることを願っています．

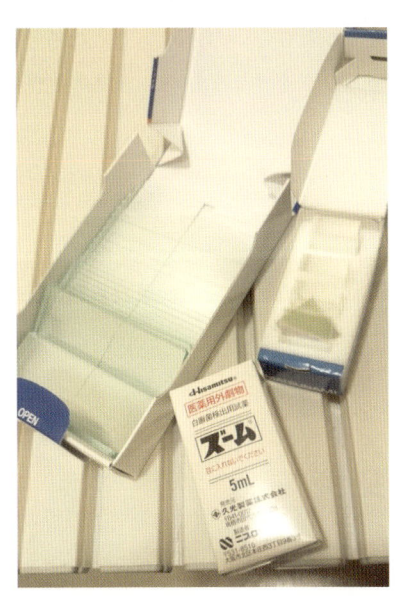

図3 ◆ KOH染色のための試薬, スライドガラス, カバーガラス

❹ 専門医へのコンサルテーションをどのように行っているか

　感染症専門医コンサルテーションについては，当クリニックが「プライマリ・ケア連合学会後期研修プログラム」で洛和会音羽病院と連携していることもあり，同病院感染症科にコンサルトしています．単に診療情報提供書だけでなく，電話や直接会って相談するなど，情報伝達の誤りを防ぎ，診療の質を下げないように心がけています．
　当診療所では例えば，尿路感染症で尿路結石がかかわっていたり，胆管炎で胆石の嵌頓があるなど複雑な感染症の場合，また抗菌薬の経口投与がうまくいかなかった場合や，最初から1日に数回静脈投与が必要な場合にも紹介しています．訪問診療では本人やご家族のご希望も大きく影響してきます．

❺ 感染症診療で苦労している点

　幸い，髄膜炎，敗血症・敗血症性ショック，感染性心内膜炎などで急変したり，急いで急性期病院ERや感染症科に紹介しないといけないケースはほとんどありませんのでそういった面での苦労はほとんどありません．苦労しているのは以下の3点です．

- 痰などの検体採取で高齢者，特に認知症の方ではなかなか痰が採れないことです．また血液培養検査のため採血をしようにも静脈が見当たらないことも少なくありません．必要ならば動脈からとるか，また血液培養をせずエンピリックに治療します．
- 小児の感染症治療での苦労もあります．一番の困りごとは抗菌薬を飲んでくれないことがあるということです．ジュース，ゼリー，食事に混ぜたりして服用させたり，乳児では粉末の抗菌薬を水で溶かして頬粘膜に指でこすりつけたりとご両親には涙ぐましい努

力をしていただいていますが，3～6歳くらいの未就学児になるとどう策を弄しても全く飲んでくれずお手上げのことがあります（こうしたケースの症例を後述していますので，そちらもご参照ください）．
- 訪問診療の処方においても苦労点があります．訪問薬剤師という存在が徐々に浸透してきてはいますが，まだまだ実働において不十分です．例えば夜間や休日の処方には対応していないところがまだまだ多い現状です．ですので，誤嚥性肺炎や尿路感染症の既往があるときは，前もって経口抗菌薬を処方しておく必要があります．もしその処方がないと往診時に苦労します．

❻ 感染症治療で苦労した症例：抗菌薬の投与が難しい小児の症例

> **症例**
>
> 4歳，男児．特に既往歴，アレルギー歴はない．当クリニック来院9日前からの39℃を超える高熱で他院近医小児科を受診し対症療法の処方を受けたが，改善がないため同医にてマクロライド系抗菌薬（アジスロマイシン）に加え，経口セフェム系抗菌薬（セフジトレンピボキシル）を処方された（図4）．しかしこれまでも薬を飲ませるのが困難な子であり，とうとうこの経口抗菌薬はほとんど服用させることができなかった．そのためか発熱は持続し，経口摂取量や飲水量が減少し，尿量も減少，ぐったりして当クリニックを受診した．

男児の胸部X線を撮ると，図5に示すように肺炎を思わせる所見があり，経過からウイルス性肺炎よりも細菌性肺炎に移行していると思われました．経口抗菌薬は飲むことが全く期待できないため，経静脈的に抗菌薬投与するしかありません．すると通常は入院となります．しかしこの子には小学生の姉がいて，もし入院して抗菌薬点滴治療をするとなると，母親が1日中病院に付き添うことになり，姉の面倒をみられなくなってしまいます．ですのでご家族もできれば入院をしないで治療したいという意向が強く，相談のうえ当クリニックの外来にて抗菌薬点滴をして治療することにしました．セフトリアキソン（CTRX）が1日1回投与で可能であり，ガイドラインにおける入院時の点滴治療[2]からも適当と考えられました．小児の肺炎なので非定型肺炎も想定してマクロライド系抗菌薬も必要かもしれないのですが，すでに前医にてマクロライド投与がなされていましたし，経口薬しかないので投与しませんでした．ミノサイクリン点滴も考えたのですが8歳未満なので控えました．脱水も高度であり，1号液200 mLもあわせて点滴しました．末梢静脈路はシーネ固定で自己抜針しないように保護し帰宅できるようにしました．その結果4日間の抗菌薬点滴で治癒，点滴開始から4日目で抜針しました．ご家族には大変喜ばれました．

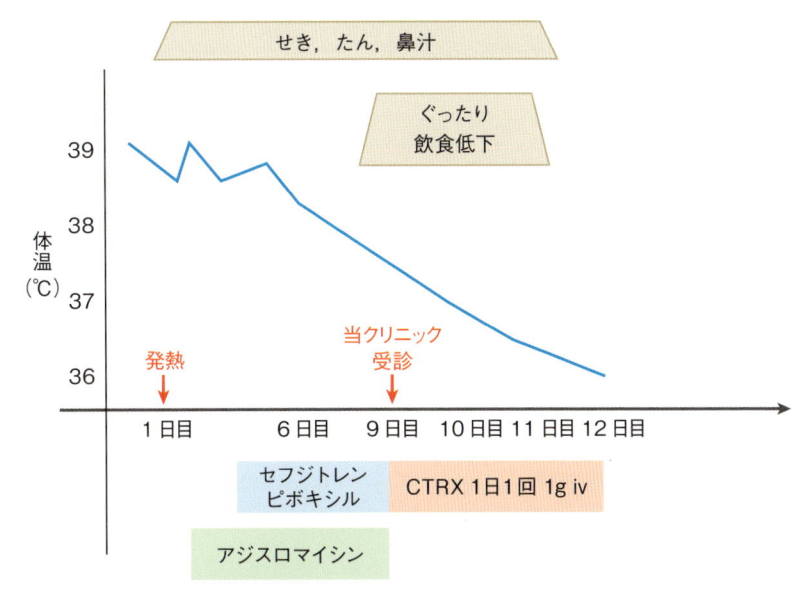

図4 ◆ 症例の男児の臨床経過

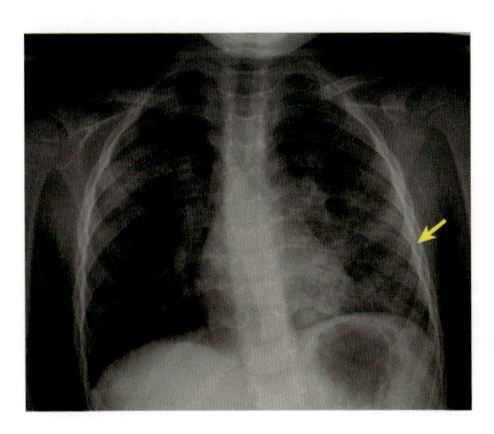

図5 ◆ 4歳男児胸部X線写真
左中下肺野と右中肺野外側に淡い浸潤影とair-bronchogramを認める．

7 おわりに

　以上，当院の感染症診療について紹介させていただきました．急性期病院での対応との違いがおわかりいただけたでしょうか．また感染症の種類・起炎微生物，外来なのか・訪問先が家なのか介護施設なのかによってだいぶ診療内容が違ってくることがわかっていただけたと思います．

　最後にグループホームでの特異的な感染症対応について述べて終わりとします．

　当クリニックはグループホームでの診療も行っています．基本的には患者宅への訪問診療と同じですが，グループホームなど介護施設では別の問題が起きることがあります．それは施設内での感染症の蔓延，アウトブレーク対応です．訪問先が患者宅では必要に応じて標準予防策

	11月11日	11月12日	11月13日	11月14日	11月15日
羊土　太郎	嘔吐下痢	→	嘔吐のみ持続し補液	軽快	
山田　G子				食欲低下，発熱，嘔吐，不消	軽快

図6 ◆ 実地疫学・記述疫学によるラインリストの記載実例

や感染経路別予防策を講じることもありますが，家は病院ではないし，たいてい患者は1名であるので介護者に感染対策を強いることは限られています．しかしグループホームなどの介護施設では病院に準じています．

　基本的には病院のICT（infection control team）と同じ考え方で，監視しアウトブレークと思われたなら介入します．具体的には実地疫学で記述疫学的[3]に，症状のある入居者さんや職員をいつ頃からどのような症状があるかを書き出します（図6）．

　標準予防策に必要な感染経路別予防策を指示しても入居者さんは認知症がありマスクをしてもすぐ取ってしまったりしますので，感染が拡大してしまうこともあります．咳のある方を可能な限りマスクしていない入居者の方に近づけない，マスクをとらない方のマスク着用の徹底，接触感染予防が必要なときの毎食前の手洗い，トイレの後の手洗いの徹底に努めます．

　介護施設でのアウトブレークの病原体はノロウイルスとインフルエンザが最も多いですが，私は高齢者ではめずらしい百日咳の例を経験しています．しかしアウトブレークする直前に発見して感染症専門医にコンサルトしアジスロマイシンの予防内服を行ったことにより急速に終息しました．早期発見し感染の拡大を食い止めた結果です．

◆ 文　献

1）Lal H, et al：Efficacy of an adjuvanted herpes zoster subunit vaccine in older adults. N Engl J Med, 372：2087-2096, 2015
2）【必読】「小児呼吸器感染症ガイドライン2011」（尾内一信，他/監），協和企画，2011
3）加來浩器：感染管理と実地疫学調査．日本臨床微生物学雑誌，21：175-184, 2011

谷口洋貴　Hirotaka Taniguchi　**Profile**

洛和会リハビリテーション病院（在宅医療センター センター長）
大津ファミリークリニック（前院長）
診療所の家庭医から病院家庭医となりました．病院内科外来，病棟勤務をしながらこれまでのように大好きな訪問診療を続けています．病院総合診療医を目指す方も是非一度診療所で働いてみてください．病院勤務に戻ったとき「何か」が変わっています！

第5章 感染症科のない私たちの施設ではこうしています

4 訪問診療で行う感染症診療

堀 哲也

> **Point**
> - 訪問診療では，柔軟な判断と不確実性を意識した診療が求められます
> - 日頃の家族や介護スタッフとの良好なコミュニケーションが，診断や治療に役立ちます

Keyword 訪問診療　CGA　継続性　コミュニケーション

1 今回紹介する診療所は

　国民健康保険上川医療センター（以下，当センター）は，北海道のほぼ中心部に広がる大雪山国立公園の北側に位置する上川町にある町内で唯一の医療機関です（図）．上川町は，今なお原始の面影を残す大雪山連邦の自然を背景に，北海道第一の河川，石狩川の清流にも恵まれた自然豊かな町です．人口は，3,951人（2015年8月末現在）で，65歳以上の人口比率（高齢化率）は，39.0％（2015年1月現在）であり，北海道内でも有数の高齢化が進んでいる町でもあります[1]．

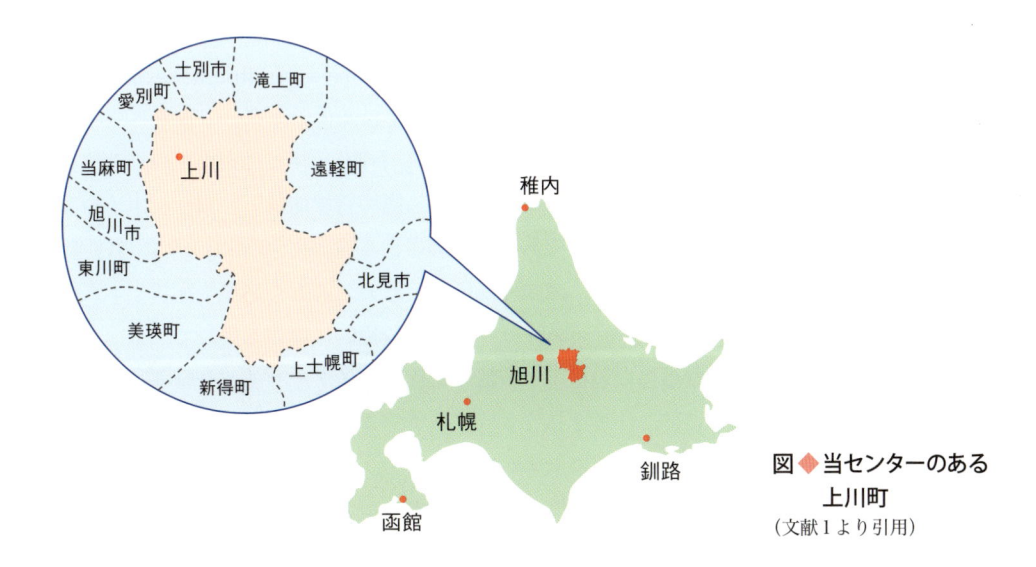

図 ● 当センターのある上川町
（文献1より引用）

当センターは，もともとは手術室も備えた町立病院でしたが，2009年10月から，介護老人保健施設を併設した有床診療所としてリフォームして運営されています．上川町の住民の方々のみならず，町内にある層雲峡温泉を訪れる観光客の方々が受診することもあります．常勤医は4名で，すべて家庭医（専攻医を含む）として勤務しており，患者さんの年齢や性別にかかわらず幅広い医療の提供を行っており，休日，夜間も救急対応を行っています．また，保健・福祉のスタッフの方々とも連携しながら町の健康づくりのお手伝いをしています．

訪問診療の件数は多くありませんが，1カ月に延べ10～20回の定期の在宅訪問と，町内の特別養護老人ホームに毎週配置医として往診しています．在宅では，脊椎損傷，パーキンソン病，脳梗塞後遺症などで寝たきりの患者さんや，認知症で外来通院が困難な高齢患者さんに訪問診療を行っています．どの患者さんも当センターから車で10分以内の町内に住んでおり，看護師と一緒に昼の13～14時に1～2件ずつ訪問しています．

② どのような感染症を扱うことが多いか？

訪問診療の患者さんの基礎疾患としては，前述の通り脳梗塞後遺症，認知症，パーキンソン病などで，その多くが高齢者であり，膀胱瘻カテーテル留置を行っている患者さんも数人います．細菌感染では，肺炎，尿路感染が多く，胆嚢炎や胆管炎も経験します．冬期間に流行することが多いインフルエンザやウイルス性胃腸炎も扱うことが多い感染症です．予防の観点からは，積極的に肺炎球菌ワクチンやインフルエンザワクチンの予防接種も行っており，院内スタッフや町内の介護施設に勤務する介護スタッフ向けに感染拡大予防に関する講習会なども開催しています．その他の感染症としては，皮膚の真菌感染症も扱うことが多いです．頻度については一概に言えませんが，抗菌薬の点滴や入院を要するような在宅患者の細菌感染症の症例（介護施設入所者を除く）は，1年間に数例と思われます．

③ 実際どのように診療しているか？

高齢者が多いため，**高齢者総合評価**（comprehensive geriatric assessment：CGA）[2] を行うことは必須と考えており，加齢によるさまざまな変化に注意して診療しています（CGAについては「第3章-1.高齢者の感染症（病院編）」参照）．特に肺炎などの細菌感染においても発熱がない場合があることや，抗菌薬を投与する際の腎機能低下，慢性疾患治療薬との薬物相互作用など高齢者特有の問題が多くあり，加齢による脆弱化（frailty）[3] には注意しています．

実際の訪問診療の現場では，認知機能低下のために詳細な病歴や症状を本人から聴取できない場合もあるため，家族や介護スタッフからも積極的に情報を集めて，丁寧な身体診察を心がけています．特に食事摂取の状況や表情の変化，バイタルサインや胸部聴診所見の安定している状態からの変化には，注意を払うようにしています．在宅では，X線検査を行うことができず，血液検査や尿検査もすぐに結果が出ないので，病歴とバイタルサインや身体診察で治療方針を決定することが多いです．例えば，嚥下機能が低下している患者さんで，発熱，呼吸数の

増加，湿性ラ音を聴取した場合には誤嚥性肺炎と診断して，治療を開始することがあります．尿路感染を疑う場合には，家族や介護スタッフから尿の回数，色調，臭いの変化などの情報を聞いて参考にしています．また，痰培養や血液培養も検体の採取が難しい場合もあり，広域スペクトラムの抗菌薬を選択せざるをえないこともあります．あまり件数は多くありませんが，検体が採取できた場合には，院内の検査室でグラム染色を行い，抗菌薬を選択する際の判断材料としています．

医療資源が限られている訪問診療の現場では，医療の複雑性や不確実性[4,5]を特に意識して，患者さんや家族と十分にコミュニケーションをとることが何よりも大切だと思います．当センターでは，入院施設も有しているため，在宅での治療が困難な症例は，本人や家族の希望に応じて入院治療を行う場合もあります．外来から在宅への移行，そして場合によっては入院治療というように診療の場が変わっても継続的にかかわることができ，家庭医療の特徴の1つである継続性を意識した診療を一貫して提供することが患者さんや家族の安心感につながっていると思われます．

家族への感染対策

訪問時に看護師がオムツ交換等の介助時の標準予防策や，衛生物品の確認を行っており，インフルエンザの流行期前には，患者さんだけではなく同居されている家族にも予防接種を推奨し，患者さんと一緒に受けてもらうようにしています．

④ 専門医へのコンサルテーションをどのように行っているか？

専門医へのコンサルテーションを行う場合として多いのは，結核など抗酸菌感染症を疑う場合や，ショック状態や呼吸管理を要する状態となった場合があげられます．また，くり返す尿路感染や肺炎などによって培養検査で多剤耐性菌が検出された場合にも感染症専門医に相談しながら診療を行うことがあります．コンサルテーションの実際としては，電話で相談し，専門医からアドバイスをもらって訪問診療を継続する場合と，隣接する旭川市の高次医療機関へ搬送する場合がありますが，緊急時や重症例以外は，電話で専門医に指示を仰ぎながら当センターで対応することが多いです．高次医療機関の選定については，旭川市の二次医療機関が当番制になっているため，夜間や休日の場合は，その予定表を参考に紹介することが多いですが，患者さんの過去の通院歴や交通アクセスの利便性なども加味して対応しています．

経過のなかで状態が悪化したり，患者さん・家族の気持ちや考えが変わったり，少し時間のかかる検査結果が予想に反していた場合などは，専門医へのコンサルテーションのタイミングが遅くなる場合もあるため，普段から良好なコミュニケーションをとり，いつでも専門医に相談できるよう意識しています．

具体的には，丁寧な経過や所見の記載はもちろんですが，紹介後に当院での培養結果が判明した際にはFAXや郵送するだけではなく，直接電話で一報を入れるようにしていることや，患

者さんや家族の意向，性格傾向，関係性なども紹介状の備考欄に記載するようにしています．

❺ 感染症診療で苦労している点

訪問診療に限ったことではありませんが，脳血管障害等により嚥下機能が低下している症例では，誤嚥性肺炎をくり返すことが多いことや，認知機能の低下により患者さん本人から病歴を聴取するのが難しい点は，いつも悩ましく感じています．また，終末期の症例や寝たきりの症例では，倫理的な判断を要する症例も少なくなく，患者さんのquality of life（QOL），介護者の負担，医療経済的な視点などを多角的に分析し，臨床倫理の症例検討シート[6]などを用いながら，検査や治療，治療後の方向性などの検討を行っています．前述したように町内に唯一の医療機関ということもあり，外来から在宅へ移行する症例も少なくないため，外来に通える状態のうちから，advance care planning（ACP）の一環として本人と最期の過ごし方などを相談し，家族も通院しているような症例については，家族関係や家族の考えなどもできるだけ早期から聞くように心がけています．

診断がはっきりしていない状態で判断を迫られることもあり，一緒に働いている医師に相談したり，症例検討のカンファレンスを行ったりと，グループ診療体制を活かして，よりよい診療を提供できるように日々悩みながらも取り組んでいます．

◆ 文 献

1）上川町公式ホームページ：
http://www.town.hokkaido-kamikawa.lg.jp/section/kikakusoumu/chs8120000000ieb.html

必読 2）「プライマリ・ケア老年医学」（Sloan JP/著，藤沼康樹/訳），pp26-41，プリメド社，2001

3）「臨床老年医学入門―すべてのヘルスケア・プロフェッショナルのために」（日野原重明/監，道場信孝/著），pp45-88，医学書院，2005

4）宮田靖志：プライマリ・ケア現場の不確実性・複雑性に対処する．日本プライマリ・ケア連合学会誌，37：124-132，2014

5）「Generalist Masters 7 家庭医療のエッセンス」（草場鉄周/編），pp92-105，カイ書林，2012

必読 6）「臨床倫理学 第5版―臨床医学における倫理的決定のための実践的なアプローチ」（Jonsen AR，他/著，赤林朗，他/監訳），pp1-13，新興医学出版社，2006

堀　哲也 Tetsuya Hori **Profile**

北海道家庭医療学センター／国民健康保険 上川医療センター
家庭医療専門医・指導医
2016年4月，帯広協会病院（正式名称：北海道社会事業協会帯広病院）に新しく総合診療科を新設し，北海道家庭医療学センターの研修プログラムの一環として初期臨床研修，家庭医療専門医研修（後期研修）を開始します．ご興味のある方は，いつでも見学にお越しください．

第5章 感染症科のない私たちの施設ではこうしています

5 療養病床で行う感染症診療

島崎貴治

> **Point**
> - 療養病床で診療を行うには，包括評価を知る必要があります
> - 限りある環境のなかで，病歴聴取と身体所見のみで診断を下さなければなりません
> - 治療は「菌を想定した抗菌薬の決定」という姿勢を貫くのみです

Keyword 療養型病床　医療区分　終末期ケア　問診　グラム染色　多剤耐性菌

はじめに

　療養病床とは，慢性期医療施設とも呼ばれます．そこは「救命を目的とした（退院をめざした）医療」ではなく，「**看取りの医療（終末期ケア）」を提供する場**であると考えていただければと思います．とは言え，感染症で命を落とすことがないように，どのような感染症診療を行っているのかをご紹介できれば幸いです．

1 療養病床を取り巻く現状 〜感染症が発生する背景因子を知る〜

1）施設紹介

　療養病床には，医療療養型病床（医療保険で提供される病床）と介護療養型病床（介護保険で提供される病床）があります．私の勤めている病院は50床を有する医療療養型病床です．入院患者さんは，近隣の急性期病院や，精神科病院からの紹介が主ですが，ときに介護施設からの紹介もあります．主にアルツハイマー型認知症や脳血管性認知症，精神疾患などの基礎疾患を有した患者さんが，摂食障害を主訴に入院となります．入院時より関節拘縮をきたしていたり，持ち込み褥瘡を有していたりする患者さんが少なくありません．そのような患者さんに対して，入院後より経腸栄養（胃瘻）や中心静脈栄養管理を行っていくことになります．

2）療養病床における包括評価

　感染症診療では，その背景因子を知ることが重要であり，診断の一助となります．療養病床では包括医療（マルメ）と呼ばれる診療報酬制度が一般病床とは別に存在します．すなわち，**患者さんの重症度別（医療区分別）に包括（診療）点数が固定されており**，そのなかで検査や

処置，治療を行っていかなければなりません．医療区分の高い患者さんほど包括点数は高くなります．感染症関連で言うと，中心静脈栄養管理や人工呼吸器管理，感染隔離が行われている患者さんは医療区分3，肺炎や尿路感染，2度以上または2カ所以上の褥瘡があれば医療区分2となります（表1）．終末期ケアを担う療養病床で提供する医療に関して，認知症末期患者さんを例にとると，外国と同様に「**苦しまないようにだけ医療を行う**」という姿勢もあってよいと思います[2, 3]．医療経済学的な視点も含めた療養病床に関する議論は今後も注視していく必要があると考えますが，本題とは外れますのでこの程度に留めておきたいと思います．

❷ どのような感染症疾患が多いか

米国では，認知症患者さんに対して予後予測6カ月未満でホスピスへの入所を考慮しますがその際，FASTスケール（functional assessment staging scale）が用いられています[4]．その基準のなかで，次のいずれかを過去1年間に有する者が対象とされており，「誤嚥性肺炎」「腎盂腎炎」「敗血症」「多発褥瘡」「抗菌薬投与でも発熱が再燃をきたす」という項目があげられています（表2）．当院でも，入院中に発生する感染症はほぼ一緒です．加えて，当院では中心静脈栄養管理を必要としている患者さんも多く，血管内カテーテル関連感染症も数多く経験します．稀ではありますが，褥瘡感染を含めた皮膚感染症（真菌感染も含む）や胆道系感染症にも遭遇します．

❸ 診療の実際

1）原則

療養病床でも**感染症診療における原則は変わりません**．病歴聴取と身体診察から鑑別診断を絞り込み，必要な培養検査を提出します（CRPの値は診断に寄与しません）．そして，感染臓器を絞り込んだうえで，原因微生物を想定した抗菌薬の選択を行います．また，診断が決定した時点で，抗菌薬の投与期間もほぼ決まります．耐性菌発生の原因となる漫然とした抗菌薬投与は控えるべきだと考えます．

2）病歴聴取・身体診察

a）メディカルスタッフから情報を集める

療養病床では，認知症患者さんやすでに発語ができなくなっている患者さんが多数を占めており，問診で患者さんから病歴を聴取することはほぼ不可能です．また，医師は患者さん1人1人と接する時間が短く，患者さんの状態変化に気づくことが遅れがちです．したがって，診断推論のためには看護師さんや看護助手さんからの情報が重要になります．そのためには日頃よりメディカルスタッフの方々と密にコミュニケーションをとり，ちょっとした変化でも報告してもらえるような関係性を築いておくといいかと思います．注意点として，それらの情報はあくまでもおのおのの勤務時間帯における変化であるということです．そこで，医師の役目と

表1 ◆ 療養病床における医療区分

医療区分3	以下のいずれかの条件に該当する者 **【疾患・状態】** ・スモン ・医師および看護師による24時間体制での監視・管理を要する状態 **【医療処置】** ・中心静脈栄養（消化管異常，悪性腫瘍等により消化管からの栄養摂取が困難な場合） ・24時間持続点滴 ・レスピレーター使用 ・ドレーン法，胸腹腔洗浄 ・発熱を伴う場合の気管切開，気管内挿管のケア ・酸素療法（安静時，睡眠時，運動負荷いずれかでSaO_2 90％以下） ・感染隔離室におけるケア
医療区分2	医療区分3に該当しない者のうち以下のいずれかの条件に該当する者 **【疾患・状態】** ・筋ジストロフィー ・多発性硬化症 ・筋萎縮性側索硬化症 ・パーキンソン病関連疾患（パーキンソン病についてはヤールの分類Ⅲ，日常生活障害Ⅱ度以上） ・その他神経難病（スモンを除く） ・神経難病以外の難病 ・脊椎損傷（四肢麻痺がみられる状態） ・肺気腫／慢性閉塞性肺疾患（COPD）（Hugh Jones Ⅴ度の状態） ・疼痛コントロールが必要な悪性腫瘍 ・肺炎 ・尿路感染症（「発熱」，「細菌症」，「白血球尿（＞10/HPF）」の全てに該当する場合） ・創感染 ・リハビリテーションが必要な疾患が発症してから30日以内 ・脱水（舌の乾燥，皮膚の乾燥の両方ともみられるもの） ・体内出血（持続するもの．例：「黒色便」，「コーヒー残渣様嘔吐」，「喀血」，「痔核を除く持続性の便潜血陽性」） ・頻回の嘔吐（1日1回以上を7日間のうち3日以上） ・褥瘡（2度以上または2カ所以上） ・うっ血性潰瘍（末梢循環障害による下肢末端の開放創：2度以上） ・せん妄の兆候※1 ・うつ状態※2 ・暴行が毎日みられる状態 **【医療処置】** ・透析 ・発熱または嘔吐を伴う場合の経管栄養（経鼻・胃瘻等） ・喀痰吸引（1日8回以上） ・気管切開，気管内挿管のケア ・血糖チェック（1日3回以上の血糖チェックを7日間のうち2日以上実施） ・皮膚の潰瘍のケア ・手術創のケア ・創傷処置 ・足のケア（開放創，蜂巣炎，膿等の感染症）
医療区分1	医療区分3，2に該当しないもの

注1）「せん妄の兆候」は，以下の6項目のうち「この7日間は通常の状態と異なる」に該当する項目が1つ以上ある場合とした．a.注意がそらされやすい/b.周囲の環境に関する認識が変化する/c.支離滅裂な会話が時々ある/d.落ち着きがない/e.無気力/f.認知能力が1日の中で変動する

注2）「うつ状態」は，以下の7項目の回答点数（1点：3日間のうち1・2日観察された/2点：3日間のうち毎日観察された）の合計が4点以上の場合とした．a.否定的な言葉を言った/b.自分や他者に対する継続した怒り/c.現実には起こりそうもないことに対する恐れを表現した/d.健康上の不満をくり返した/e.たびたび不安，心配事を訴えた/f.悲しみ，苦悩，心配した表情/g.何回も泣いたり涙もろい

（文献1より引用）

表2 ◆ アルツハイマー型認知症FASTスケール

stage	機能
1	困難なし
2	自覚症状（物忘れ）
3	仕事に支障をきたす
4	複雑な手順（切符の購入）が困難，iADLが困難
5	ADLに見守りが必要
6	ADLができない，かつ失禁
7	A：6語以下しか話さない　B：1語しか話さない　C：歩けない D：座れない　E：笑顔がない　F：昏睡
以下は6カ月以内に死亡する予測因子 いずれかがみられる場合，米国ではホスピス入所の適応とされる	
7C＋	● 誤嚥性肺炎感染症 ● 尿路感染症 ● 敗血症 ● 褥瘡多発（stage 3, 4） ● 持続する発熱 ● 6カ月以内に10％体重減少

iADL：instrumental ADL
（文献4，5を参考に作成）

しては，**集めた情報を時間経過でつなぎ合わせることで，発熱に至るまでのストーリーをしっかり築きあげること**が大切だと思います．

b）「バイタル所見＋全身状態」を診る

身体診察においても，上記の病歴聴取から仮説に基づいた所見をとるわけですが，ほとんど典型的な所見を呈することがないのが実情です．そこでポイントとしては，**バイタル所見に加えて，患者さんの全身状態を診ること**だと思います．具体的な例として，肺炎を疑えば呼吸数や酸素飽和度を診る，腎盂腎炎を疑えば頻脈や悪寒の有無を確認します．その際，実際に肺炎や腎盂腎炎であれば全身状態は不良であると思います．一方，血管内カテーテル関連感染症の場合，頻脈は呈しても全身状態はそれほど不良ではない印象を受けます．稀なケースとして，腫瘍熱や血栓形成に伴う発熱の場合は比較的徐脈傾向であり，全身状態も良好です．したがって，**必ず自分の目で患者さんを診にいくことが大事**だと考えます．加えて，全身状態を適切に判断できるのは家族だと思います．上記の病歴聴取と合わせて，**家族が感じている患者さんの変化を伺うことも有効**だと考えます．先に述べた通り，療養病床での医療は在宅療養と近く，看取りの医療を提供していくわけなので，病状説明をするためだけに家族と顔を合わせるのではなく，**患者さんを診ていくチームの一員として家族を受け入れる姿勢をもつとよい**かと考えます．

3）検査・画像所見

当院には臨床検査部門はなく，検尿・沈査以外の血液検査を含めた各種検査はすべて外注となります．画像検査はX線とエコーのみ可能です．ここで強調しておきたいことは，**検査はあ**

くまでも自分の下した診断に対する確認事項でしかないということです．検査結果がどうあれ治療方針が変わることはありませんし，抗菌薬に関してもde-escalationを行うために感受性試験結果を確認することになります．療養病床での感染症診療の現実として，治療方針が間違っていれば，**検査結果を待っている間に患者さんは急変してしまう**可能性が高いです．その意味でも，先に述べた病歴聴取と身体所見のみでどこまで適切な診断を下すことができるのかが非常に重要となってくると考えます．

具体的な検査所見の活用としては，身体所見の項で述べた全身状態の客観的な指標としてCRP（重症度）を見ます．再度強調しておきますが，「CRP高値＝感染症」ではありません．また，関節炎や腫瘍熱，血栓形成に伴う発熱，薬剤熱のような非感染性の発熱を疑った場合は白血球数正常かつCRP高値といった解離がないかどうかを確認します．非常に悩ましいのですが，高齢者では血液検査で異常を確認できるまでに数日かかる印象を個人的にはもっています．したがって，**全身状態が不良か否かでしか感染性の発熱を疑うのか，非感染性の発熱を疑うのか判断することができない**といった現実もあるかと思います．

4）グラム染色

感染症診療においてグラム染色の知識を有することは非常に大きな武器だと思いますが，**習得が難しい**のも事実だと思います．幸い，私はグラム染色に対する指導を受ける機会に恵まれたこと，当院でも顕微鏡がありグラム染色のできる環境を整えることができたことで，質を保った診療が行えていると考えます．グラム染色に関する詳細は他稿（「第2章-1．グラム染色」）に譲りますが，習得のためには，「自分の診断推論に基づき，菌を想定したうえでグラム染色を見る．その後，**自分の想定していた菌と培養結果との確認作業を1例1例積み重ねていく**」しかないのではないでしょうか．

具体的な当院でのグラム染色の活用法ですが，検体は喀痰か尿がほとんどです．喀痰（院内肺炎疑い患者）を見る際は，とにかく緑膿菌がいるかどうかを一番の目的として確認しています．また，尿（腎盂腎炎疑い患者）を見る際は，緑膿菌または腸球菌がいるかどうかを目的として確認しています．稀に褥瘡感染に遭遇した場合は，ブドウ球菌がいるかいないかを目的として確認しています．自分自身でグラム染色が行える利点としては，初期の抗菌薬選択の一助となることに加えて，抗菌薬投与後に目的の菌が消失しているのかどうか，自分の目で経時的に観察できることだと思います．自施設でグラム染色を行えない場合でも，外注検査依頼先への検体提出の際にグラム染色も依頼しておけば当日の間にコメントをいただくことも可能ですし，菌血症を疑い血液培養を提出した後は，数日以内に陽性となっていないかどうか確認することもできます．

> **ここが総合診療のpoint**
> **外科医と病理医のような関係性を主治医と臨床検査技師さんの間で構築できれば理想**なのかと思います．

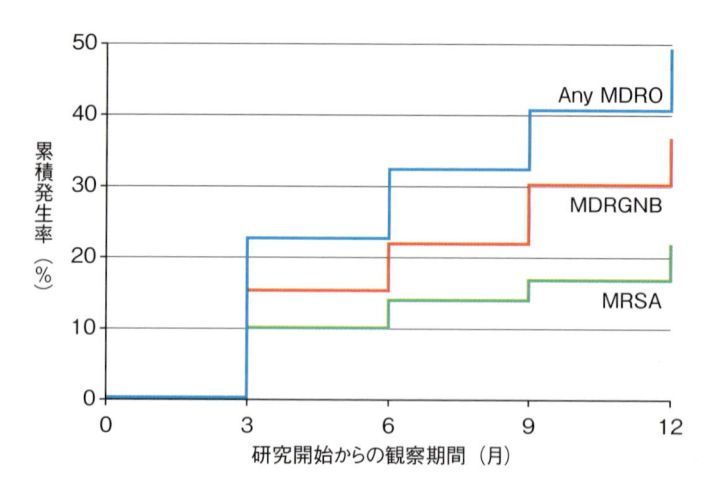

薬剤耐性菌を有さない入所者数					
Any MDRO	175	116	93	71	61
MDRGNB	200	145	124	93	85
MRSA	278	218	184	160	151

図 ◆ 施設入所者における薬剤耐性菌の累積発生率
MDRGNB：multidrug-resistant gram-negative bacteria（多剤耐性グラム陰性菌）
MDRO：multidrug-resistant organism（多剤耐性菌）
MRSA：methicillin-resistant Staphylococcus aureus（メチシリン耐性黄色ブドウ球菌）
VRE：vancomycin-resistant enterococci（バンコマイシン耐性腸球菌）
Any MDROはMDGNB, MRSA, VREを含む．対象者は，研究開始時に薬剤耐性菌を有していない入所者とした．研究期間内にVREが検出されたのは2人のみであった．
（文献7より引用）

5）治療

　ここで強調しておきたいことは，**抗菌薬選択の際は必ず感染臓器と原因菌を想定したうえで行うということです．盲目的な抗菌薬投与は多剤耐性菌を発生させている**のだという自覚をもって感染症診療を行うことが重要だと考えます．入院時すでに耐性菌を有した状態で療養病床に入院される患者さんも多く，川田らの報告では，実に35.9％の新規入院患者が耐性菌を保有していたと報告されています[6]．残念ながら，入院後の多剤耐性菌の発生状況に関しては，問題視されているものの，国内で十分な把握ができていないのが現状だと考えます．米国の介護施設に入所している362名の認知症末期患者さんを対象とした12カ月に及ぶ前向き研究[7]では，適切な診断のもと抗菌薬加療が行われていたのは発熱患者の半数以下であり，研究期間内に約半数の患者から新たに多剤耐性菌が検出されたと報告されています（図）．

　もう1つ強調しておきたいことは，療養病床での感染症診療における**抗菌薬治療は対症療法であって，原因治療ではない**ということです．誤嚥性肺炎では誤嚥を引き起こす原因に対する治療はほぼ不可能であり，誤嚥性肺炎はくり返し発生します．尿路感染に関しても，尿道カテーテルを抜去するなどの対応が可能であれば行いますが，実際には長期尿道カテーテル留置を余儀なくされる患者さんが多いかと思います．その意味でも，多剤耐性菌をつくらない適切な治

❹ まとめ

　感染症診療は，感染臓器の特定，原因菌の同定，抗菌薬の選択と治療に至るまでのステップが多いこと，またその後の経過も1人1人異なるため，教科書通りの診療ができず敬遠される分野ではないかと思います．逆に，適切な治療を行うことができれば，2週間以上の加療を有することはほとんどありません．**ひと手間かけてみる努力を惜しまない姿勢をもち続けること**が大切なのかなと思います．また，療養病床に限らないことですが，入院患者さんにとっては病院が自宅です．**医療者が，「寝て，食べて，元気に活動する」ことに関して目を向けること**で，問題の本質が見えてくる，すなわち原因治療に繋がると思います．その場限りの医療ではなく，先を見据えた医療の提供を一緒にしていきましょう．

◆ 文　献

1) 厚生労働省：療養病床に関する説明会配布資料.3)医療療養病床の診療報酬上の取扱い（平成18年4月13日）
　http://www.mhlw.go.jp/bunya/shakaihosho/iryouseido01/pdf/ryouyou01c1.pdf
2) Mitchell SL：CLINICAL PRACTICE. Advanced Dementia. N Engl J Med, 372：2533-2540, 2015
3) 日本老年医学会：高齢者ケアの意思決定プロセスに関するガイドライン―人工的水分・栄養補給の導入を中心として．2012
　http://www.jpn-geriat-soc.or.jp/proposal/pdf/jgs_ahn_gl_2012.pdf
4) Hanrahan P, et al：Criteria for enrolling dementia patients in hospice: a replication. Am J Hosp Palliat Care, 16：395-400, 1999
5) 平岡栄治：内科疾患の終末期におけるマネジメント：各論. Hospitalist, 2：985-1013, 2014
6) 川田悦夫，他：療養病床における入院時耐性菌の検出状況．日本老年医学会雑誌，50：555-556，2013
7) 必読 Mitchell SL, et al：Infection management and multidrug-resistant organisms in nursing home residents with advanced dementia. JAMA Intern Med, 174：1660-1667, 2014

Profile

島崎貴治　Takaharu Shimazaki
二日市共立病院
2006年 琉球大学医学部卒業，豊見城中央病院（初期研修），長崎大学病院熱研内科などを経て，2015年4月より現職．
日本呼吸器学会呼吸器専門医・日本感染症学会専門医．
自分自身，療養病床を取り巻く状況と葛藤しながら日々診療を行っています．高齢化社会を支える医療を提供していけるよう精進していきたいと思います．

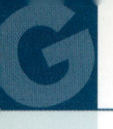

第6章　総合診療医と感染症診療の発展

1 感染症と研修医教育

菅藤賢治, 佐藤健太

Point
- 指導を受ける側のニーズを把握する
- 学習スタイルに応じた指導を意識する

Keyword ニーズ分析　学習スタイル　研修医教育

はじめに

　感染症は肺炎や尿路感染など頻度の多い疾患を含んでおり，内科研修において基本とも言える領域です．しかしその一方でグラム染色や培養結果の解釈，抗菌薬の選択など奥の深い領域でもあります．頻度が多いだけに，感染症診療に興味のあまりない研修医にとっては「飽き」のきやすい領域でもあると言えるでしょう．
　そこで，「感染症専門医」ではなく「総合診療医」が感染症を研修医に教える際にどのようなことに注意をしたらいいのかをまとめました．

1 ニーズに応じた指導

> **事例①**
> 　A先生は医師3年目で総合診療科の専攻医．今年から初期研修医の指導にもかかわるようになり気合十分．一番興味があるのが感染症であり，グラム染色のしかたや抗菌薬選択など，とにかくたくさんのことを初期研修医に学んでもらうべく日々の指導に励んでいる．
> 　B先生は今月から総合診療科をローテートしてきた1年目初期研修医．将来の志望は外科医であり，感染症はとりあえず知っていればいいかなと思っている程度であった．

　ある日，A先生とB先生が一緒に肺炎の患者さんを担当することになりました．

A先生：じゃあ，一緒に痰のグラム染色をしてみよう．それで抗菌薬を考えてみようか
B先生：あ，わかりました…
A先生：グラム陽性双球菌が見えるね．肺炎球菌が疑われるからペニシリンでいこう
B先生：あ，はい…

その後，痰培養から肺炎球菌が検出されました．患者さんは数日で全身状態も改善し無事に退院していきました．

A先生：やっぱりグラム染色は大事だよね．他の患者さんでも必ずするんだよ
B先生：そうなんですかね…

その後，B先生が，他の指導医の先生と肺炎の患者さんを担当していました．A先生は自分の指導の成果が気になって診療録を見てみたところ，グラム染色はされずにセフトリアキソンで治療されていました．グラム染色の重要性をしっかり伝えられたと思っていたA先生はがっかりしてしまいました．
A先生はA先生の指導医のところへ相談に行きました．

A先生：僕の指導の何がよくなかったのでしょうか？

A先生は熱心に研修医を指導しました．しかし，外科志望であったB先生にとってはグラム染色ができるかどうかは重要ではなく，「感染症にとりあえず対処できること」が重要であったようでA先生との関心具合にだいぶ「ずれ」があったようです．

特に熱心な先生が陥りがちな状況ですが，指導をする際には指導を受ける側の「ニーズ」を把握することを意識することが重要です．教えたいことを教えるのではなく，指導を受ける側が必要とする知識を提供するのが効果的です．

「教えるための技術と科学」と訳されるinstructional designにおいても，指導のための6段階の最初に「ニーズ分析」があげられています[1]．学び手自身のニーズを重視した教育設計が必要です．

> **学習コース設計（instructional design）の6つの要素**
> ①ニーズ分析，②ゴール設定，③リソース，④活動，⑤フィードバック，⑥評価

A先生は，B先生のニーズである「外科医志望」で「感染症にとりあえず対処できること」を把握せず，指導者側が必要と思われる知識を一方的に説明してしまったためB先生の学びにはつながりませんでした．

ニーズを把握する際に意識することは学習者自身が「こうなりたい」というあるべき姿と現状のギャップであるパフォーマンス・ギャップを把握するように努めることです．このときにあくまで学習者主導で「あるべき姿」を考えてもらうよう促すことが必要です．そのうえで研修医と指導医で②のゴール設定を話し合っていきます．

> **事例①のその後**
> 　A先生は，B先生とのやりとりから，研修医のニーズに合わせた指導をするように意識するようになった．その後，B先生に対して，まずは市中肺炎の一般的な抗菌薬選択を学んでもらうべく指導するように意識した．その後，外科志望であれば必ずぶつかることになる院内肺炎の抗菌薬選択について学んでもらうことで，グラム染色や抗菌薬選択の重要性への理解が深まっていったようだ．

❷ 学習スタイルに応じた指導

> **事例②**
> 　A先生は新たに1年目研修医のC先生と単純性尿路感染の患者さんを担当することになった．C先生は総合診療科志望で，感染症に非常に興味があることをA先生は事前に確認した．
> 　治療開始3日目には解熱傾向で，抗菌薬治療は効果があるようだった．血液培養と尿培養結果も届き，いずれも感受性に問題のない大腸菌が検出された．

　　検査結果を見てde-escalationのタイミングと考えたA先生でしたが，まずは感染症に興味があるC先生に抗菌薬選択を任せることとして，参考となる感染症関連のマニュアルを渡しました．

A先生：そろそろ抗菌薬を変更しても大丈夫かな．このマニュアルに詳しく書いてあるから読んできて，C先生なりに考えてみてよ
C先生：…わかりました．頑張ってみます

　　しかし，いつまで待ってもC先生から連絡が来ません．気になってC先生の机をのぞいてみるとマニュアルとにらめっこしながら悩んでしまっているC先生がいました．

C先生：マニュアルを読んでもよくわからなくて．A先生に相談しなきゃとも思ったんですが，読んでいるうちにだんだん何を相談したらよいのかもわからなくなってしまって

　　A先生は再び指導のしかたに悩み，指導医のもとへ行きました．

A先生：自分は読みやすかった本だったので渡せば大丈夫かなと思ったんですけど

　研修医のニーズ把握はできるようになったA先生．しかし今回はC先生の学習スタイルを意識できずに指導してしまったようです．
　Kolbが提唱する経験学習モデルという考え方かたでは，過去の経験や現在の状況から，下記に説明するそれぞれに異なった4種類の学習スタイルを身につけるとされています[2]．
　では，学習者がどの部分を重視しているのかを知るためにはどうしたらいいでしょうか？ 同じくKolbが提唱する学習スタイルインベントリーというものがあります．質問項目に答え点数化し，図にプロットします（図1，2）．一番突出している部分がその人の学習スタイルです．

学習スタイルのインベントリー

　このインベントリーは，あなた自身の学習方法をふりかえって見ることができるように作製されたものです．あなたの学習方法の特色を最もよく表わしている単語に最高点，そして最も当てはまらないものに最低点をつけて下さい．

　正解はありませんから，あなたの学習スタイルの特色を最もよく表わす単語を選択するのは中々難しいかも知れません．ここに掲げられている単語は，すべて等しく，いわばよい特長を表わしています．このインベントリーの目的は，あなたの学習方法を記述するためのものであり，学習能力を評価しようとするものではありません．

記 入 法

　以下に4つの単語からなる9つのセットが書かれています．各セットごとにあなたの学習スタイルを最もよく表わしていると思う単語に4，その次と思うものに3，その次が2，そして最も遠いと思われるものに1，をつけて下さい．

　同じ順位はつけないで，それぞれの単語に必ず1から4までの番号を記入して下さい．

1.	4 識別的	3 暫定的	2 没入的	1 実際的
2.	2 開放的に受け入れる	3 適切性を考慮する	4 分析的	1 不偏中立的であろうとする
3.	3 感じる	2 よく見る	4 考える	1 行動する
4.	3 受容的	1 冒険的	2 評価的	4 意識的
5.	4 直感的	1 生産的	3 論理的	2 懐疑的
6.	2 抽象的	4 観察的	1 具体的	3 活動的
7.	4 現在指向的	3 反省的	1 未来志向的	2 実用的
8.	3 経験	2 観察	4 概念化	1 実験的
9.	3 集中的	4 消極的	2 理性的	1 自主的

集計用

CE　19　・RO　18　・AC　19　・AE　9
　234578　　　136789　　　234589　　　136789

図1◆学習スタイルのインベントリーの記入例
番号の記入が終了したら，集計を行う．縦の列の数字を合計するが，足し合わせるのは，1列目ならCEの下に書いてある2・3・4・5・7・8番目の数値だけを足し合わせる．同じことを4列で行う．それぞれの数値が出たら図2のCE・RO・AC・AEの4本の軸の該当するところにプロットする．
（記入シートは文献3より転載．青字は著者が記入）

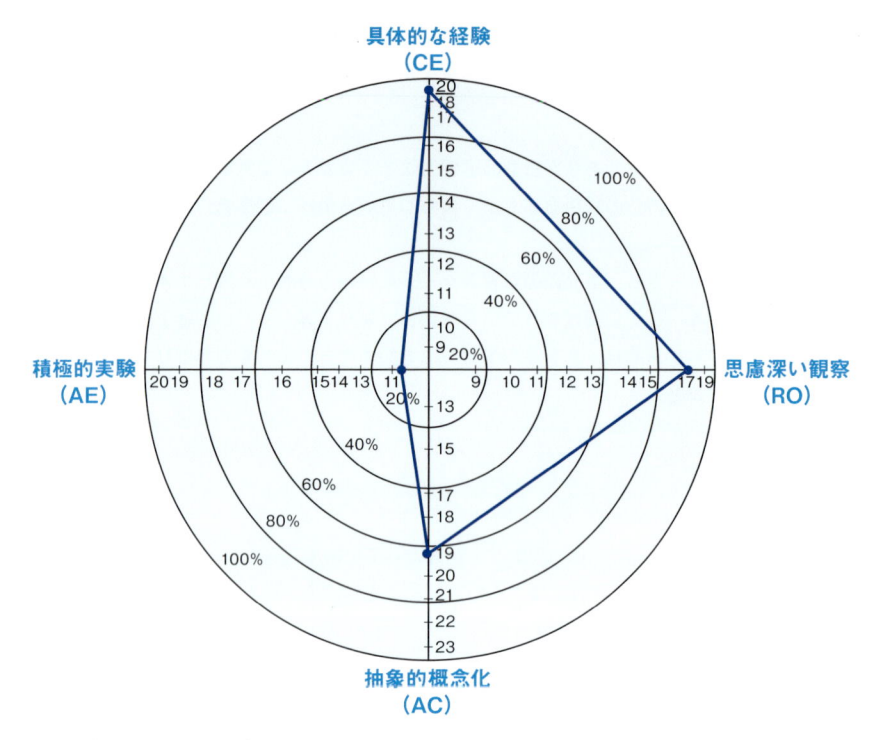

図2◆学習スタイルのプロフィルの記入例
図1の数値もとにプロットする．一番飛び出しているところがその人の学習スタイルを最も表していると言われている．
（記入シートは文献3より転載．青の線は著者が記入）

1) CE（具体的な経験）：経験好き

> 強み：新しいことに対しての抵抗がない．変化に抵抗を示すことがほとんどない
> 弱み：考えなしに行動してしまう．準備不十分で行動を起こしてしまう

　このタイプであればどんどん新しい患者さんの担当を進んで希望してくる可能性があります．積極的と高評価になる一方で，その後の振り返りやまとめが苦手なため「やりっぱなし」になる可能性があります．適切に振り返りを行えるよう指導者側から声をかけてあげる必要があると言えます．

2) RO（思慮深い観察）：振り返り好き

> 強み：注意深く，思慮深い．よく情報を集めて慎重に行動する
> 弱み：考えすぎて結論を出すのが遅い．注意深すぎると必要なリスクも避ける

　このタイプは慎重に行動を起こすので，勝手に何かしてトラブルが起きてしまう可能性は低いでしょう．振り返りを促すような質問・対応に対しては順応しやすいと言えます．積極性が

かけて見える場合と，理論化することが苦手な場合には悩みだけが先行して結論が全くでなくなる可能性があるので，適宜声をかけてあげる必要があります．

3) AC（抽象的概念化）：理論好き

> 強み：筋道立って客観的な思考ができる．問題を探るような探索的質問が上手
> 弱み：不確実性や曖昧さへの耐性が低い．習慣的・直観的なものが耐え難い

このタイプは客観的な情報をまとめることや，教科書的な学習は強いと言えます．しかしその後それを実践に活かすことへの興味があるかが問題になってきます．ガイドラインや原則に従った内容をまずは覚えてもらい，典型的な症例から担当してもらうのがいいでしょう．

4) AE（積極的実験）：実験好き

> 強み：なんでも実践のなかで試してみる．技術志向的である
> 弱み：理論や基本原則には無関心．手っ取り早い解決法に飛びつく傾向

このタイプは実習やプロジェクト学習で強みを発揮します．理論化することは苦手なことがあるためまずは実践を通して，経験を積んでもらうことがよいと考えられます．

事例②のその後

指導医からKolbの学習スタイルの話を聞いたA先生は，さっそくC先生にも学習スタイルのインベントリーをつけてもらった．結果は，ROの強いパターンであり振り返りは得意だが，理論化が苦手であり教科書を渡されただけだと悩んでしまうタイプであったことがわかった．そのため，C先生の今までの経験も交えながら一緒に抗菌薬選択についてディスカッションすることでC先生の学びにつなげることができた．

---

3 おわりに

最終的に，「◯◯病なので治療が△△」と一対一対応で指導しやすい臓器別診療とは異なり，感染症診療では考えることが多岐にわたり初学者にとっては慣れるまでは勉強しにくい分野と感じています．そのため研修医ごとのニーズや学習スタイルに応じた指導が最も必要な分野と言えるでしょう．

しかし，今回紹介したような研修医のスタイルに応じた指導法を使い分けることは簡単ではありません．まずは自分や同期の学習スタイルを分析してみて，タイプ別に好む学習方法が違うことを実感する，慣れるまでは自分と同じ学習スタイルの研修医を指導することで自信をつけていくといった方法がよいかもしれません．

研修医に合わせた指導を意識することで効果的な指導ができ，かつ指導医としても成長につ

ながるのではと考えます．迷ったら，学習者自身がどのように感じたかを率直に聞き，振り返っていくのが大事なのかと思います．

◆文献

1）「上手な教え方の教科書―入門インストラクショナルデザイン」（向後千春/著），技術評論社，2015
2）藤田裕子：日本人大学生の外国語学習スタイルとKolbのExperiental Learning Theory．JALT Journal，24：167-181，2002
3）「Creative O. D. 第Ⅰ巻」（柳原 光/著），pp37-38，プレスタイム，1976
4）青木久美子：学習スタイルの概念と理論―欧米の研究から学ぶ，Journal of Multimedia Aided Education Research，2：197-212，2005

Profile

菅藤賢治 Kenji Kanto
北海道勤医協 総合診療・家庭医療・医学教育センター（GPMEC）
勤医協 中央病院 総合診療センター
家庭医療専門医，内科認定医
2015年に家庭医療専門医を取得しました．感染症には学生時代から興味があり，積極的に学んでいますが，教えるのは非常に難しく日々頭を悩ませています．普段の現場で行っているような指導が皆さまのお役に立てばと思い執筆しました．愛情のこもったフィードバックを募集します．

佐藤健太 Kenta Sato
北海道勤医協 総合診療・家庭医療・医学教育センター（GPMEC）
勤医協 札幌病院 内科 副科長
家庭医療専門医・指導医
地域密着型小病院で臨床・教育・研究・管理・地域ケアを行う病院家庭医をやっています．感染症に限らず「Common diseaseを総合医の視点で教育できること」は総合診療医にとって必須のスキルであり，今回の記事をベースにして他の分野にも応用していただき，多くの若手総合医育成に役立てていただければ幸いです．

第6章　総合診療医と感染症診療の発展

2 国際医療協力

浦木健彦

> **Point**
> - 海外は日本とは鑑別疾患が違います．また生活環境も違うので対応方法も異なります
> - 国際医療をライフワークにするには情報収集に加え，配偶者との話し合いも重要です

Keyword　国際医療協力　直接的臨床　国際保健　熱帯医学

はじめに

「国際医療協力」と聞いて何を思い浮かべるでしょうか？ 国境なき医師団に参加してやせ細ったこどもを診る小児科医でしょうか．それとも映画「風に立つライオン」でしょうか？

国際医療協力には大きく分けて「研究」「保健」「直接的臨床」の3つがあります．今回は「直接的臨床」にスポットをあてようと思います．そのフィールドは多岐にわたり，戦争地域・自然災害地域・難民キャンプなどの特殊な地域から，途上国のへき地診療所での病棟管理・外来診療，都市の大病院における先端医療技術の教育などさまざまです．

今回は私が経験したネパールのへき地病院での経験をもとに話をはじめたいと思います．

> **症例①**
> ここはネパールへき地病院．患者は60歳，男性．主訴は3カ月続く微熱（37.6℃，心拍数80回/分，呼吸数18回/分，SpO_2：97% room air），下痢，腹痛，食欲不振，体重減少．身体所見で眼瞼結膜蒼白，腹部は平坦軟・圧痛なし（その他異常なし）．採血で小球性貧血あり（Hb：10.3，MCV：75，その他異常なし）．

何を疑い，次の検査は何を行いますか？
ヒント：ネパールでは common disease.

1 途上国のへき地病院で働くということ

1）「医師＝オールマイティな存在」という認識

日本でも医師不足が叫ばれていますが，途上国の医師不足はそれ以上です．ネパールの医師

数は人口1,000人あたり0.2人[1]（日本は2.3人）です．またネパールの医師はほぼ半数が首都カトマンズに集中するため地方はさらに医師不足となります．よって医師はどんな疾患でも診なくてはならず，感染症のみならず，外傷，分娩，場合によっては帝王切開や虫垂炎の手術も求められます．私が滞在しているときも緊急帝王切開が必要な患者さんがいて，スタッフに「ドクター，帝王切開はできるか？」と聞かれました．残念ながら「手術はできない」と断り，その患者さんは5時間以上かけて隣町にバスで搬送されていきました．

またあるとき，外来診療をしているときに「ドクター，エコーはできるか？」と聞かれたので，（自信はありませんが）「できるよ」と答えたら，入ってきたのは妊婦で，胎児が正常に育っているか大腿長を測ってくれとのことでした．スーパーローテーションで産科をまわった際の知識をフル動員して，どうにかその場を乗り切りました．

ネパールでは何でも診るのが医師だという認識があるので，「日本から来たドクターなら，なおさら幅広く診られるんじゃないか，手術でも何でもできるんじゃないか」と思われていたようです．私が「これはできない」「これは専門外」と言うたびにがっかりしたような顔をされました．

2）検査環境が診療所レベル

私がいた病院はネパールの中規模病院です．しかし，血液検査・尿検査・便検査・グラム/抗酸菌染色はありますが培養検査はできません．画像検査はX線，エコー（プローブは1種類）のみで，CT・MRIはありません．心電図は壊れかけでした．また夜間に患者さんが来ても基本的に検査はできません．日本でいうと診療所レベルの検査環境で入院管理や夜間対応を行う必要がありました．

3カ月前からの37℃台の微熱，咳嗽を訴える5歳男児が来院した際，胸部X線はうまく写らず，CTもないため困りました．実は彼の兄が2年前に肺結核と診断された家族歴があったため，結核を疑い喀痰の抗酸菌染色を3回行いましたが陰性，ツベルクリン反応も陰性でした．培養検査はもちろんできません．残念ながら入院2日目に「お金がないのでこれ以上入院できない」と退院してしまったため診断に至りませんでした．

ほかには，5mの至近距離からピストルで撃たれ右大腿銃創を負った40歳男性が搬送されたことがありました．射入創の反対側に貫通創があり，X線にも写らなかったため銃弾は貫通したと思われました．またX線では明らかな骨折も認めませんでした．血管損傷，血腫が心配でしたがCT/MRIがないため大腿内の様子を詳細に把握することができませんでした．結局創部をゾンデ・サクションチューブを用いて洗浄し包帯で被覆して終了し，幸運にも順調に回復しました．

> **症例①の解答：鉤虫症**
>
> 便スメアで虫卵を認めたため鉤虫症の診断に至りました（図1）．鉤虫症は汚染された食物摂取により感染し，微熱，腹痛，下痢を認めます．本症例のように，寄生虫の吸血による鉄欠乏性貧血を認めることもあります．治療はアルベンダゾール1回400mg 1日1回，3時間とします[2]．

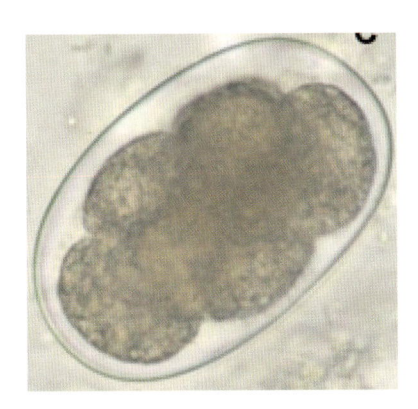

図1 ◆ 便スメア中の虫卵
（文献3より転載）

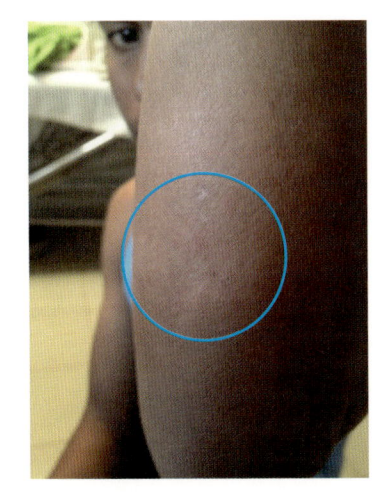

図2 ◆ 左前腕の知覚低下を伴う皮膚脱色

3）日本と鑑別疾患が異なる

　症例①では私は採血・X線のみをオーダーしたのですが，この地域ではcommon diseaseのため現地の医療助手が先回りして便検査をして，「これは鉤虫症だよ，治療薬はアルベンダゾールだよ」と親切にアドバイスしてくれました．私1人だったらとても診断できませんでした．

　勤務した病院の研修医が，ある日「下痢の患者さんが来たら，ドクターは何の抗菌薬を出す？」と聞いてきました．もし日本なら，下痢だけなら（かつ発熱，血便，しぶり腹などがなければ）ウイルス性腸炎が最も考えられる疾患ですから，いきなり抗菌薬は処方したくない場面です．「ウイルス性腸炎が多いだろうからまず抗菌薬を出さないよ」と答えると，その研修医はびっくりして「ここじゃ下痢が何日も止まらなくなって脱水で死にそうになってはじめて病院に来るんですよ」と教えてくれました．私が赴いたネパールのへき地は一生に1回病院に行くか行かないかという土地でした．**外来に受診後，二度と受診できない患者さんも多いのです**．ですから，下痢で病院に来たという場合は，まず重症であると考えるべきで，処方も多くの鑑別疾患をカバーすべく多種類の薬剤を出すこともあるのです．また途上国の下痢と言ったら寄生虫を外すことができません（むしろ鑑別の上位にきます）．私の頭のなかには「下痢 → 寄生虫」がすっぽり抜け落ちていました．その後その研修医に「下痢患者が来たらどんな処方をすべきか」を教えてもらったのは言うまでもありません．

　同じように日本ではほとんど見かけない症例をもう1つ紹介します．

症例②

　患者は生来健康な18歳男性．1カ月前から左前腕の一部の知覚低下，皮膚脱色を認めます（図2）．バイタルサインは問題なし，とても元気です．

　何を疑いますか？
　ヒント：現在の日本ではほとんどみかけませんが病名は一般によく知られています（ただし重症の所見しか知られていません）．

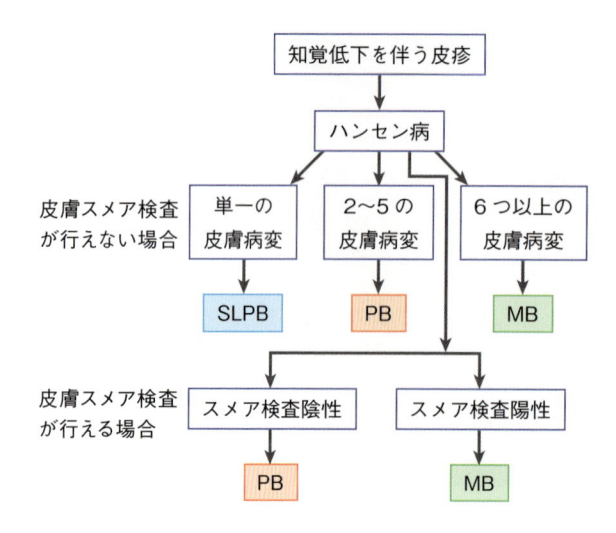

図3 ◆ WHOにもとづいたハンセン病の診断と病型分類(1997年)

7th WHO Expert Committee on leprosy June 1997
PB：paucibacillary（少菌型）
MB：multibacillary（多菌型）
SLPB：PBのうち皮疹が1つしかない型（single lesion of PB）
（文献5より引用）

わかりましたか？ 私は恥ずかしながら外傷以外全く鑑別が上がりませんでした．外傷歴はないか，虫刺されはなかったかくり返し質問しましたが，笑いながら否定され途方にくれてしまいました．そのときも現地の医療助手が優しく答えを教えてくれました．

症例②の解答：ハンセン病

診断は主に
- 知覚低下を伴う皮膚脱色
- 肥大した末梢神経の確認
- らい菌の確認（Ziehl-Neelsen染色，PCRなど）

によって行う[4]．病型分類は図3のように行う[5]．
　今回，「知覚低下を伴う皮膚脱色」は認め，「肥大した末梢神経」はありませんでした．皮膚スメアはできず，単一病変だったため，診断は単一小菌型（single lesion paucibacillary：SLPB）疑いとなり，治療は以下3剤を単回投与しました（WHO処方）[6]．
リファンピシン600 mg ＋ オフロキサシン400 mg ＋ ミノサイクリン100 mg

以上2症例でおわかりのように**日本とは疾患群が異なります**．よって海外で働くときは必ず現地でよく出会う疾患について前もって学習しておく必要があります．途上国は熱帯地域に多いですから，国境なき医師団などの団体では熱帯医学の知識をもっていることを推奨されます[7]．学習機関は国内外にありますが[8]，長崎大学熱帯医学研修課程[9]では熱帯地域で働くのに必要な最低限の知識を3カ月で学ぶことができます．

❷ 国際保健は直接的臨床と違う？

1）国際保健とは

「国際保健」とは何でしょうか？「直接的臨床」とは大きく異なります．国際保健は直接的な

医療サービスを提供するのではなく，アドバイザーとなって必要な技術や知識を伝えながら国全体の公衆衛生環境の向上に取り組むことです[10]．別の言い方をすると「4番バッターではなくコーチ役に徹する」ということです[8]．例えば国際医療協力局では主に母子保健，感染症対策，保健システム強化の分野でさまざまな支援を行っています．

2）各団体の紹介

実は「直接的臨床」と「国際保健」を比べると，国際保健の団体が圧倒的多数です．国際保健の主な団体を以下に紹介します[8]．
① 国際機関：WHO，国連合同エイズ計画（UNAIDS），UNICEF など
② 政府機関：国際協力機構（JICA），国立国際医療センター国際医療協力局 など
③ NGO：HANDS，JOICFP（ジョイセフ），シェア国際保健協力市民の会 など

国際保健の活動はイメージしづらいので，各団体のホームページをご覧になることをお勧めします．ホームページではワーカーたちによる具体的な仕事内容を知ることができます．また国際保健事業を行っている団体，国際保健を学べる大学，関連学会などは「国際保健医療のお仕事」[8] に一覧が掲載されています．

❸ 国際医療協力（直接的臨床）を行うには

1）直接的臨床の団体は多い？

皆さんご存知の「国境なき医師団」は十分な実績もあり，派遣中は給料も出ますが，このような団体はごく一握りです．それでも国際保健ではなく「自分は患者を診たい！」と思う方（筆者も含む）もいると思いますので，主な団体を紹介します．

a）政府機関

- JICA 国際緊急援助隊・医療チーム[11]：被災者の診療，感染予防を行う．登録された医師等で編成．

b）NGO

- 国境なき医師団：医師を紛争・災害地域に派遣
- 世界の医療団：医師を紛争・災害地域に派遣（国境なき医師団から派生した団体）
- 日本赤十字社：自然災害地域への緊急派遣支援や海外病院への定期派遣[12]
  （例えばウガンダ赤十字病院に外科医を定期派遣し手術・研修医教育を行っています）[13]
- 災害人道医療支援会（HuMA）：国内外での大きな災害時に医療チームを派遣
- アムダ（AMDA）：自然災害への緊急支援，インドのクリニック運営など
- 徳洲会医療救援隊（TMAT）：国内外の自然災害地域への派遣
- ジャパンハート：ミャンマーなどでの手術活動・巡回診療（日本語での活動が可能，短期間の活動でも可能）
- アドラ・ジャパン（ADRA Japan）：ネパールへの口唇口蓋裂医療チーム派遣事業
- 日本キリスト教海外医療協力会（JOCS）：医師をワーカーとして1期3年間派遣

- メータオ・クリニック支援の会（JAM）：医師，看護師を派遣（任期1～2年間）
- 日本眼科国際医療協力会議（JICO）：アジア眼科医療協力会ほか加盟9団体による無料白内障手術（アイキャンプ），医療機器提供など
- どさんこ海外保健協力会：北海道のNGO．カンボジア・ネパールにおける保健・育成事業．ネパールへき地病院への短期研修生（医師は病棟研修）も随時募集．

2）国際医療協力に積極的な病院

政府機関やNGOに所属しなくても，病院から海外へ派遣されることもあります．国際医療協力に積極的な病院を以下に紹介します．

- 四街道徳洲会病院：徳洲会グループの国際協力拠点病院でありTMATによる災害医療協力活動の事務局．そのほか途上国へのワクチン支援，ラオスとの医療交流．
- 日本赤十字社の病院：以下の病院は派遣実績が豊富です．
  大阪赤十字病院，日本赤十字社和歌山医療センター，熊本赤十字病院，成田赤十字病院

3）国際医療協力を行う医師を支援する病院・団体

個人として国際医療協力を行ううえで問題となるのが日本での勤務先です．国際協力をしながら勤務できる病院には以下のようなところがあります．

- 余市協会病院：地域医療国際支援センターをもち，海外で勤務，留学経験・希望のある医師を短期～長期で受け入れている．
- 愛知国際病院：国際医療支援室をもち，海外勤務する医師をサポート．例えば1年間のうち「6カ月日本・6カ月ネパール」と勤務することも可能[14]．

4）国際医療協力を志す医師をサポートする団体

上記のような病院や団体をさらに知りたいとき，最新の情報を得たいときは下記を利用するとよいでしょう．

- とちノきネットワーク：国際医療を志す医師のための病院紹介，情報提供を行う．

4 まとめ

国際医療協力の道は一筋縄ではいきません．今現在はまだルートができあがっていないため1人1人道を切り拓いていかなくてはなりません．重要なのは情報収集です．それに加え**配偶者（または彼氏／彼女）と今後の将来について「できるだけ具体的に」未来予想図を話しておくこと**です．配偶者の理解が得られないため国際医療協力の道を断念することはよくあることです．**具体的**にどんなスキルを身につけ，どの団体に所属し，どこの国に，何の仕事を，どれくらいの期間，今後何年にわたって行うのか，日本ではどの病院の何科に勤務するかも重要です．教科書には厳しい現実や裏情報はあまり書かれていません．国際医療協力の現実をよく教

えてくれるサイト（NPO法人・宇宙船地球号・山本敏晴のサイト[15]）を参考にしたり，経験者から話を聞くとよいでしょう．

◆ 文　献

1) The World Bank：Data Physicians (per 1,000 people)
http://data.worldbank.org/indicator/SH.MED.PHYS.ZS
2) 「サンフォード感染症治療薬ガイド2014」（Gilbert DN, 他/編, 菊池 賢, 橋本正良/日本語版監修), p219, ライフサイエンス出版, 2014
3) Brindley PJ, et al：Helminth genomics: The implications for human health. PLoS Negl Trop Dis, 3: e538, 2009
4) WHO：Guidelines for Management of Tuberculosis and Leprosy in Kenya (July 2013 EDITION)
5) 国立感染症研究所感染症情報センター：ハンセン病　http://idsc.nih.go.jp/disease/leprosy/page03.html
6) 「サンフォード感染症治療薬ガイド2014」（Gilbert DN, 他/編, 菊池 賢, 橋本正良/日本語版監修), p205, ライフサイエンス出版, 2014
7) 国境なき医師団：募集職種 内科医　http://www.msf.or.jp/work/position/gp.html
8) 「国際保健医療のお仕事（改訂2版）」（中村安秀/編著), p9, 南山堂, 2008
9) 長崎大学熱帯医学研究所 熱帯医学研修課程　http://www.tm.nagasaki-u.ac.jp/3months/
10) 国立国際医療センター国際医療協力局：組織情報 重点テーマ
http://www.ncgm.go.jp/kyokuhp/org/priority/index.html
11) JICA：緊急援助隊への参加に関心のある方へ, 2014　http://www.jica.go.jp/jdr/faq/join.html
12) 日本赤十字社：海外派遣の概要と研修について　http://www.jrc.or.jp/activity/international/join/haken/
13) 日本赤十字社：国際活動 活動実績　http://www.jrc.or.jp/activity/international/results/
14) 愛知国際病院：国際医療支援室（Facebook)　https://www.facebook.com/ahiimsr
15) NPO法人 宇宙船地球号・山本敏晴のサイト
・未来の国際協力師たちへ（02：NGOで医療系を，03：医師になり国際協力を）
http://www.ets-org.jp/mirai/case/02
・国際協力師への道，医療関係者向け
http://blog.livedoor.jp/toshiharuyamamoto128/archives/65838169.html

浦木健彦　Takehiko Uraki　　Profile
帯広協会病院 眼科
2008年 富山大学医学部卒業．日本内科学会認定内科医．
手稲渓仁会病院家庭医療コース（初期研修），江別市立病院総合内科（後期研修）を経て現職．元サラリーマンでしたが国際医療協力をめざして医学部編入しました．家庭の事情で海外長期滞在が困難なため，短期滞在でも結果が出せる白内障手術をマスターしようと，現在眼科研修中です．

第6章　総合診療医と感染症診療の発展

3 臨床研究と感染症
~研究経験がなくてもできる！ 感染症研究のすすめ

濱口杉大

> **Point**
> - 総合診療医が最もやりやすい感染症の量的研究は短期コホート研究である
> - 邪道ではあるが，リサーチクエスチョンさえもイメージが浮かばない初心者はデータを集めてからリサーチクエスチョンを考える
> - 日常診療の流れをなるべく変えない方法で研究を行う

Keyword　研究経験のない臨床医　　短期コホート研究　　後からリサーチクエスチョン
　　　　　　登録患者のクライテリア　　カテゴリー変数

はじめに

　総合診療医として臨床経験をつんだ後に研究を行う医師が増えてきました．感染症はそのトピックとして使用しやすく，また結果を現場に還元しやすい印象があります．しかし研究経験のない医師が独学で手法を学び研究を行っていくことはきわめて困難です．ここでは研究者ではなく臨床医の立場から，感染症を通じて一般的な量的研究を初心者がどう取り組んだらよいかを中心にレビューします．紙幅の都合上，ここでは述べきれない部分もあるため成書も参考にしてください．

1 研究経験のない臨床医がいかに研究をはじめるか？

1）総合診療医が最もやりやすい研究のデザイン

　臨床研究は大きく介入研究と観察研究に分けられます．介入研究は対象患者を治療薬などを使用する群と使用しない群に分けて比較することになりますので，2つの群を同等の性質をもった患者群にするためのランダム割付やバイアスを防ぐためのマスキング作業などが必要となり，また倫理的な問題の処理も重要になります．研究経験のない臨床医が行うことは困難と考えます．一方，観察研究とは患者さんのもつ情報をそのまま解析するもので，コホート研究，横断研究，症例対照研究などがあります．コホート研究はある集団のなかでこちらの研究対象となる特徴をもつ人にマークをつけておいて，マークのついた人がマークのついていない人と比較

してその後どうなるかを追っていく方法です．一般的には年単位で追っていかなければならないため臨床医にはハードルが高い研究法です．しかし研究テーマをよく吟味すればコホート研究を短期間に行うことができ，臨床医にとってやりやすいデザインとなります．横断研究は，ある一時点でのデータを調べたもので比較的容易に行えるのですが，時間的な要素がなくなるため，ある事象とある事象の因果関係は示せてもどちらが原因でどちらが結果なのかを示しにくく，日常臨床に結果を還元しにくいデザインです．症例対照研究はある病気にかかった患者群とかかっていない患者群で研究対象となる特徴を比較していく方法ですが，大量のカルテから研究対象となる特徴の有無をチェックしていくため作業が大変ですし，自分の研究対象となる特徴が記載されていないこともあります．ある病気にかかっていない群をどのように選ぶかも難しいため，忙しくしかも研究経験のない医師には困難と考えます．

ということで，**多忙な総合診療医が最もやりやすい研究のデザインは前向きに患者さんを集めていく短期コホート研究である**と考えます．短期コホート研究とは調べたい疾患についてその定義（inclusion criteria）を明確にしてそれに当てはまる患者さんの情報を1〜2年ほどの短期間に蓄積しデータベースを作成して解析するものです．蓄積していく際に日常業務を阻害しないような工夫をすれば忙しい臨床医にも無理なくデータベースを完成させることができます．

2）短期コホートの研究テーマに適した疾患は？

以下の条件を満たすものが研究として取り組みやすいと考えられます．

- 比較的ありふれた疾患（登録数がある程度大きくなる）
- 成人の疾患（小児だと倫理的側面が成人よりもやや複雑）
- 緊急性が高くない（緊急性が高いと診療に集中せざるをえない）
- 軽症から重症まで広く呈するがあまり重症が多くない（重症疾患は緊急性が高く診療に集中せざるをえない）
- 患者が広い年齢層にわたる（年齢群での比較ができる）
- 診断や治療に特殊な検査や治療薬を必要としない（一般病院では患者が少ない）

これらをみていくと，肺炎などの比較的コモンな急性感染症はテーマとしてとても取り組みやすいことがわかります．

3）はじめての研究はデータを集めてから？

ここで強調したいことは，本稿は「全く研究をしたことがなく，臨床で忙しい医師」に焦点をあてているため，少しでも研究をかじったことがある，大学院を卒業している，臨床疫学のセミナーや勉強会に多く出ているといった方の場合は全く別であるということです．研究はリサーチクエスチョンがあってこそ行われるものでありますが，**はじめての場合，この「リサーチクエスチョンをもつ」ということが意外にハードルになっている**のです．研究を少しでも経験したことのある医師にとっては当たり前のことでも，研究経験のない医師にとってはリサーチクエスチョンをもつことのイメージが湧かないものなのです．

しかしテーマを決めてデータをとるとリサーチクエスチョンのイメージが湧いてくることを経験します．したがいましてご批判を受けることを覚悟で申し上げますが，まずテーマ（疾患）だけを決めて患者さんのデータを収集することをはじめてしまいます．そしてデータを集め終わったら，そこでデータとにらめっこしながら，あるいは少し解析をしてみてからリサーチクエスチョンを考えるという方法をとります．これは批判を受けている方法ですが実際には結構行われております．おそらく研究経験の豊富な人からしたらまさに御法度[1]．しかし**全く研究歴のない臨床医の立場からするとこの方法によってリサーチクエスチョンをイメージするきっかけが生まれます**．一度研究というものをおおまかに邪道でもいいので一通り体験すると，どの部分が悪かったのかが明確になり2回目からはちゃんとした方法で取り組みやすくなります．これは，例えば英語を話せるようになりたいと思ったら，最初は文法的に多少間違っていてもいいからとにかく積極的に話をすることが大切で，慣れてきてから少しずつ文法的におかしいところを修正していけばよいのと似ています．

❷ 研究の準備

1）まずは研究の計画と必要な手続きを！

研究をはじめるために必ず必要なことは，はじめる研究を倫理委員会へ申請することです．医療倫理は個人で判断するものではなく，研究と関係のない複数の第三者によって検討されるべきということです．自分の病院に研究に対する倫理委員会があればよいのですが，なければ各学会の倫理委員会に申請することもできます．必要書類は各委員会の規定に従いますが，以下の2つは通常必要になります．少し大変ですが1回行うと流れがわかります．

a）研究計画書（research proporsal）

各倫理委員会で書式が決まっているものもありますが，主に研究の背景，目的，予想される結果，方法，倫理的側面，参考文献を簡単にまとめた文書をつくります．

b）登録票（case report form：CRF）

研究に参加する患者データを記入するフォーム．通常，患者個人が特定できないように，番号のみが書いてあり，患者個人情報とその番号はその場で特定できないように別で管理をします．

2）患者さんからデータをとるための準備

a）診療の流れを極力変えない工夫を！

電子カルテに登録票を組み込むことができればよいですし，受診時にとる所見のルーチンに自分がとりたい情報を加えてしまうと楽です．いつもの診療の流れを変えないよう工夫しましょう．

b）コラボレーションをうまく使え！

特殊な検査（polymerase chain reaction：PCRなど）がしたいとき，大学の基礎科学教室に話をもちかけます．こちらは患者検体を持っていますが検査技術がありません．逆に先方は

検査技術がありますが患者検体を入手することが直接できません．したがって双方が協力することによってwin-winとなるのです．

c) 情報系の大学をうまく使え！

情報系の大学の学生実習は情報処理や整理が実習テーマのことがあります．したがってそのような学生実習を積極的に受け入れることによって無料でこちらのデータベース作成をやっていただける可能性があるのです．

3) どんなデータをとるか？

ここで大切なことは**決めたテーマについて登録する患者さんの「クライテリア」を定める**ことです．例えば「成人市中肺炎」であれば，「成人」ということを何歳以上にするか，「肺炎」をどう定義するかも比較的難しい問題です．また市中肺炎であれば院内肺炎や医療・介護関連肺炎を除外しなければなりません．他の論文を読んでいてこのクライテリアがどのようになっているかは批判的吟味の重要なポイントとなります．データの種類については一度開始してからとっていないデータを後で欲しくなっても，さかのぼって収集することはきわめて困難です．そのためデータの種類は可能な限り広く多くとっておく方が望ましいのですが，その分労力も大きくなるため日常業務との兼ね合いで過不足のないという範囲を十分吟味して決めるべきです．

❸ いざ研究開始！

1) パイロット期間

パイロット（pilot）の語源は船の「水先案内人」で，航路が限定されていない海や空を行く人たちを指し，研究においては先導的，試験的ということで，つまり試しにやってみて問題点を修正するための期間のことです．具体的には，通常1～2カ月をパイロット期間として試しに研究を開始してみます．その間に問題点があったらそれを修正します．この期間は該当患者を全員登録せず数人やってみてできそうかを検討したりします．

2) 中間チェック

本番が開始されたら，定期的に登録率をチェックします．保険診療やDPC（diagnostic procedure combination）のデータなどから「肺炎」などの数をチェックして，それに対して登録者数がどうかをみます．できれば80％以上をめざしたいです．うまくいっていたらしばらくチェックしなくていいです．うまくいっていない場合，つまり本来登録されるべき患者の多くが登録されていない場合は，なぜそうなっているのかを考察し個々に対応します．例えば，ある特定の医師に登録し忘れが多い場合，フィードバックをしてもう一度お願いすることが必要です．また協力者を激励する意味で，定期的に声をかけたり途中経過を報告したりします．あくまで現場の臨床が大きく変わらないようにして，無理なことはきっぱりあきらめます．

❹ 結果の解析〜基本をおさえれば難しくない！

1) 解析準備

例えばエクセルファイルにデータを入れてデータベースをつくると図のようになります．
① データの**項目名（性別，年齢，血圧…）を簡単な英語**にしておきます．
② **データは言葉でなく，なるべく数字化**します
- 「あり/なし」などは「あり」を1，「なし」を0としておく．
- 血圧などでは収縮期と拡張期を分ける．つまり「/」などが入らないようにする
- 単語もなるべく数値化する　例）職業：農業1，鉄鋼業2…

③ バイタルサインや検査データなどはざっとみて矛盾がないか確認します．例えばNa4.1となっている場合，これはK（カリウム）の可能性が高いです．入力ミスはいつでも起こりえます．

2) 結果の表現形

結果は**通常2つの群を比較して表現**することになります．例えば，下記のような比較の仕方が考えられます．

① 2つの群で何かの因子を比較します．

> 例）高齢者の肺炎と若年者の肺炎で，重症度を比較
> 　　高熱の出た肺炎と微熱の肺炎で，起炎菌を比較

② 2つの群である因子がどのくらい強く影響しているかを調べます．

> 例）肺炎で死亡した群では死亡しなかった群に比べて，ある特定の起炎菌がどのくらい強く関与していたかを数字（odds ratioなど）で示す

3) 解析のときにリサーチクエスチョンを考える

リサーチクエスチョンを考える際，自分が疑問に思っていることがあればよいのですが，データを見ているうちに思いつくこともあります．下記の2点を念頭においてデータを見てみるとよいでしょう．
- どんな2群を比較するか
- その2群間のどんな因子を検討するか

リサーチクエスチョンを思いついたら，まずPubmedなどの文献検索ツールで同じような研究がなされていないかをチェック（literature review）します．そのクエスチョンについてどこまでわかっていてどこまでわかっていないのかを明確にします．もし，同じような研究があったとしてもあきらめないでください．**全く同じ研究というものはありえない**のです．違う点を探してそこを強調しましょう．

> 例）○○に関する多施設共同研究はすでに存在するが，人口が△△程度で，その多くが酪農あるいは漁業を営む地域での研究はない．今回われわれはそのような環境における■■について検討する．

図 ◆ データベースの例

4) 統計[2)]

「統計があるから研究はちょっと」という方も多いのではないでしょうか．しかし基本をおさえてあとは統計ソフトに任せるとそんなに困難なことではありません．統計は研究のほんの一部の作業に過ぎません．

a) 変数の種類

さて，データベースを見ていくと，血圧や検査値のように連続した数字がデータとして入っている項目と，性別や咳嗽の有無のように数字でないデータが入っている項目があることがわかります．これら項目のことを変数（variable）といい上記の通り大きく2つの種類があります．

- 連続変数：年齢，血圧，呼吸数，CRPなど
- カテゴリー変数：性別，グラム陽性菌/陰性菌，咳嗽の有無など

b) カテゴリー変数化

2つの群のある変数を比較するときに，**連続変数をなるべくカテゴリー変数にすると解析もしやすく，より臨床的に役に立ちます．**例えば「脈拍」について連続変数で表すと下記の①のようになりますが，「頻脈（90/分以上）」と「非頻脈（90/分未満）」とカテゴリー変数にすると②のように表すことができ，①よりも②の方が臨床的に使いやすいと言えます．

> 例）① 肺炎で死亡する人は脈拍の平均が，死亡しない人に比べて有意に高い
> ② 肺炎で死亡する人は脈拍90/分以上であることが，死亡しない人に比べて多い

第6章 総合診療医と感染症診療の発展

c）よく用いる統計検定法

2群について変数を比較する検定法でよく用いるのは**表1**の通りです．

あとはデータベースを統計ソフトに入れて解析します（詳細は成書参照）．出てきた結果の解釈でよく用いられるのは以下の通りです．

- P値：2群に有意差があるということをどのくらい自信をもっていえるかの指標
- オッズ比，リスク比：有意差とは関係なく，ある因子がどの程度強く関係しているかの指標

統計ソフトは米国疾病予防管理センター（Centers for Disease Control and Prevention：CDC）が無料で提供するEpi Info（http://wwwn.cdc.gov/epiinfo/）が日本語版もあり初心者には使いやすいです．慣れてきたらSTATA（http://www.stata.com/）などのもっと高度なソフトに挑戦していきましょう．

❺ 研究の発表〜アウトプットしないと研究は終了しない!?

1）論文作成

最終的には論文化して世の中にアウトプットしないと研究を終了したことにはならないと言われています．論文化する前に学会発表などを行って，他者の意見を聞きながら，これまで行ってきた研究を他人にわかりやすく学術的に表現することが大切です．論文作成の準備の順序はある程度決まっています．各パートの詳細については他書に譲ります．

① 以下の順に作成していきます[3]．
- 図表（table and figures）
- 方法（materials and methods）
- 結果（results）
- 要約（abstract）
- 背景（introduction/background）
- 考察（discussions）

② いつ書いてもいいもの
- 題名（title）と筆者（authours）
- 謝辞（acknowledgement）

③ 適宜書いていくもの
- 参考文献（references）

2）各パートの理想的な分量

各パートの論文の**紙に占める理想的な面積の比較**は，「結果（図表含む）＞方法＞考察＞背景」とされます．

結果を述べる順序はほとんどの観察研究では以下のようになっています．
- 今回の登録患者の基本情報をしっかり記述（**表2**）
- 2群における個々の因子の差や関連の強さの検定結果（単変量解析）（**表3**）
- 2群における多数の因子の関連の強さの検定結果（多変量解析）（**表3**）

表1 ◆ 2群を比較する際に用いられる検定法

比較する内容	検定法
カテゴリー変数の比較	カイ二乗検定
連続変数の比較	student t検定
ある変数の影響力の強さ	ロジスティック回帰検定

表2 ◆ 登録患者の基本情報の例

		患者数 n (%)
全数		110
基本情報	平均年齢, 歳	81
	性別（男）	57 (51.8)
	肺炎球菌ワクチン歴	48 (43.6)
	喫煙者	81 (73.6)
症状	咳嗽	95 (86.4)
	呼吸困難	45 (40.9)
身体所見	発熱38℃以上	101 (91.8)
	脈拍90回/分以上	74 (67.3)
検査所見	WBC12,000/μL以上	75 (68.2)

表3 ◆ 検定結果の例

	死亡例 N=10 n (%)	非死亡例 N=100 n (%)	オッズ比※	P値※	修正オッズ比※	P値※
咳嗽	8 (80)	89 (89)	0.83	0.54	0.91	0.64
発熱38℃以上	8 (80)	93 (93)	0.94	0.12	0.87	0.45
脈拍90回/分以上	9 (90)	65 (65)	2.34	0.01	3.01	0.02
WBC 12,000/μL以上	8 (80)	66 (66)	1.95	0.03	1.56	0.07

※仮の値です

3) 投稿

a) 投稿から受理まで

　投稿に関する詳細は各雑誌の投稿規程に従うため詳細は述べません．できれば頑張って英文雑誌に載せて世界の財産になることをめざしましょう．まずは**自分で書きあげて10回以上は読み直して**から上級医に相談するようにします．どの雑誌に載せるかは経験のある人に相談するのがよいと思います．感染症学は，多くの臓器専門分野にまたがる横断的学問です．したがって研究テーマによっては，感染症系の雑誌だけでなく，各臓器分野の雑誌あるいは総合内科系・老人医療系など，広い分野の雑誌に投稿が可能です．インパクトファクターが高いものを狙いたくなりますが時間の無駄になることも多く，まずは受理されることを大切にして，第2，第3の研究や論文に移りましょう．受理された後の掲載料は無料から1回約20万円台までとさまざまです．一般的に有名雑誌は無料のことが多くオンラインジャーナルなどは高額です．できれば個人で支払いせず所属施設に相談するのに加えてあらかじめ学会などからの研究補助金などの獲得をしておくことが大切です．雑誌の種類にもよりますが，受理までに通常は数週間から数カ月かかります．めでたく受理されたら共著者や協力者の方々にお礼のメールをしましょう．

b）共著者は誰にするか

　共著者を誰にするかで最も大切なのは，その**研究に中心的にかかわった人たちに限定する**，ということです．その他は謝辞（acknowledgement）に名前を書いておくことにします．いわゆるauthorshipについては研究を開始するときにしっかりと話し合っておくべきです．一番はじめに名前が出てくる筆頭著者が最も重要でその論文の持ち主とみなされます．その次は第2著者と最終著者が重要視されます．それと別にcorresponding authorという査読者とのやり取りなど論文の投稿から受理までの連絡役となる著者を設定します．筆頭著者の場合が多いですが若手研究者の場合第2著者や最終著者になることもあります．

c）査読

　通常，論文は投稿された後に査読者と呼ばれる論文の批判的吟味を行う人たちに回されます．そしてほとんどの場合，彼らから修正を求められます．**基本的に査読者には絶対に逆らってはいけません**[3]．

❻ まとめ

　研究経験のない総合診療医でも感染症を題材にした研究が可能です．われわれ臨床医はこれまで多くの研究結果の山の上で働いてきました．医学者としてその山を薄皮一枚でもいいから高くして世界の医学の発展に協力することは大切なことだと考えています．小さな研究があったからこそ大きなすばらしい研究が生まれているので，まず小さくてもいいので研究をはじめてみませんか．きっと臨床にもよりよい変化を与えてくれるはずです．

◆ 文　献

　必読 1）「臨床研究の道標―7つのステップで学ぶ研究デザイン」（福原俊一/著），認定NPO法人 健康医療評価研究機構，2013
　2）「論文を正しく読み書くためのやさしい統計学 改訂第2版」（中村好一/編著），診断と治療社，2010
　3）「査読者が教える 採用される医学論文の書き方」（森本 剛/著），中山書店，2013
　4）内容のほとんどは，長崎大学医歯薬研究科，新興感染症病態制御学系専攻での諸先輩方からの個人的な耳学問に基づいています

Profile

濱口杉大　Sugihiro Hamaguchi
江別市立病院 総合内科 主任部長／北海道総合内科医教育研究センター長
長年ひたすら臨床医学のみを行ってきましたが，あるとき思い立って臨床研究を学び研究の立ち上げから論文作成まで一通りを経験しました．臨床の目も変わりました．現在は研修教育病院から英語論文を量産することを目標に活動中です．研究のことを考えると楽しくて夜も眠れません．

索 引

数 字
3つのP ……………………………… 129

欧 文

A〜C
advance care planning (ACP)
　……………………………… 114, 126
AIDS ………………………………… 151
air bronchogram ……………………… 35
A型肝炎 ……………………………… 172
B-line ………………………………… 101
B型肝炎ワクチン …………………… 80
catch upスケジュール ……………… 70
Centor criteria …………………… 19, 120
comprehensive geriatric
　assessment (CGA) ………… 91, 194
Clostridium difficile-associated
　infection (CDI) ……………………… 58
Clostridium difficile関連下痢症
　…………………………………………… 85
comprehensive geriatric assess-
　ment ……………………………… 194
COMS ………………………………… 56
consolidation …………………… 35, 101
CR-BSI ……………………………… 110
crackles ……………………………… 23
CRB-65 …………………………… 103, 136
CRP ………………………… 27, 198, 201
CT検査 …………………………… 37, 39
CURB-65 …………………………… 136
CVA叩打痛 ………………………… 23
C反応性タンパク …………………… 27

D〜G
DOTS ………………………………… 148
DVT …………………………………… 110
ESBL (extended-spectrum β-lact-
　amase) 産生菌 ……………………… 51
ESR …………………………………… 27
Geckler分類 ………………………… 44
GNC …………………………………… 42
GNR …………………………………… 42
GNR coccobacillus …………………… 44
GNR middle-large …………………… 44
GNR short …………………………… 44
GPC …………………………………… 42
GPC chain …………………………… 44
GPC cluster ………………………… 44
GPC diplo …………………………… 44
GPR …………………………………… 42
gull wing ……………………………… 44

H〜J
H-PEK ………………………………… 52
high-resolution CT検査 (HRCT)
　………………………………………… 37
HIV …………………………………… 151
HIV検査 ……………………………… 155
IDWR ………………………………… 16
IGRA …………………………… 144, 148
illness trajectory …………………… 128
inactivated influenza vaccine
　(IIV) ………………………………… 73
jolt accentuation …………………… 22

L〜W
latent tuberculosis infection
　(LTBI) ……………………………… 149
MRSA ………………………………… 113
MSM …………………………… 151, 155
Na負荷 ……………………………… 57
ovalbumin …………………………… 73
overwhelming postsplenectomy
　infection (OPSI) …………………… 163
PCR法 ………………………………… 157
PCT …………………………………… 27
penicillin-resistant Sterepto-
　coccus pneumoniae (PRSP) … 54
P値 …………………………………… 224
SPACE …………………………… 45, 52
student t検定 ……………………… 225
tree-in-bud徴候 …………………… 35
Vapor rub …………………………… 122
WB法 ………………………………… 157

和 文

あ〜お
亜急性甲状腺炎 ……………………… 21
悪性腫瘍 …………………………… 109
アセスメント ………………………… 89
アナフィラキシー …………………… 73
意図しない体重減少 ………………… 94
咽頭炎 ………………………………… 19
咽頭所見 ……………………………… 20
インフルエンザ ……………………… 86
インフルエンザ菌 …………………… 44
インフルエンザワクチン …………… 71
ヴィックスベポラップ ……………… 122
ウインドウピリオド ………………… 157
ウエスタンブロット法 ……………… 157
齲歯 …………………………………… 23
エイズ指標疾患 ……………………… 153
液性免疫 …………………………… 162
液性免疫障害 ……………………… 163
エコーMurphy徴候 ………………… 40
壊死性筋膜炎 ………………………… 24
エチル水銀チオサリチル酸ナトリウム
　……………………………………… 75
嚥下関連肺炎 ………………………… 95
エンピリック治療 …………………… 42
オッズ比 …………………………… 224
オプソニン化 ……………………… 162

か・き

介護施設	191
カイ二乗検定	225
介入研究	218
核酸増幅検査	157
学習コース	205
喀痰培養	90
獲得免疫	161
画像検査	34
家族歴	15
カテゴリー変数	223, 225
カプノサイトファーガ感染症	164
体動困難	100
簡易嚥下誘発試験	93
観察研究	218
関節炎	15, 24
関節リウマチ	160, 164
感染経路別予防策	84
感染症教育	185
感染症診療の原則	136
感染症発生動向調査週報	16
感染性心内膜炎	25
感染対策	84, 179
肝胆道系感染症	40
がんの末期	128
感冒	118
感冒様症状	119
陥没呼吸	120
既往歴	14
気管内異物	119
偽痛風	110
偽膜性腸炎	110, 112
ギムザ染色	174
キャンピロバクター	44
球桿菌	44
急性胃腸炎	176
急性喉頭蓋炎	119
急性呼吸器感染症	31
急性上気道炎	176
急性腎盂腎炎	108
急性胆管炎	40
急性胆嚢炎	40, 108
急性中耳炎	121
急性鼻副鼻腔炎	121
狂犬病ワクチン	80
胸水貯留	35
共著者	226
胸部X線	35

く～こ

空間軸	11
空気感染予防策	84, 87
グラム陰性桿菌	42
グラム陰性球菌	42
グラム染色	42, 101, 201
グラム陽性桿菌	42
グラム陽性球菌	42
クループ症候群	120
グループホーム	191
クレブシエラ	44
経過観察	139
経口抗菌薬	55, 56
血液培養	89, 112
結核	86, 141
血管内カテーテル関連感染症	198
結晶	47
血栓性静脈炎	110
血流感染	48
研究計画書	220
検査	100
検査結果	61
検査所見	27
研修医教育	204
倦怠感	100
犬吠様咳嗽	120
硬化像	35
抗菌薬	50, 102
抗菌薬スペクトラム	51
膠原病	109
好酸球	48
好中球減少	163
鉤虫症	212
後天性免疫不全症候群	151
高齢者総合(的)機能評価	91, 194
誤嚥性肺炎	35, 110, 198
呼吸回数	111
呼吸器感染症	44
呼吸数	23
国際医療協力	211, 215
国際保健	214
誤診	61
コリネバクテリウム	46
コンサルテーション	184
コンテクスト	138

さ・し

細気管支炎	120
細菌性咽頭炎	19
細菌性髄膜炎	29, 119
細菌尿	63
在宅医療	137
細胞性免疫	162
細胞性免疫障害	163
細胞性免疫不全	153
査読	226
時間軸	11, 12
施設入所者	176
自然免疫	161
終末期	127
終末期医療に関するガイドライン	127
終末期ケア	95
手術部位感染症	109
静注抗菌薬	56
小児	118, 189
褥瘡感染	110
食欲不振	100
シルエットサイン	35
腎盂腎炎	38, 198
侵襲性肺炎球菌感染症	77
迅速発育菌群	142
身体所見	18
身体診察	10, 100

索 引

す〜そ

診療所	186
髄液乳酸値	27
髄液マーカー	29
水銀	75
水痘ワクチン	80
髄膜炎	22
ストライダー	120
生活歴	15
生体利用率	55
セーフティネット	123
脊椎炎	24
赤血球沈降速度	27
舌根沈下	23
接触感染予防策	84, 86
接触者感染	148
潜在性結核	149
全身状態	200
潜伏期	168, 170
潜伏期間	171, 172
せん妄	136
前立腺炎	24
双球菌	44
総合内科	182
相互作用	55
そば蜂蜜	122

た〜と

帯状疱疹	25
大腸菌	44
唾液腺炎	22
多剤耐性菌	202
多剤耐性結核菌	145
多職種との連携	183
卵アレルギー	73
胆管炎	110
単剤療法	52
胆道系感染症	24
胆嚢炎	110
痰培養	112
遅発育菌群	142
チメロサール	75
腸球菌	44
超多剤耐性結核菌	145
腸チフス	172
直接的臨床	215
椎体炎	30
ツベルクリン反応	144
定期接種	70
デング熱	171
伝染性単核球症	20
伝染性単核球症様疾患	153
登録票	220
トランジション	94

な〜の

内服歴	14
ニーズ分析	205
ニューキノロン系経口抗菌薬	57
尿培養	112
尿路感染症	23, 38, 46, 61, 66, 110
認知症患者	198
熱帯医学	214
熱帯熱マラリア	175
脳炎	119
膿胸	23
膿尿	63

は

肺エコー	101
肺炎	23, 35, 44, 101, 104, 120
肺炎球菌	44
肺炎球菌ワクチン	77
バイオアベイラビリティ	55
肺外結核	143
排菌	144
肺結核	86
敗血症	119
バイタルサイン	19
培養	101
培養結果	61
培養不能菌	142
パイロット	221
曝露後接種	79
麻疹ワクチン	80
蜂蜜	122
発症の形式	12
発熱性好中球減少症	163
鼻副鼻腔炎	22, 110
パルボウイルス感染症	16
ハンセン病	214
反復唾液嚥下テスト	93

ひ〜ほ

比較的徐脈	172
非感染症	109
非感染性疾患	90
脾機能低下症患者	162
鼻腔洗浄	122
脾腫	21
非侵襲性肺炎球菌感染症	77
脾臓摘出後	162
脾臓摘出後重症感染症	163
非定型抗酸菌	48
ヒト免疫不全ウイルス	151
皮膚軟部組織感染症	24
皮膚粘膜バリア障害	162
飛沫感染予防策	84, 86
標準予防策	84
病歴聴取	10, 100
鼻翼呼吸	120
頻呼吸基準	120
不確実性	138
不活化インフルエンザワクチン	73
腹腔内感染	24
腹部エコー	38
腹膜炎	24
不適切処方	94
ブドウ球菌	44
プロカルシトニン	27
へき地病院	211
ペニシリン耐性肺炎球菌	54

便 Clostridium difficile toxin … 112
変数 …………………………… 223, 225
扁桃炎 ………………………………… 22
扁桃周囲膿瘍 ………………………… 22
蜂窩織炎 …………………………… 108
包括医療 …………………………… 197

ま～め

マネジメントプラン ……………… 139
マラリア …………………… 170, 174
慢性期病棟 ………………………… 107
無症候性細菌尿 ………………… 63, 64
免疫低下患者 ……………………… 160

や～よ

薬剤熱 ……………………………… 110
陽性告知 …………………………… 157
溶連菌感染症 ……………………… 120
予防医療 …………………………… 104

ら～ろ

螺旋菌 ………………………………… 44
リケッチア ………………………… 173
リケッチア症 …………………… 170, 173
リサーチクエスチョン ……… 219, 222
リスク比 …………………………… 224
療養病床 …………………………… 197
療養病棟 …………………………… 107

緑膿菌 ………………………………… 44
臨床倫理4分割表 ………………… 132
リンパ節腫脹 ………………………… 20
倫理委員会 ………………………… 220
レジデント制度 …………………… 181
レプトスピラ症 …………… 169, 173
連鎖球菌 ……………………………… 44
連続変数 …………………………… 223
連続変数の比較 …………………… 225
ロジスティック回帰検定 ………… 225

わ

ワーファリン ………………………… 57
ワクチン ………………… 70, 170, 172
ワルファリン ………………………… 57

編者プロフィール

濱口杉大　Sugihiro Hamaguchi

江別市立病院 総合内科 主任部長／北海道総合内科医教育研究センター長

1995年 新潟大学医学部卒業．天理よろづ相談所病院，市立舞鶴市民病院で臨床研修を積む．Dr. Willis の医師人生に影響を受け，北海道の僻地で地域医療に従事した後，ロンドン衛生熱帯医学大学院校の熱帯医学修士課程に留学．その後江別市立病院にて研修教育に従事する一方で，長崎大学熱帯医学研究所臨床感染症学分野の博士課程を通じて臨床研究を学ぶ．

研修教育病院において十分な臨床力をもち学術的にも活躍できる総合内科医，Academic GIM を実践する医師の育成をめざしていますが，自分自身もまだ発展途上にありもっと勉強が必要であると自覚しております．「臨床は研究を生み出し，研究は臨床を磨く」という言葉を胸に現在も修行中です．

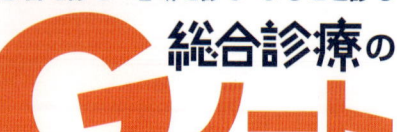

患者を診る 地域を診る まるごと診る

総合診療のGノート
General Practice

Back Number 好評発売中

特集

2015年

12月号 Vol.2-No.6
スマート&スムーズにつなぐ
救急紹介
送る側・受ける側のモヤモヤ解消！現場の悩みに応える知恵と工夫
編集／佐々木隆徳, 千葉 大
ISBN 978-4-7581-2310-5

10月号 Vol.2-No.5
できていますか？
非がん疾患の緩和ケア
Case Studyから考える、あなたの患者さんに必要なケア
編集／浜野 淳
ISBN 978-4-7581-2309-9

8月号 Vol.2-No.4
プライマリ・ケアで一歩踏み出す
うつ病診療
コンサルトを考えるその前に、まずはここまで診ていこう！
編集／大橋博樹
ISBN 978-4-7581-2308-2

6月号 Vol.2-No.3
こどもの診かた Next Step!
地域で健康・成長を見守る医師になる
編集／茂木恒俊, 児玉和彦, 杉山由加里
ISBN 978-4-7581-2307-5

4月号 Vol.2-No.2
患者さんに合わせて、いつもの
糖尿病診療をまるごと見直そう！
合併症の評価と管理・薬剤選択・他職種との連携など、適切にできていますか？
編集／南郷栄秀
ISBN978-4-7581-2306-8

2月号 Vol.2-No.1
これからの時代の
在宅医療をはじめよう
多職種・家族とのチームづくりから
老老介護、認知症独居などの悩ましいケースまで
編集／草場鉄周
ISBN978-4-7581-2305-1

2014年

12月号 Vol.1-No.5
総合診療で支える！
高齢者の在宅復帰
編集／木村琢磨　ISBN 978-4-7581-2304-4

10月号 Vol.1-No.4
総合診療の腕の見せどころ！
「普通のかぜ」をきちんと診る
編集／森 敬良　ISBN 978-4-7581-2303-7

8月号 Vol.1-No.3
看取り、できますか？
編集／大橋博樹　ISBN 978-4-7581-2302-0

6月号 Vol.1-No.2
総合診療の現場で
認知症をどう診る？
編集／前野哲博　ISBN 978-4-7581-2301-3

4月号 Vol.1-No.1 創刊号
いま知りたい！総合診療の視点で診る
高血圧診療
編集／南郷栄秀　ISBN978-4-7581-2300-6

2016年の特集はp.234をご覧ください

毎号，総合診療で必要なあらゆるテーマをとりあげています

■ 隔月刊（偶数月1日発行）
■ B5判　■ 定価（本体2,500円+税）

連載も大好評！

- どうなる日本!? こうなる医療!!
- 聞きたい！ 知りたい！ 薬の使い分け
- 今こそ臨床研究をはじめよう！
  忙しい臨床医のための
  研究実践のコツ
- Common disease診療のための
  ガイドライン早わかり
- なるほど！ 使える！
  在宅医療のお役立ちワザ
- 思い出のポートフォリオを
  紹介します
- インタビュー：総合診療　十人十色

- 誌上EBM抄読会
  診療に活かせる論文の読み方が身につきます！
  2014年6月号より掲載
- 小児科医 宮本先生，
  ちょっと教えてください！
  2016年2月号より掲載
- 研修では教えてくれない
  ノンテクニカルスキル
  2014年4月号～2015年8月号掲載
- 医師が知っておくべき
  介護・福祉のイロハ
  2014年4月号～2015年12月号掲載
- 知って得する！
  日常診療の小ワザ・裏ワザ劇場
  2014年4月号～2015年2月号掲載

読者の声

現実的かつ
EBMに基づいていて
診療に直結します
（総合診療科 勤務医）

専門外の開業医にとって，
日常戸惑う視点に立って
書かれている
（開業医 小児科）

ボリューム的にも質的にも満足
な内容．この質をぜひ維持して
いってほしいと思います
（診療所 医師）

バックナンバーは下記でご購入いただけます

お近くの書店で　羊土社書籍取扱書店（小社ホームページをご覧ください）

小社へ直接お申し込み（ホームページ, 電話, FAX）
http://www.yodosha.co.jp/
電話 03-5282-1211（営業）　FAX 03-5282-1212

定期購読も
承っています！
詳細は次ページを
ご覧ください

各号の詳細や最新情報はGノートホームページでご覧いただけます
http://www.yodosha.co.jp/gnote/　　Gノート　羊土社　で検索

総合診療のGノートは年間定期購読がオススメです

年間定期購読料

☐ **通常号**（隔月刊6冊）
定価（本体15,000円＋税）

☐ **通常号＋増刊号**（隔月刊6冊＋増刊号2冊）
定価（本体24,600円＋税）

WEB版購読プラン

☐ **通常号＋ WEB版** [※2,3]
定価（本体18,000円＋税）

☐ **通常号＋ WEB版 ＋増刊号** [※2,3]
定価（本体27,600円＋税）

- 買い忘れの心配なし！
  発行後すぐにお手元にお届け
- 送料サービス！[※1]
  全国どこでも送料無料
- WEB版のお申し込みで
  いつでもお手元に！
  WEB版は定期購読限定

[WEB版]をご体験いただける
キャンペーン実施中

※1 海外からのご購読は送料実費となります
※2 WEB版は通常号のみのサービスとなります．
　　開始は2016年2月号からです．閲覧期間は，冊子発行から2年間となります
※3 「Gノート定期購読WEB版」は個人・施設向けのサービスです．
　　図書館からの申込みは対象外となります

2016年の発行予定

通常号

2月号 Vol.3-No.1 最新号
これだけあれば大丈夫！
Common diseaseのエッセンシャルドラッグ
編集／前野哲博
ISBN 978-4-7581-2311-2

4月号 Vol.3-No.3 4月1日発行予定
かゆいところに手が届く！
脂質異常症の診断と治療（仮題） 編集／南郷栄秀
ISBN 978-4-7581-2313-6

6月号 Vol.3-No.4 6月1日発行予定
第1特集テーマ 新専門医制度について 編集／前野哲博
第2特集テーマ がん診療 編集／宇井睦人
ISBN 978-4-7581-2314-3

増刊号

Vol.3 No.2 3月発行
総合診療力をググッと上げる！
感染症診療
実はこんなことに困っていた！
現場の悩みから生まれた納得のコツ
編集／濱口杉大

Vol.3 No.6 9月発行予定
家族や地域まで診る
認知症ケア・レシピ集（仮題）
編集／井階友貴

…以降も総合診療の現場で求められる
あらゆるテーマを取り上げます！

お申し込み方法

- **お近くの書店で**：羊土社書籍取扱書店（小社ホームページをご覧ください）
- **巻末の定期購読専用申込書**にて
- **「Gノート」ホームページ**から，または小社営業部へ**お電話**にて
  http://www.yodosha.co.jp/gnote
  TEL：03-5282-1211（営業部）　FAX：03-5282-1212

Gノート創刊号が無料で読める！

総合診療の Gノート WEB版
体験キャンペーン実施中！

ただいま，Gノート創刊号の記事がすべてご覧いただける，**Gノート創刊号web版無料閲覧キャンペーン**を実施しております．

※本キャンペーンは予告なく終了する場合がございます．
またサービス内容が変更になる場合がございます．ご了承ください．

ぜひ，この機会にお試しください！

www.yodosha.co.jp/gnote/

Gノート創刊号のWEB閲覧は，下記のご利用の流れにしたがってお手続きしてください．
右記のQRコードからアクセスいただいた場合は，下記の❷からお進みください．

1 羊土社Gノートホームページの左メニューにあるバナーをクリックし，Gノート創刊号（2014年4月号）のページにアクセスしてください．

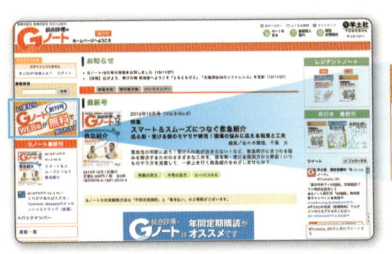

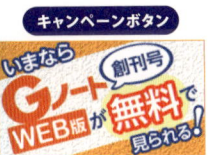

キャンペーンボタン

羊土社HP会員でログイン or 新規登録

2 バナーをクリックし，羊土社HP会員でログインしてください．HP会員登録がまだの方は案内にしたがって新規登録してください．
（すでにログインされている場合は，❸にお進みください）

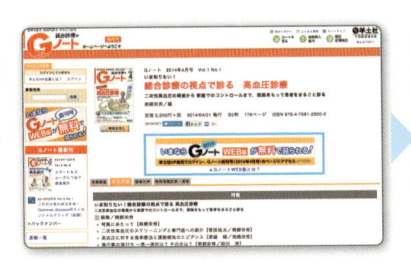

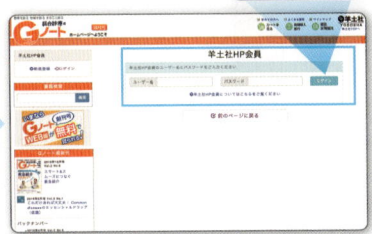

3 ログイン状態でGノート2014年4月号（創刊号）のページにアクセスいただくと，目次詳細が下記のように表示されます．**読みたい記事**をクリックし，PCやタブレットなどでご覧ください．

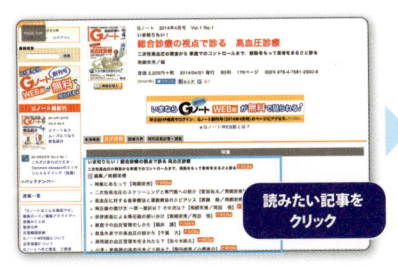

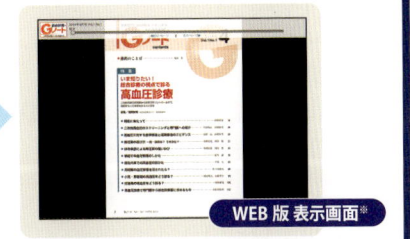

読みたい記事をクリック

WEB版 表示画面※

操作方法については，「Gノート WEB版について」ページ内の **WEB版の対応環境と操作方法**をご覧ください
※表示画面は一部変更になる場合がございます

Gノート WEB版体験キャンペーンのお問い合わせ先：webedition@yodosha.co.jp

謹告

本書に記載されている診断法・治療法に関しては，発行時点における最新の情報に基づき，正確を期するよう，著者ならびに出版社はそれぞれ最善の努力を払っております．しかし，医学，医療の進歩により，記載された内容が正確かつ完全ではなくなる場合もございます．

したがって，実際の診断法・治療法で，熟知していない，あるいは汎用されていない新薬をはじめとする医薬品の使用，検査の実施および判読にあたっては，まず医薬品添付文書や機器および試薬の説明書で確認され，また診療技術に関しては十分考慮されたうえで，常に細心の注意を払われるようお願いいたします．

本書記載の診断法・治療法・医薬品・検査法・疾患への適応などが，その後の医学研究ならびに医療の進歩により本書発行後に変更された場合，その診断法・治療法・医薬品・検査法・疾患への適応などによる不測の事故に対して，著者ならびに出版社はその責を負いかねますのでご了承ください．

Gノート　Vol.3　No.2（増刊）

総合診療力をググッと上げる！感染症診療
実はこんなことに困っていた！現場の悩みから生まれた納得のコツ

編集／濱口杉大

Gノート 増刊

Vol. 3 No. 2　2016〔通巻13号〕
2016年3月1日発行　第3巻　第2号
ISBN978-4-7581-2312-9
定価　本体4,800円＋税（送料実費別途）
年間購読料
　15,000円＋税（通常号6冊，送料弊社負担）
　24,600円＋税（通常号6冊，増刊2冊，送料弊社負担）
郵便振替　00130-3-38674

Ⓒ YODOSHA CO., LTD. 2016
Printed in Japan

発行人　一戸裕子
発行所　株式会社 羊 土 社
　　　　〒101-0052
　　　　東京都千代田区神田小川町2-5-1
　　　　TEL　03（5282）1211
　　　　FAX　03（5282）1212
　　　　E-mail　eigyo@yodosha.co.jp
　　　　URL　http://www.yodosha.co.jp/
印刷所　株式会社　平河工業社
広告申込　羊土社営業部までお問い合わせ下さい．

本誌に掲載する著作物の複製権・上映権・譲渡権・公衆送信権（送信可能化権を含む）は（株）羊土社が保有します．
本誌を無断で複製する行為（コピー，スキャン，デジタルデータ化など）は，著作権法上での限られた例外（「私的使用のための複製」など）を除き禁じられています．研究活動，診療を含み業務上使用する目的で上記の行為を行うことは大学，病院，企業などにおける内部的な利用であっても，私的使用には該当せず，違法です．また私的使用のためであっても，代行業者等の第三者に依頼して上記の行為を行うことは違法となります．

JCOPY〈（社）出版者著作権管理機構　委託出版物〉
本誌の無断複写は著作権法上での例外を除き禁じられています．複写される場合は，そのつど事前に，（社）出版者著作権管理機構（TEL 03-3513-6969，FAX 03-3513-6979，e-mail: info@jcopy.or.jp）の許諾を得てください．